नश्च समधातुमलक्रियः ॥

gniś ca samadhātumalakriyaḥ ||

नाः स्वस्थ इत्यभिधीयते ॥४१॥

yamanāḥ svastha ity abhidhīyate ||41||

dessen Doshas im Gleichgewicht,

Dhatus und Malas normal funktionieren

Seele, Sinne und Geist in Ruhe,

Frieden verweilen, wird als gesund bezeichnet.

Sushruta, Sutrasthana, Vers 41

AYURVEDA

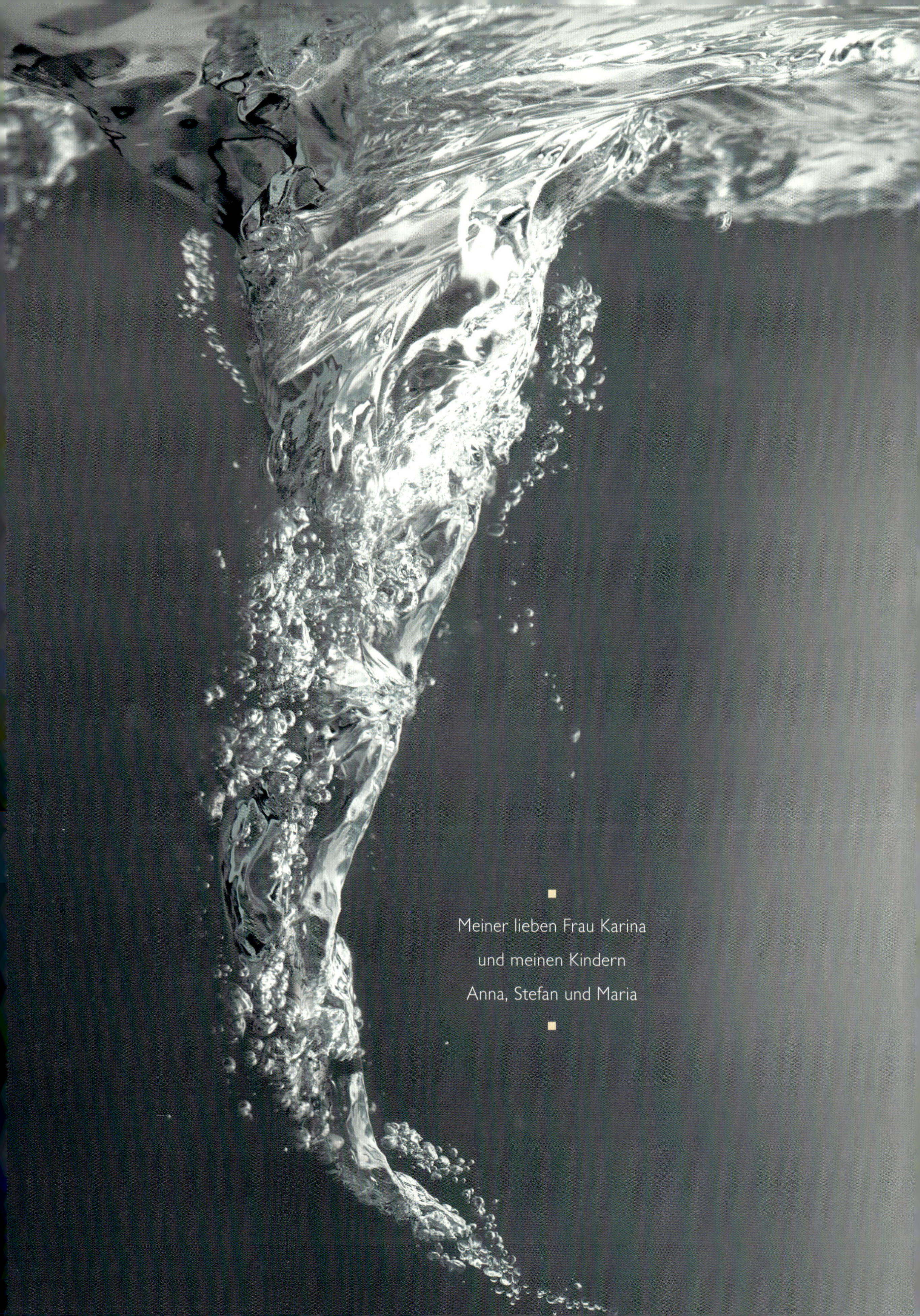

Meiner lieben Frau Karina
und meinen Kindern
Anna, Stefan und Maria

DR. MED. ERNST SCHROTT

FOTOGRAFIE: DIRK TACKE • STYLING: HELGE STÜSSEL

AYURVEDA

Für Gesundheit, Glück und langes Leben

Finden Sie Ihre Balance

mit den besten Rezepten

der indischen Heilkunst

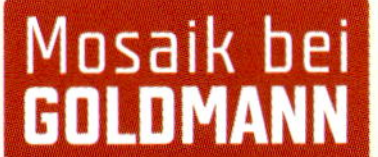

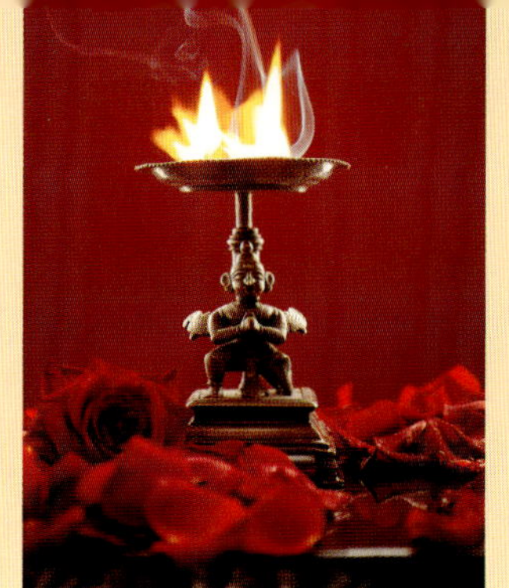
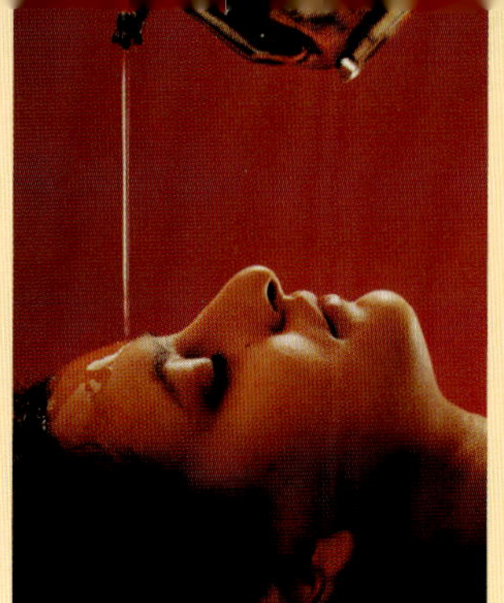

INHALT

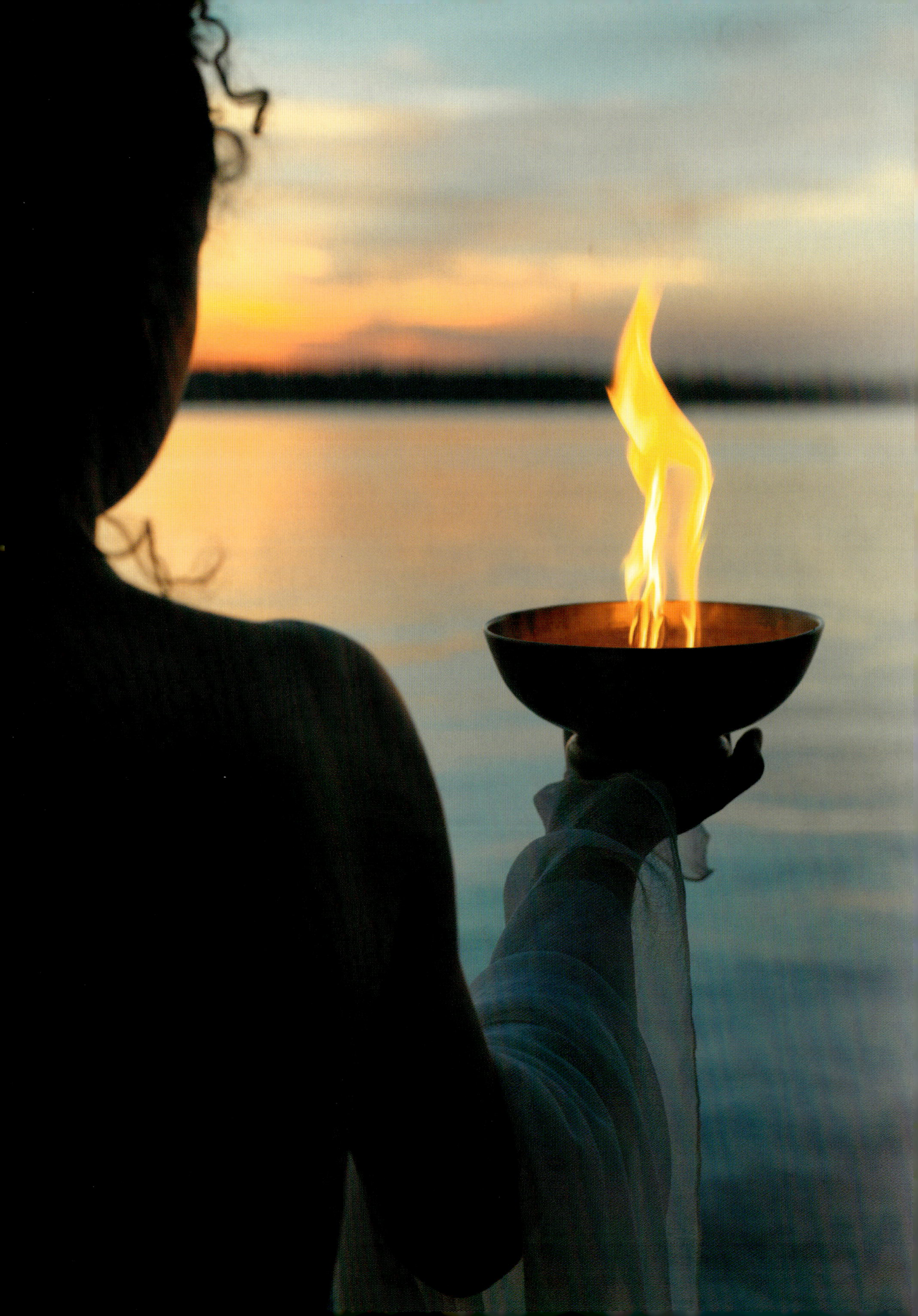

AYURVEDA – LEBEN IM EINKLANG MIT DER NATUR

»Ayurveda ist das, was sich mit dem guten und schlechten,
dem glücklichen und unglücklichen Leben befasst,
mit dem, was Leben unterstützt und was es hemmt,
mit der Natur des Lebens selbst und auch seiner Lebensspannen.«

(Charaka, Sutrasthana, 1.41)

Ayurveda ist die Wissenschaft vom Leben. Wenn Sie sich mit Ayurveda befassen, dann studieren Sie das Leben selbst. Und Leben an sich ist einfach. Es ist unsere eigene Natur. Die Gesetze, die es regieren, sind uns zutiefst vertraut, denn wir selbst sind Leben. Die Bausteine, die unseren Körper formen, und die Prinzipien, die unser Fühlen, Denken und Handeln leiten, die innere Ordnung der Natur, alles ist Teil eines großen Ganzen und die Grundlage aller Teile, Ausdruck einer geheimnisvollen inneren Einheit, die Mensch, Natur und Kosmos verbindet. Diese Ordnung und ihre lebendige Dynamik wird vom Ayurveda in ganzheitlichen Begriffen auf der Grundlage einfach verständlicher und elementarer Naturgesetze beschrieben. Ayurveda ist seinem Wesen nach einfach, und die Erfahrung zeigt: Wer sich auch nur ein wenig mit diesem Urwissen der Menschheit befasst, gewinnt mehr Gesundheit, mehr Wissen, mehr Weisheit, größere Erfüllung, beständigeres Glück und geistiges Wachstum.

VEDA UND DIE SCHAU DER RISHIS

Seinem Selbstverständnis und seiner Natur nach ist Ayurveda nicht indisch, noch gehört er einer bestimmten Zeitepoche oder Kultur an. Zwar lassen sich historisch und geographisch betrachtet seine Wurzeln bis in die Zeit der vedischen Kulturepoche des alten Indien vor mehr als 7.000 Jahren zurückverfolgen. Die alten ayurvedischen Texte sagen aber: Ayurveda ist universell, ein zeitloses und immer gegenwärtiges Wissen, das überall Gültigkeit besitzt und erfolgreich zum Wohle des Menschen und der ihn umgebenden Natur angewendet werden kann.

»*Ayurvedo maharshibhih prakashito*« – »Ayurveda wurde von den Maharishis ans Licht gebracht.« So erzählt die *Charaka Samhita,* das 3.000 Jahre alte Standardwerk der ayurvedischen Medizin, auf das sich bis heute die ayurvedischen Ärzte Indiens, die *Vaidyas,* beziehen und das sie Vers für Vers auswendig lernen. Denn der *Veda,* wie sein medizinischer Aspekt, der *Ayurveda,* ist an der Grundlage der Schöpfung. Dies ist die Erkenntnis der Rishis und Maharishis, der Seher und großen Weisen der vedischen Hochkultur, die in der Stille ihrer Meditationen den Veda im eigenen Bewusstsein geschaut hatten.

»Veda« heißt Wissen. Gemeint ist reines und vollständiges Wissen der Naturgesetze, die Mensch, Natur und Kosmos regieren. Veda ist die stille Intelligenz der Natur, das Ordnungsprinzip, das dem gesamten Universum zugrunde liegt. Es ist reines Bewusstsein, das an der Basis der Schöpfung wirkt und sich dem Menschen mitteilt, wenn er nach innen schaut, zur Ruhe kommt, die unbewegte Stille in seinem Bewusstsein erfährt und hier die göttliche Seinsebene berührt. Wenn er der Stimme seines Herzens folgt, ist dies die Quelle seines Handelns.

AYUS – ZWEI DIMENSIONEN DES LEBENS

Das Wort *ayus* ist die indogermanische Wurzel unseres deutschen Wortes »ewig« und bedeutet so viel wie »lange Zeit«, »langes Leben« oder in seiner ursprünglichsten Bedeutung »Zeitspanne«. Eine Definition von Ayurveda ist daher auch »Wissenschaft von den Zeitspannen«: der individuellen, begrenzten, vergänglichen Zeit, die ein menschlicher Körper lebt. Und der unbegrenzten Dimension, dem zeitlosen Sein, dem Ewigen im Menschen, das den körperlichen Tod überdauert. Der *Atma,* die Seele, die Ursache des individuellen Lebens, nimmt selbst nicht Teil an Geburt und Tod, ist nach ayurvedischer Auffassung transzendent, unbegrenzt, zeitlos, ewig – *ayus.*

REICHWEITE VON AYURVEDA

Ayus **bedeutet Zeitspanne oder langes Leben.** ***Veda*** **ist reines, vollständiges Wissen.** ***Ayurveda*** **ist das Wissen oder die Wissenschaft vom Leben in seiner ganzen Reichweite: vom zeitlich begrenzten individuellen Leben bis zum unbegrenzten, kosmischen und zeitlosen Sein, das dem eigenen Selbst zugrunde liegt.**

AYURVEDISCHE BEHANDLUNG FÜHRT NACH INNEN

Alle ayurvedischen Lebensregeln und Behandlungsmethoden zielen immer auch darauf ab, dem Menschen den Zugang zum innersten Selbst, dem Ort vollkommener Gesundheit, der Quelle von Erneuerung, Ordnung und Intelligenz, zu erschließen. Eine Definition von vollkommener Gesundheit lautet daher *Swasthya,* was so viel bedeutet wie »im Selbst gegründet sein«. Denn dieses Selbst ist Veda, der Bauplan, die Matrix für den Körper. Oder umgekehrt: Der menschliche Körper ist Ausdruck des Veda und der vedischen Literatur, die vedisches Wissen in strenger Systematik und Ordnung mit den Mitteln der Sprache, ihres Klanges und ihrer Rhythmik ausdrückt. Ob Yoga, Meditation, Atemübungen, die Anwendung von Heilkräutern und Rasayanas (Verjüngungsmittel), Musik und Klangtherapien, duftende Aromen oder wohltuende Massagen: Ayurvedische Anwendungen stellen, wenn sie in richtiger Weise durchgeführt werden, immer die Ordnung, den Veda im Menschen wieder her und sie erzeugen Wohlbefinden. Denn der Weg zur Gesundheit führt über wachsende Harmonie, zunehmende Freude und inneren Frieden.

DIE VIER ZIELE DES AYURVEDA

Vor dem Hintergrund dieser Erkenntnisse formuliert der Ayurveda vier grundlegende Lebensziele:

Dharma – die Erfüllung der eigenen Bestimmung und Berufung
Kama – Freude, Glück und innere Erfüllung
Artha – materielle Sicherheit und Wohlstand
Moksha – spirituelle Befreiung und geistige Weiterentwicklung

Die ayurvedische Lehre befasst sich somit mit der ganzen Reichweite des Lebens und weist einen Weg zur weltlichen, gesundheitlichen und spirituellen Erfüllung.

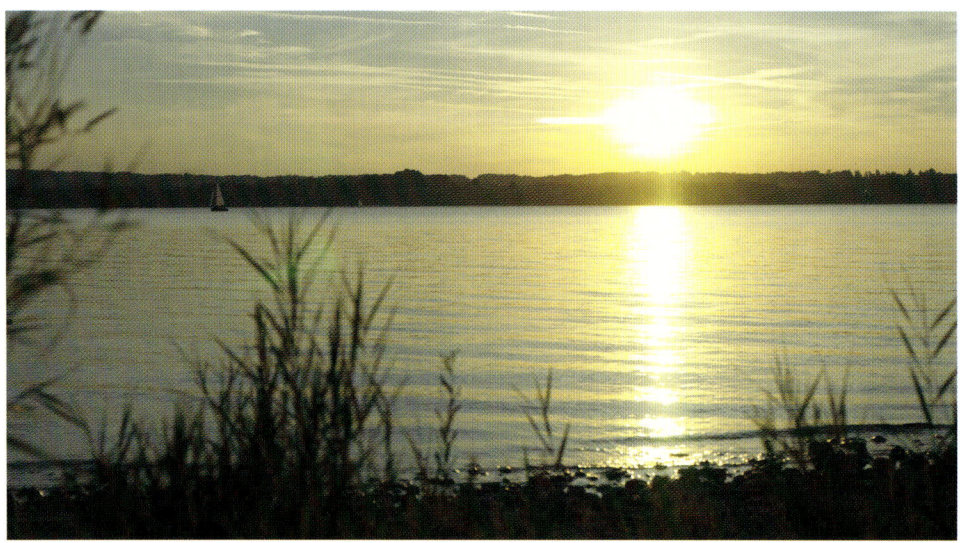

DER BEGINN EINER NEUEN ZEIT

Indiens traditionelle Naturheilkunde wurde in den letzten zwei Jahrzehnten grundlegend erneuert. Großes Verdienst hieran gebührt dem vedischen Gelehrten Maharishi Mahesh Yogi, unter dessen Führung und Initiative zu Beginn der 1980er Jahre namhafte und maßgebliche indische Experten sowie westliche Ayurveda-Ärzte und Wissenschaftler zusammenkamen, um den Ayurveda in seiner Ganzheit wieder zu beleben, zu reformieren und in einer zeitgemäßen Sprache zu formulieren. Im Laufe dieses Prozesses, der die universellen Grundlagen und Ansätze des Ayurveda wie die Teile eines Puzzles neu zusammenfügte, wurden auch Erkenntnisse der modernen Medizin und anderer Wissenschaften in die alte Weisheitslehre integriert. Auf diese Weise verband sich die zeitlose Wahrheit der indischen Heilkunde mit moderner Wissenschaft. Die auf den klassischen Texten beruhende Neuformulierung, an der sich auch der Inhalt dieses Buches orientiert, wird *Maharishi Ayurveda* genannt. Er hat sich in nur wenigen Jahren weltweit als Ganzheitsmedizin etabliert und wurde vom All India Ayurveda Congress, dem größten Ärzteverband der Welt und bedeutendsten Ayurveda-Verband Indiens, als »die höchst effektive und wieder vollständige Verkörperung der traditionellen ayurvedischen Medizin« bezeichnet.

Im Maharishi Ayurveda wurden zahlreiche Behandlungsarten neu belebt und wieder optimiert, sodass heute ein ganzes Arsenal ayurvedischer Therapien verfügbar ist:

- **Bewusstsein:** Vedische Meditationstechniken (Transzendentale Meditation, TM-Sidhi-Techniken).
- **Ansprechen der Sinne:** Aromatherapie, Farbtherapie, Musiktherapie (Gandharva-Veda).
- **Vedische Klangtherapien:** Vedic Vibration Therapy, Hören und Rezitation vedischer Texte und Urklänge, Belebung der 40 Aspekte des Veda und der vedischen Literatur in der eigenen Physiologie.

- **Verhalten und Beachtung von Biorhythmen:** Dinacharya, Ritucharya (richtiges Verhalten zu den verschiedenen Tages- und Jahreszeiten).
- **Ernährung:** Ausgewogene, typgerechte, vollwertige Ernährung, Kunst der Zubereitung und des Würzens.
- **Heilkräuter und Rasayanas:** Traditionelle ayurvedische pflanzliche und mineralische Präparate zur Behandlung von Krankheiten und zur Erhaltung der Gesundheit.
- **Körperübungen:** Individuelle Fitness-Programme, typgerechter Sport, Yoga-Asanas.
- **Atemtherapie:** Verschiedene Formen von Pranayama, vedischer Atemtechniken.
- **Intellekt:** Einsicht in die mentalen Ursachen von Krankheiten, von Pragya aparadh.
- **Sprache:** Balance durch Muttersprache und Rezitation.
- **Ayurvedische Pulsdiagnose:** Das Fühlen des Pulses für die Diagnose hat gleichzeitig einen harmonisierenden Effekt auf die Doshas.
- **Reinigung:** Verschiedene Reinigungstherapien, allen voran Pancha Karma.
- **Vedische Vorhersagekunst:** Maharishi Jyotish, die vedische Astrologie, zeigt zeitbedingte Möglichkeiten, aber auch Grenzen an.
- **Vedische Baukunst und Landwirtschaft:** Aktuell werden auch gesundes Bauen und Städteplanung nach kosmischen Gesichtspunkten und die vedisch-organische Landwirtschaft aktiviert und eingesetzt, um die Wohnqualität zu optimieren, gesunde Nahrungsmittel zu erzeugen und auch im Ökosystem Gleichgewicht zu erzielen.

MIT DEN AUGEN BEGREIFEN UND DEM HERZEN VERSTEHEN

»Wie die Hitze dem Feuer und das Flüssigsein dem Wasser,
so ist auch der Ayurveda
jedem Menschen im Innern zutiefst vertraut.«

(Charaka Samhita)

Da das ayurvedische Wissen in jedem Menschen angelegt ist, kann es berührt, geweckt oder besser noch: erinnert werden. Vor allem Bilder sind hier ein für viele Menschen meditativer Zugang, Wissen ganzheitlich zu erfahren, ja zu erleben. Die Bilder und Texte dieses Buches sollen mit dem inneren Veda des Lesers – dem in ihm vorhandenen Urwissen – in Resonanz treten, ihn berühren und vertieftes Verständnis ermöglichen. Ayurveda, das zeitlose Wissen vom Leben im Einklang mit der Natur, kann uns im wahrsten Sinn des Wortes zu uns *selbst* zurückkehren lassen, indem wir uns wieder als Ganzheit begreifen und als Teil der Schöpfung und der kosmischen Harmonie.
Möge dieses Buch schon beim Durchblättern der Seiten im Leser ein Gefühl von Gesundheit, Harmonie und innerer Balance anklingen lassen und das Wissen des Ayurveda für ihn erfahrbar machen!

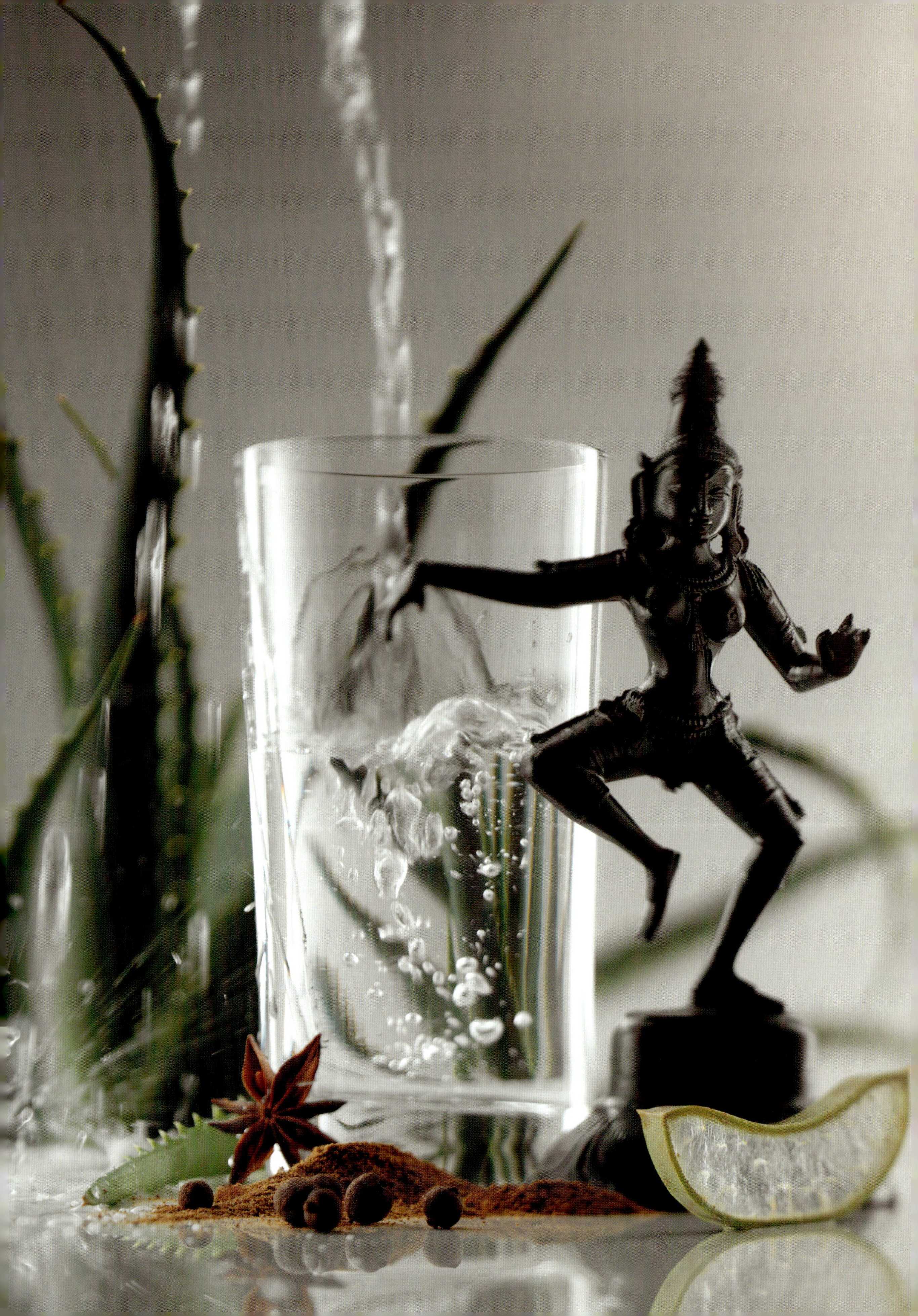

GRUNDPRINZIPIEN DES AYURVEDA

»Gute Gesundheit ist die beste Quelle für tugendhaftes Handeln,
den Erwerb von Wohlstand,
die Erfüllung von Wünschen und spirituelle Befreiung.
Krankheiten zerstören dagegen die Gesundheit,
das Wohlergehen und das Leben selbst.«

(Charaka, Sutrasthana, 1.15-17)

DAS GEIST-KÖRPER-MODELL DES AYURVEDA: DIE DOSHAS ALS BIOPROGRAMME

Ayurveda besitzt ein geniales wie faszinierendes Betrachtungsmodell von Mensch, Natur und Kosmos. Es ist das System der so genannten *Doshas*. Diese heißen *Vata, Pitta* und *Kapha*. Die drei Doshas stellen die wichtigsten Prinzipien der ayurvedischen Lehre dar. Sie sind die ewigen Grundmuster der Natur, die Bioprogramme, die unser Leben bestimmen. Sie liegen den Rhythmen und Zyklen der Natur zugrunde und beeinflussen Tages- und Jahreszeiten. Doch die Doshas steuern nicht nur die äußerlich wahrnehmbare Welt, sondern auch die Natur unseres Geist-Körper-Systems. Diese drei klar differenzierbaren Kräfte wirken in jedem lebenden Organismus. Sie sind die grundlegenden Regulationssysteme und Schwingungsmuster, die für sämtliche Abläufe und Funktionen im Körper verantwortlich sind.

DREIKLANG DER PERSÖNLICHKEIT

Wir können die Doshas mit den drei Grundtönen eines musikalischen Akkords vergleichen: Sind die Saiten eines Instruments gut gestimmt, dann entsteht ein harmonischer Dreiklang. Analog verhält es sich mit gut gestimmten Doshas. Wir fühlen uns wohl, sind leistungsfähig, entfalten unsere Fähigkeiten, strahlen Zuversicht und Lebensfreude aus und meistern die Aufgaben des täglichen Lebens. Sind diese Bioenergien dagegen aus dem Lot geraten, dann entsteht Missklang. Wir sind im wahrsten Sinn des Wortes »verstimmt«, verspüren Unwohlsein, entwickeln körperliche und geistige Symptome, fühlen uns verspannt oder werden gar krank und ernten Misserfolg. Das Ziel jeder ayurvedischen Therapie ist, die Balance der Doshas zu erhalten oder wieder herzustellen.
Das System der Doshas ist mit etwas Übung leicht zu verstehen und nutzbringend anzuwenden. Jedes Dosha zeichnet sich durch bestimmte Eigenschaften aus, so genannte *Gunas*, und es leitet sich von je zwei der fünf bekannten Bausteine des Lebens, den Elementen, ab, die es ebenfalls charakterisieren und seine Eigenschaften und Funktionsweise verständlich machen.

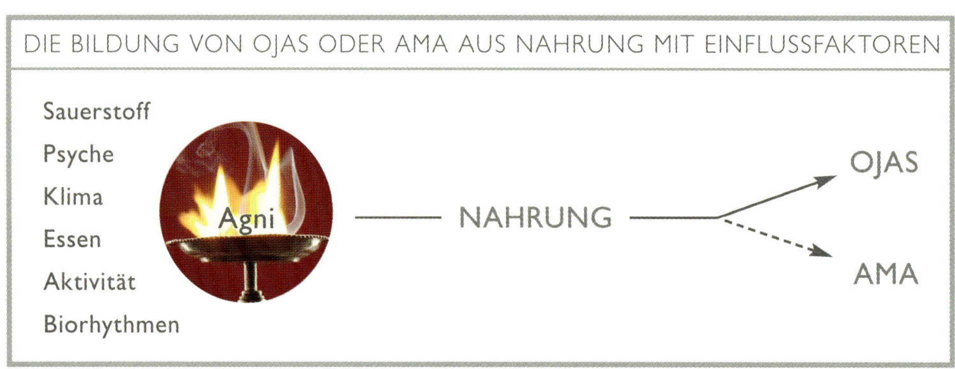

Die drei Doshas sind grundlegende Bioprogramme. Sie bestimmen die *aktuelle Situation* **von Geist und Körper, deren augenblickliche Funktionsweise, Gesundheit und Kranksein. Andererseits kennzeichnen die Doshas auch die Wesenszüge, Talente, die gesamte** *Konstitution* **des Menschen, seine geistigen und körperlichen Anlagen, Fähigkeiten, seinen Körperbau und sein Verhalten.**

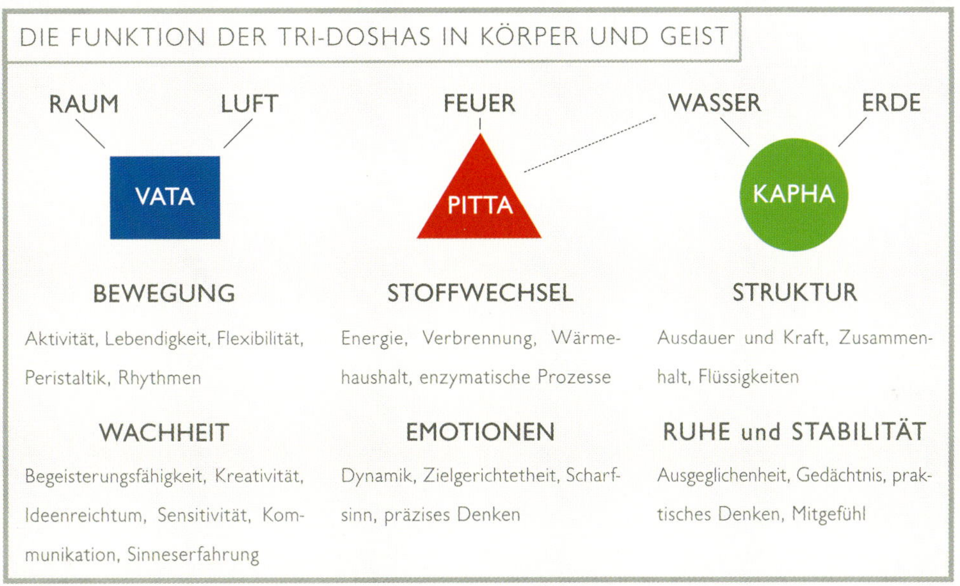

DIE FUNKTION DER TRI-DOSHAS IN KÖRPER UND GEIST
RAUM
LUFT
VATA
FEUER
PITTA
WASSER
ERDE
KAPHA
BEWEGUNG
Aktivität, Lebendigkeit, Flexibilität, Peristaltik, Rhythmen
WACHHEIT
Begeisterungsfähigkeit, Kreativität, Ideenreichtum, Sensitivität, Kommunikation, Sinneserfahrung
STOFFWECHSEL
Energie, Verbrennung, Wärmehaushalt, enzymatische Prozesse
EMOTIONEN
Dynamik, Zielgerichtetheit, Scharfsinn, präzises Denken
STRUKTUR
Ausdauer und Kraft, Zusammenhalt, Flüssigkeiten
RUHE und STABILITÄT
Ausgeglichenheit, Gedächtnis, praktisches Denken, Mitgefühl

DAS GRUNDLEGENDE SCHWINGUNGSMUSTER VON VATA: BEWEGUNG UND KOMMUNIKATION

Das Dosha Vata steht für Bewegung, Veränderung, Lebendigkeit in Geist und Körper und Kommunikation. Vata ist die vibrierende Wachheit in unserem Geist-Körper-System.

LUFT UND RAUM BILDEN VATA

Die Elemente, die Vata bestimmen, sind Luft und Raum, also die leichten, formlosen, durchdringenden, flexiblen und immateriellen Eigenschaften der manifesten Welt. Der Begriff *Vata* leitet sich von der Sanskrit-Wurzel *va* ab, die für »sich bewegen« steht. Alle Arten von Bewegung, geistiger wie körperlicher Aktivität sind darin eingeschlossen: Denken, Sprechen, Herzschlag, Atemrhythmus, Blutkreislauf, Darmperistaltik, Stofftransport in den Zellen und Geweben, das Vibrieren der Atome in den Zellen, die Informationsübertragung in den Sinnesorganen und Nervenzellen oder spontane Reflexe, die durch Sinnesreize ausgelöst werden.

Aus den materielosen Elementen Luft und Raum leiten sich auch die Gunas, die Eigenschaften des Vata-Prinzips ab: »leicht«, »beweglich«, »schnell«, »kalt«, »trocken«, »rau« und »subtil«. Das bedeutet: Nimmt Vata zu, dann vermehren sich Erscheinungen der beiden Elemente und der Gunas. Es ist so, als würde der Wind durch den Körper oder im Bewusstsein wehen und das System erregen oder auch austrocknen. Solche Erscheinungen sind zum Beispiel leichter Körperbau durch Gewichtabnahme, innere Unruhe, schnelle und aufgeregte Gedanken, leichtes Frieren, trockene und raue Haut, allgemeine Empfindlichkeit, Steifigkeit, Winde im Darm, trockener Stuhl mit Verstopfung und vieles mehr.

Bei normaler Funktion von Vata dagegen unterstützen die Eigenschaften dieses Doshas ein reibungsloses Funktionieren unseres Geist-Körper-Systems.

VATA MACHT KLAR UND WACH

Die Grundschwingung von Vata bewirkt Wachheit, Klarheit und Kreativität. Menschen mit gut ausgeprägtem Vata sind oft an ihrer lebhaften, flexiblen und wachen Wesensart zu erkennen. Sie sind einfallsreich, können gut kommunizieren und verfügen über eine feine und hohe Wahrnehmungsfähigkeit. Zugleich brauchen Vata-betonte Menschen viel Anregung und neue Impulse; sie fangen gern Neues an, müssen aber auch Acht geben, dass sie sich nicht verzetteln.

SCHRITTMACHER DER BIOLOGISCHEN AKTIVITÄT

Vata ist das Dosha, das die anderen Doshas anführt. Es ist das Bioprogramm, das zuallererst Veränderungen im Organismus herbeiführt und auch die beiden anderen Doshas mitbewegt. Vata kann daher auch als »Schrittmacher der biologischen Aktivität« bezeichnet werden. Im negativen Sinn ist Vata dadurch aber oft die erste Ursache eines Ungleichgewichts auch von Pitta und schließlich von Kapha.

DAS GRUNDLEGENDE SCHWINGUNGSMUSTER VON PITTA: WÄRME, ENERGIE UND TRANSFORMATION

Das Dosha Pitta charakterisiert den Stoffwechsel, die Verbrennungsvorgänge und den Wärmehaushalt im Organismus. Pitta stellt das Energieprinzip in Geist und Körper dar.

FEUER BESTIMMT PITTA

Pitta ist das aus den Elementen Feuer und geringer auch von Wasser abgeleitete Dosha. Als »thermisches Prinzip« liefert es die Energie, die verwandelt. Die Bezeichnung *Pitta* steht in enger Beziehung zu dem Sanskrit-Begriff *tapas,* der »Hitze« bedeutet. Feuer und Hitze bewirken Umwandlungsprozesse. Als Prinzip der Transformation steuert das Pitta-Dosha den Stoffwechsel; es ist zuständig für die Nahrungsumwandlung und -verbrennung. Pitta regelt aber nicht nur körperliche Verdauungsprozesse, sondern ermöglicht auch die Verarbeitung von Eindrücken und Emotionen auf geistiger Ebene.

Die Gunas von Pitta sind: »warm«, »scharf«, »leicht ölig«, »flüssig«, »scharfer Geschmack«. Es sind die Eigenschaften, die wir unmittelbar erleben, wenn Pitta zunimmt: Hitze, Brennen, heftiges Wesen, scharfe Sprache usw.

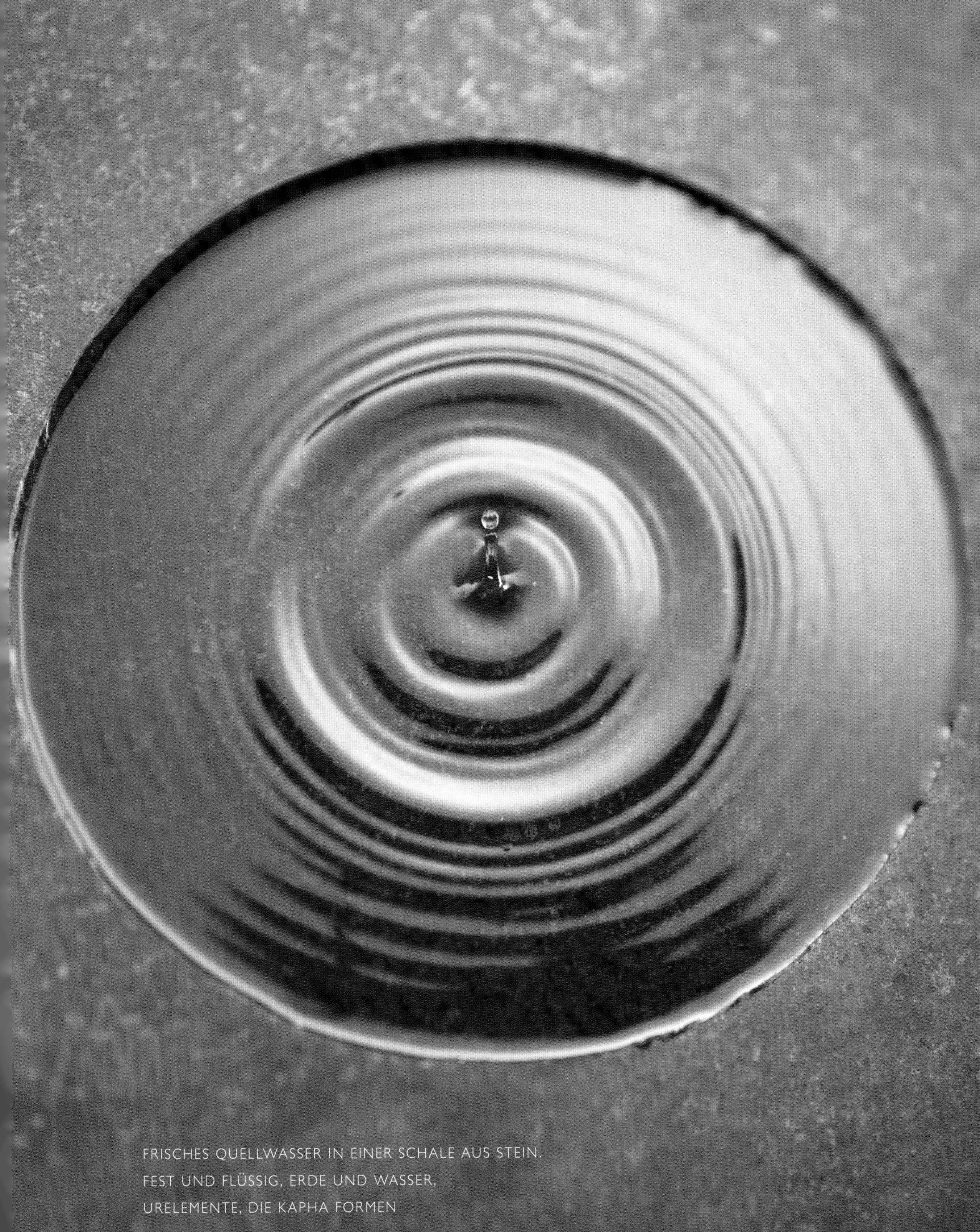

FRISCHES QUELLWASSER IN EINER SCHALE AUS STEIN.
FEST UND FLÜSSIG, ERDE UND WASSER,
URELEMENTE, DIE KAPHA FORMEN

PITTA VERLEIHT SCHARFSINN UND FÜHRUNGSQUALITÄTEN

Diese Bioenergie schenkt Dynamik, Energie und Ausstrahlung. Menschen mit einem guten und ausgewogenen Pitta verfügen über einen ausgeprägten Willen und eine starke Führungspersönlichkeit. Sie sind meist scharfsinnig, selbstsicher und unternehmungslustig. Neben der Wärme, die sie in ihre Umgebung und auf ihre Mitmenschen ausstrahlen, sind sie oft auch an ihrem Humor und ihrer Begeisterungsfähigkeit zu erkennen. Pitta-dominierte Menschen sind häufig sehr tapfer und tatkräftig, neigen aber auch zu hitzigen Gefühlen wie Ungeduld oder Zorn.

DAS GRUNDLEGENDE SCHWINGUNGSMUSTER VON KAPHA: STABILITÄT, AUSDAUER UND STRUKTUR

Das Dosha Kapha bildet die materielle Grundlage unseres Seins: Körperbau, Flüssigkeiten, alle materiellen Bausteine, die den Körper bilden.

ERDE UND WASSER GEBEN KAPHA DIE FORM

Dieses Dosha leitet sich von den schweren, substanziellen Elementen Erde und Wasser ab. Der Begriff *Kapha* beinhaltet die Silbe *ka* – eine der vielen Bezeichnungen im Sanskrit für »Wasser«. Das Element Wasser steht für Fruchtbarkeit, das Element Erde für Stabilität. Kapha ist nicht nur für den Flüssigkeitshaushalt verantwortlich, sondern verleiht dem Körper Stärke, Stabilität und Widerstandsfähigkeit. Als strukturgebendes Prinzip bestimmt es seine Form, nährt ihn und sorgt für Festigkeit und Zusammenhalt.

Die Kapha-Gunas sind »kalt«, »schwer«, »ölig«, »süß«, »beständig«, »weich«, »langsam«. Kapha schenkt Ausdauer und Beständigkeit, gibt Kraft und Körperfülle. Kapha-Menschen schreiten würdevoll und langsam durchs Leben, haben weiche Körperformen und eine sanfte Stimme. Säuglinge und Kleinkinder, die in der Regel aufgrund ihrer Lebensphase Kapha-geprägt sind, empfinden wir als »süß«.

KAPHA SCHENKT SUBSTANZ UND FESTIGKEIT

Auch auf geistiger Ebene verleiht Kapha Ausdauer und Stabilität. Menschen mit stark ausgeprägtem Kapha verfügen meist über ein gutes Langzeitgedächtnis, treffen Entscheidungen mit Bedacht und sind nur schwer aus der Ruhe zu bringen. Die positiven Charakterzüge dieses Doshas äußern sich auch darin, dass Kapha-Menschen mitfühlend, liebevoll und nicht nachtragend sind. Ihr Wesen ist eher ruhig und bodenständig, deshalb sind sie oft auf kreative Impulse ihrer Umwelt angewiesen, um in Bewegung zu kommen. Bei zu viel Kapha verwandeln sich die Gunas von Kapha in negative Eigenschaften: Schwerfälligkeit, Schwermut, Übergewicht, Langsamkeit, Schleimansammlung, Erkältungskrankheiten usw.

MERKMALE UND EIGENSCHAFTEN DER DOSHAS	
Vata:	leicht, trocken, kalt, rau, beweglich, klar, fein
Pitta:	warm, scharf, flüssig, etwas ölig, schneidend
Kapha:	ölig, kühl, schwer, süß, weich, beständig, langsam

DOSHAS, ELEMENTE UND DIE FÜNF SINNE

Jedes Dosha hat einen besonderen Bezug zu den fünf Sinnesorganen, wiederum abgeleitet von den fünf Grundelementen des Lebens.

Die bevorzugten Sinne von Vata sind das Tasten, also die Wahrnehmung über die Haut, und das Hören. Vata-Personen besitzen viel Feingefühl in den Händen, sie spüren die Aura eines Menschen auf subtile Weise, wenn er in ihre Nähe tritt. Darüber hinaus erleben sie die Welt bevorzugt mit dem Ohr: Sie genießen das Rauschen des Meeres, erfreuen sich am Gesang der Vögel oder sind sehr musisch veranlagt. Bei zu stark angeregtem Vata werden genau diese Sinnesorgane, die Haut und das Gehör, oft als Erstes belastet; dies äußert sich zum Beispiel in trockener, rissiger, sensibler Haut oder Ohrgeräuschen und Lärmempfindlichkeit.

Pitta hingegen erlebt die Welt mit dem Auge, hat den scharfen Blick für die Dinge, ist vorwiegend optisch veranlagt und liebt die bunte Welt der Farben. Das Element Feuer ist diesem Sinnesorgan zugeordnet. Wird Pitta überhitzt, dann treten bevorzugt Sehstörungen, Augenentzündungen oder Lichtempfindlichkeit auf.

Kapha schließlich liebt die Gaumenfreuden und hat einen »Riecher« für die Gewinn bringenden Dinge dieser Welt. Die Elemente Erde (Riechen) und Wasser (Schmecken) dominieren seine Sinneswelt. Nimmt Kapha überhand, dann zeigen sich Störungen oft zuerst an diesen Organen: belegte Zunge, Geschmacksverlust oder verstopfte Nase und Geruchsbeeinträchtigung.

DIE FÜNF ELEMENTE IN UNSERER SINNESWAHRNEHMUNG

Wahrnehmung	Organ	Element	Wahrnehmungsobjekt
Hören	Ohr	Raum	Schall
Tasten	Haut	Luft	Berührung
Sehen	Auge	Feuer	Licht, Farbe, Form
Schmecken	Zunge	Wasser	Geschmack
Riechen	Nase	Erde	Geruch

DIE LEBENSFLAMME AGNI

Das Leuchten des Menschen als Ausdruck vollkommener Gesundheit bei Harmonie der Doshas entspricht *Agni* und *Ojas* – zwei weitere wichtige Begriffe des ayurvedischen Geist-Körper-Modells.

Allgemein versteht man unter Agni die Lebensflamme, die lichtvolle Aura und Ausstrahlung eines Menschen, das vitale Feuer, das Licht des Lebens, das erlischt, wenn wir sterben, und das uns Gesundheit verleiht, Immunität, geistige Klarheit, Verdauungskraft, inneres Glück, Dynamik und Energie, wenn es gesund ist und normal funktioniert.

Im engeren Sinn lässt sich Agni auch mit »Verdauungsfeuer« übersetzen. Es ist hier das Feuer der Transformation, das alle Verdauungs- und Stoffwechselvorgänge steuert und sämtliche Umwandlungsprozesse im Körper gewährleistet. Während Pitta die energetische Kraft des Feuers symbolisiert, steht Agni für das biologische Feuer selbst. Agni verwandelt die Nahrung in körpereigene Energie- und Strukturbausteine und integriert die Doshas, die wir auch von außen mit jeder Mahlzeit zu uns nehmen und aus der wir Zellengewebe und Organe aufbauen. Voraussetzung für die vollständige Verwertung unserer Nahrung ist also ein gut funktionierendes Verdauungssystem auf der Grundlage eines gesunden Agni.

Ist Agni gestört oder geschwächt, dann hat das nicht nur unmittelbare Auswirkungen auf unser körperliches Wohlbefinden, sondern auf unsere gesamte Ausstrahlung, Kraft und Vitalität. Viele gesundheitliche Beschwerden und Befindlichkeitsstörungen hängen direkt mit unserem Stoffwechsel zusammen.

Deshalb kommt der Verdauungskraft im Ayurveda eine besondere Bedeutung zu. Eine gestörte Verdauung gilt als wesentlicher Faktor für die Entstehung von Krankheiten, während eine gute Verdauung die Basis für Gesundheit ist. Neben individuellen Empfehlungen für jeden Konstitutionstyp, die geeignet sind, die Doshas zum Ausgleich zu bringen, legt der Ayurveda daher Wert darauf, ein zu schwaches oder gestörtes Agni zu stärken und wieder in die Balance zu bringen. Diese Empfehlungen und Ansätze sowie Tipps, wie man sein Agni verbessern kann, werden ausführlich im Kapitel »Ernährung im Ayurveda« behandelt.

DIE ANTI-AGING-SUBSTANZ OJAS

Als Resultat einer gesunden Verdauung, die die aufgenommene Nahrung effizient verwertet und jeder Zelle alle notwendigen Nährstoffe zuführt, entsteht *Ojas,* die »Lebensessenz« oder Vitalenergie. Ojas ist das subtile Endprodukt der Verdauung. Es ist essenziell für den Aufbau gesunder Körpergewebe, der so genannten *Dhatus,* und bewirkt Wohlbefinden, eine positive Ausstrahlung und Glücksgefühle.

Ojas entsteht jedoch nicht nur bei der Verdauung. Bei allen positiven geistigen Ereignissen und Glückserfahrungen wird Ojas gebildet – es ist sprichwörtlich die Substanz, die uns im Innersten zusammenhält. Eine integre Lebensweise, ein faszinierendes Naturer-

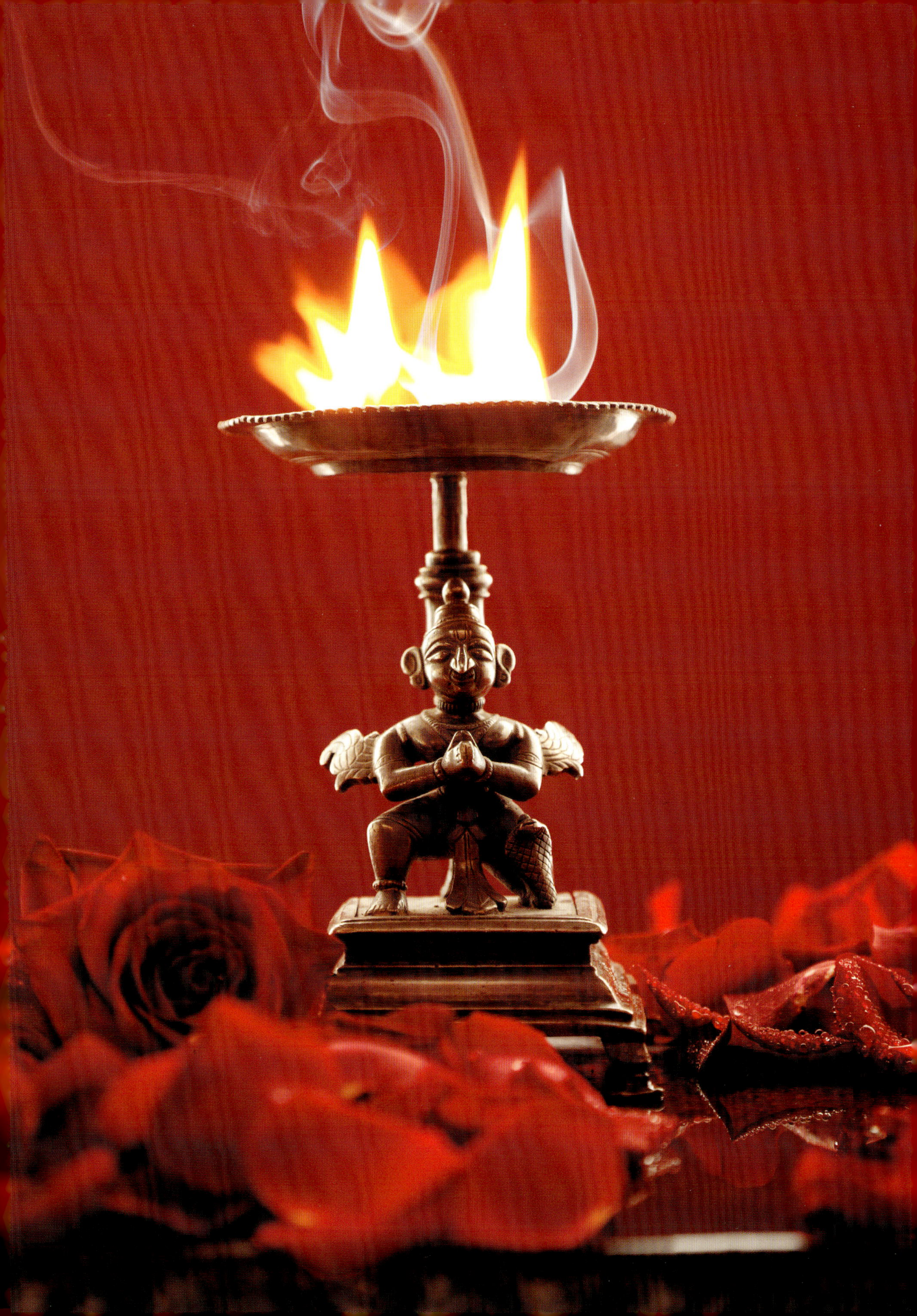

lebnis, tiefe Zufriedenheit bei der Arbeit, eine beglückende Begegnung, köstliches gesundes Essen oder tief greifende Entspannung in der Meditation – alles, was unser Herz vor Freude leicht macht oder unsere Seele wie ein tiefer innerer Frieden durchströmt, sind Faktoren, die zur Bildung von Ojas führen. Diese sehr feine Glücks- und Intelligenzsubstanz im Organismus verbindet Körper und Geist und sorgt für innere Ausgewogenheit. Laut Maharishi Ayurveda kann Ojas als das stoffliche Äquivalent im Körper für Glückseligkeit betrachtet werden. Ojas hält uns geistig und körperlich jung, denn es versetzt unsere Zellen in die Lage, »sich glücklich zu fühlen« – weshalb es auch als das beste Anti-Aging-Mittel angesehen werden kann, das der Körper sogar selbst erzeugt. Gutes Ojas zu haben hält die Einflüsse der Zeit von uns fern und beschenkt uns mit den Kräften der Jugend, Gesundheit und Lebensfreude.

OJAS – DAS LICHT AN DER SCHWELLE

Wie die Doshas entsteht Ojas an der Grenze des Körperlichen. Ojas ist wie die Lampe an der Tür, an der Schwelle vom Körper zum Bewusstsein, die in beide Lebensräume leuchtet. Es ist die Bewusstseinssubstanz, die alle sieben Körpergewebe durchdringt und zugleich aus der Umwandlung der Gewebe selbst entsteht. In einem ewigen Kreislauf erzeugt Bewusstsein Ojas, und Ojas erzeugt wiederum Bewusstsein. Wenn wir unser Leben bewusst und im Einklang mit unserer inneren Natur und der äußeren Umgebung leben, dann werden sich unser Wohlbefinden und unsere Gesundheit verstärken, und zugleich steigt unser Bewusstsein für die individuell für uns richtige Lebensweise und den für uns stimmigen Platz in der Welt.

AMA – DAS NEGATIVE PENDANT ZU OJAS

Unzureichendes und gestörtes Agni erzeugt statt *Ojas Ama.* Wörtlich übersetzt bedeutet Ama »unreif« oder »unverdaut«. Im Ayurveda werden damit alle Arten von Stoffwechselschlacken bezeichnet, die aus unvollständig umgewandelter Nahrung entstehen und die Doshas nachhaltig stören können. Deshalb sollte vorhandenes Ama auch möglichst wieder abgebaut werden, zum Beispiel durch eine Entschlackungskur.

DIE WECHSELBEZIEHUNG VON DOSHAS, AGNI UND OJAS

In der Balance der Doshas ist Agni perfekt und Ojas wird optimal gebildet. Die drei Doshas, Agni und Ojas stehen in einer Wechselbeziehung zueinander, das heißt, sie bedingen sich gegenseitig. Wenn Agni gestört ist, dann sind auch die Doshas nicht mehr in Harmonie. Als Folge des unzureichenden Verdauungsfeuers entsteht Ama, sodass auch Ojas beeinträchtigt wird. Ein schwaches Agni erzeugt schlechte Doshas, ein gesundes Agni hingegen gute Doshas. Sind die Doshas harmonisch, dann sind auch Agni und Ojas perfekt. Auf der Harmonie dieser fünf ayurvedischen Prinzipien – der drei Doshas, Agni und Ojas – basieren Glück und Gesundheit, Ausstrahlung, Selbsterkenntnis und Erfolg im Leben.

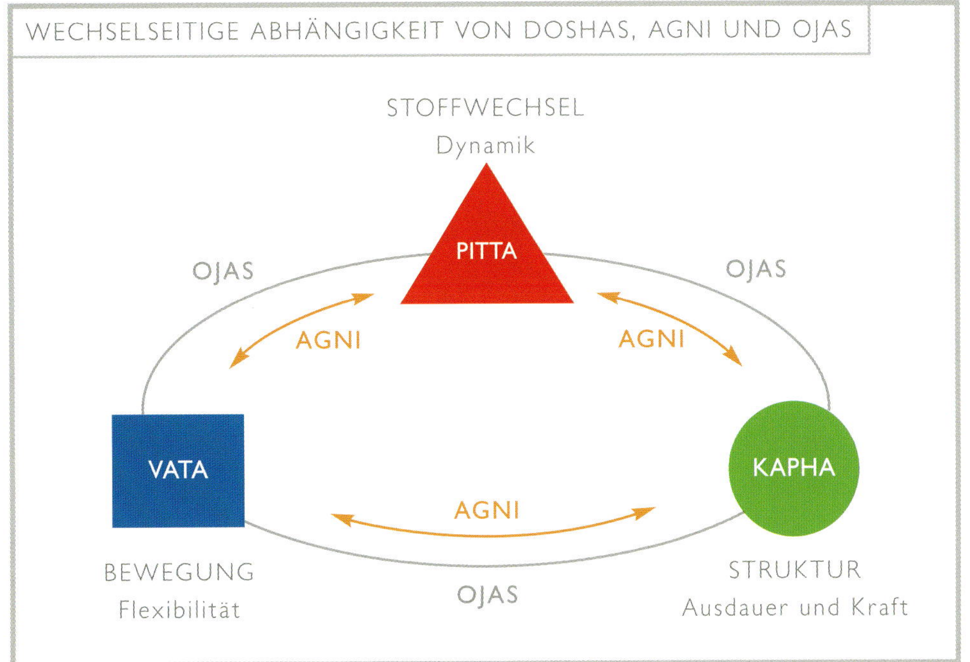

GESUNDHEIT IST BALANCE

Nicht nur die drei Doshas müssen in einem harmonischen Verhältnis sein, um unsere Gesundheit zu erhalten. Alle Faktoren des Bioregulationssystems beeinflussen sich gegenseitig: Agni, Ojas, Vata, Pitta, Kapha, die Elemente und Gunas sowie Bewusstsein, das allem zugrunde liegt. Alles, was wir denken, fühlen, tun oder lassen, hat daher Einfluss auf alle ayurvedischen Prinzipien. Auch der Austausch mit unserer Umgebung. Denn als energetische Grundprinzipien erklären die Dosha-Bioenergien die Wechselbeziehung des Menschen mit seiner Umwelt. Was immer wir in unseren Körper und unser Bewusstsein aufnehmen, zu dem werden wir. Was immer wir also essen, welche Bausteine (Elemente) und Eigenschaften (Gunas) wir in uns aufnehmen, welche Luft wir atmen, in welchem Klima wir wohnen, mit welchen Menschen wir verkehren oder welche Filme wir uns anschauen, beeinflusst unser Gesamtbefinden und verändert laufend die Zusammensetzung der fünf Elemente, von Agni und Ojas, der Doshas und des Bewusstseins. Krankheit entsteht, wenn unsere Bioprogramme in ihrem harmonischen Zusammenklang gestört werden, weil wir sie einseitig »nähren«. Das geschieht, wenn der Mensch anhaltend gegen seine eigene Natur handelt. Gesundheit entsteht, wenn wir Rahmenbedingungen schaffen, die es den Selbstheilungskräften unserer Natur erlauben, die Balance der Bioenergien wieder herzustellen. Dies bedingt auch und vor allem, dass wir eine Wahl treffen. Denn: Was immer wir in uns aufnehmen, geistig wie körperlich, zu dem werden wir.

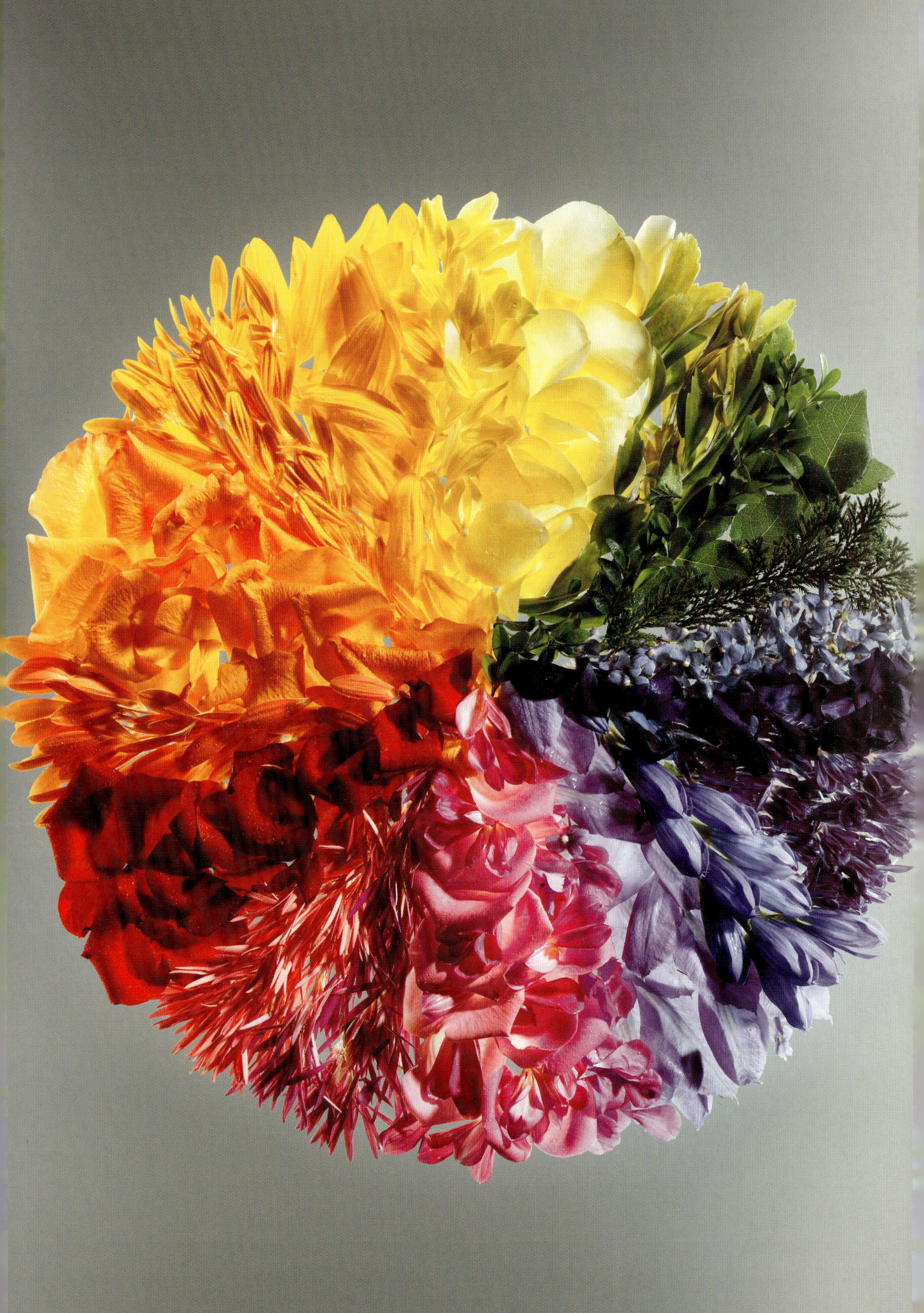

DIE AYURVEDISCHEN KONSTITUTIONSTYPEN

»Was immer den Menschen in seiner Verschiedenheit ausmacht,
formt auch das Universum,
und die Teile, die das Universum ausmachen,
formen auch den Menschen.«

(Charaka)

Welcher Typ bin ich? Das ist eine der faszinierendsten Fragen, die sich stellen, wenn man sich näher mit Ayurveda befasst. Die Strukturprinzipien, die der äußeren Natur zugrunde liegen, prägen auch das Wesen und die Natur des Menschen, seinen Körperbau, Temperament, Verhalten, Neigungen und Talente – all das, was wir unter dem Begriff »Konstitution« verstehen und was im Ayurveda als *Prakriti* bezeichnet wird. Prakriti ist unsere unverwechselbare Natur, die vom individuellen Zusammenklang der Doshas in uns bestimmt wird; sie ist genetisch festgelegt und kann in ihrem Kern nicht verändert werden. Um jedoch sein natürliches und volles Potenzial genießen zu können und gesund, glücklich und erfolgreich durchs Leben zu gehen, gilt es im Einklang mit seiner Natur zu leben.

NIEMAND LEBT VON EINEM DOSHA ALLEIN

Jeder Mensch trägt immer alle drei Doshas in sich. Es finden sich also nicht nur Zeichen und Merkmale von Vata, Pitta oder Kapha, sondern immer eine Mischung von allen. Was wir als Typ bezeichnen, ist lediglich Ausdruck des Vorherrschens von einem oder zwei Doshas in der Natur des Menschen. Wenn alle drei Doshas etwa gleich stark ausgeprägt sind, nennt man das *Samadosha,* das heißt, die Wesenszüge und Körpermerkmale, das Verhalten, die Art zu sprechen, die Vorlieben und Abneigungen, die Fähigkeiten und Talente eines *Tridosha*-Typs sind von allen drei Doshas ungefähr gleich verteilt bestimmt.

JEDER TYP IST IN SICH VOLLSTÄNDIG

In der ayurvedischen Praxis fällt auf: Die Zuordnung zu einem Typ wird häufig als Wertung fehlinterpretiert. In Wahrheit hat die Bestimmung der Prakriti, der Natur des Menschen, nicht das Geringste mit einer Wertung zu tun. Kein Typ ist schlechter oder besser als der andere, jeder ist in sich vollständig. Dieses Missverständnis beruht hauptsächlich darauf, dass die negativen Erscheinungsformen eines Doshas, also sein Ungleichgewicht, seine Störung, als Merkmale des Typs fehlgedeutet werden. Kaphas gesunde Natur ist nicht schwerfällig, dick oder langsam. Sie ist ausdauernd, stark und ruhig. Vatas gesunde Natur ist nicht nervös, sondern wach und lebendig, und Pittas ausgewogene Wesensart ist nicht aggressiv, sondern dynamisch und zielorientiert. Also werten Sie nicht! Ein bedeutendes Zitat aus der Charaka Samhita, dem wichtigsten klassischen Lehrbuch des Ayurveda, lautet sinngemäß: »Der gesunde Intellekt sieht die Dinge, wie sie sind, ohne emotionale Färbung und Interpretation.«

STÖRUNGEN VON DER GESUNDEN NATUR UNTERSCHEIDEN

Ein weiterer ganz wesentlicher und häufig missachteter Punkt: Die Merkmale eines Doshas, die den Typ bestimmen, haben nichts mit den Störungen zu tun, die eine Person im Bereich des einen oder anderen Doshas haben mag. Viel zu häufig ordnen sich Leser von Ayurveda-Büchern anhand der dort oft abgedruckten Fragebögen dem Vata-Prinzip zu. In Wirklichkeit leiden sie aber nur an Vata-Störungen – wie die meisten

Menschen der heutigen Zeit. Die Probleme, die jemand in dem einen oder anderen Dosha haben mag, bestehen vielleicht schon sehr lange, möglicherweise von Geburt an. Daher erscheinen sie so vertraut, als wären sie Teil der eigenen Natur. Dennoch sind es Störungen, Abweichungen von der wahren und vollständig gesunden Natur des Menschen. Die Eigenschaften der Doshas, die den Typ bestimmen, sind primär gesund, normal, hilfreich, positiv, Ausdruck von Fähigkeit, Talent und von innewohnendem Potenzial. Und dieses ist ganz individuell, denn die Mischung der Doshas – auch bei einem so genannten reinen Pitta-, Vata- oder Kapha-Typ – ist gleichwohl immer etwas anders und höchst persönlich geprägt.

CHARAKTERISTIKA VON VATA, PITTA UND KAPHA

Die Wesenszüge und Körpermerkmale der einzelnen Typen sind so gesetzmäßig, dass es möglich ist, Verhaltensweisen, Neigungen, Vorlieben für bestimmte Speisen, Fähigkeiten und Talente treffsicher vorherzusagen. Wer die ayurvedische Typenlehre beherrscht – und das zu lernen ist relativ einfach –, der besitzt Menschenkenntnis im wahrsten Sinn des Wortes. Die Eigenschaften der ayurvedischen Konstitutionstypen leiten sich von den Gunas ab, den Eigenschaften und Elementen der sie dominierenden Doshas.

DER VATA-TYP: LEBEN IST VIELFALT UND VERÄNDERUNG

Vatas Natur wird bestimmt durch die leichten Elemente Luft und Raum. Herrscht dieses Dosha in einem Menschen vor, dann ist sein Wesen von dessen Eigenschaften geprägt: leicht, beweglich, subtil, sensitiv, zart, feinfühlend, flink, wach, lebendig, aktiv, kalt usw. Vata-Persönlichkeiten sind entsprechend einfallsreich, empfindsam, flexibel und spontan. Ihr wacher Geist hält sie vielseitig interessiert. Mit einer Vata-Person kann man jederzeit über Gott und die Welt plaudern. Sie liebt geistige Höhenflüge, durchschreitet virtuelle Räume, kann sich mit Begeisterung in Fantasie und Ideenwelten ergehen. Wenn Sie zum Bewältigen einer Aufgabe – als Chef, in der Familie oder in einem Team – Ideen und Lösungsmöglichkeiten suchen, dann sind Sie bei einem echten Vata-Typ an der richtigen Stelle. Er verfügt nicht nur über eine rasche Auffassungsgabe, begreift schnell, worauf es ankommt, sondern liefert Ihnen ad hoc erste gute Gedankenentwürfe. Bei der praktischen Umsetzung dagegen sollten Sie nicht in erster Linie an den Vata-Menschen denken. Vata ist im Reden zwar so schnell wie im Handeln. Doch Handwerk und das Vermögen, die vielen Ideen auf das Einfache und praktisch Machbare zu reduzieren, sind nicht unbedingt seine Stärke. Das ist vielmehr das Talent des Kapha-Typs, der mit seinem Sinn fürs Wesentliche nur praktische Verwertungen schätzt und dafür auch das handwerkliche Geschick und technische Know-how besitzt.

Vata neigt aufgrund seiner schnellen Gedanken, die in gewandte und wortreiche Rede umgesetzt werden, allerdings dazu, den Faden zu verlieren, sich in seiner geistigen Vielfalt und seinem Ideenreichtum zu verzetteln. Vor allem dann, wenn das Ganze zu spannend, zu aufregend ist, denn sein Wesen ist rasch erregbar und nicht in dem Maße zielorientiert und punktuell ausgerichtet wie das des Pitta-Typs, der, wie es zu zeigen gilt, der ideale Organisator ist und immer die Übersicht bewahrt.

VATA LIEBT ABWECHSLUNG

»Das Reisen ist des Vatas Lust« könnte man in Analogie zu dem Spruch über den Müller sagen. Stereotyp ist die Natur dieses Doshas nicht. Vatas lieben die Abwechslung, und es fällt ihnen leicht, sich neuen Situationen anzupassen. Sie mögen Musik, Tanz und jegliche Form von Bewegung, außerdem sprechen sie gern viel und schnell. Aufgrund ihrer vielfältigen Interessen und der Geschwindigkeit, mit der sie Informationen aufnehmen, Dinge erledigen oder Neues anpacken, neigen sie aber auch zu Hyperaktivität und können dann rasch ermüden. Regelmäßigkeit und Kontinuität sind deshalb als stabilisierende Kräfte im Alltag von Vata-Menschen sehr wichtig. Ihre Neigung zu Besorgnis kann sich in Stresssituationen zu endlosen Gedankenketten auswachsen, die ihren Geist nicht zur Ruhe kommen lassen und mitunter auch ihren ohnehin leichten Schlaf stören.

SCHLANKER, FEINGLIEDRIGER KÖRPER

Vatas Körper, wenn er typisch geformt ist, ist zart, schlank und feingliedrig. Die Haut ist eher trocken, kühl und leicht bläulich, vor allem an den Händen. Hände und Finger sind sehr sensitiv und flink, geschickt im Umgang mit feinem Material, mit der Nähnadel, dem Bleistift oder beim Kartentrick. Die Augen blicken wach, sind stets in Bewegung und etwas kleiner als die von Pitta oder gar Kapha. Wenn Vata spricht, blickt er häufig nach oben, in den Raum, in seine Welt – die geistige. Verliert sein in der Regel schmaler Körper durch Stress, Überlastung, Krankheit oder weil sein natürliches Vata aus anderen unguten Umständen aus dem Lot geraten ist, an Gewicht, so ist es für diesen Typus in der Regel nicht leicht, wieder zuzunehmen. Ein molliger Körper entspricht nicht wirklich der Natur von Vata, höchstens dann, wenn ein guter Schuss Kapha mit in der Konstitution vorhanden ist oder, was natürlich auch vorkommt, ein reiner Vata-Typ in ein Kapha-Ungleichgewicht gerät: aus Kummer, der ihn zu viel Schokolade naschen lässt, aufgrund von Belastungen, die ihn zwingen, falsch und mehr zu essen, als die Balance der Doshas toleriert.

LEICHTE STOFFE UND BERUHIGENDE FARBEN

Vata mag, seiner zarten Wesensart entsprechend, gern luftige Kleidung, feine oder flauschige Stoffe und verspielt-fantasievolle Accessoires. Das Farbspektrum von Vata reicht von klarem Blau (Eigenfarbe) bis zu reinem Schwarz. Dunkle Farbtöne, am Körper getragen, betonen Vata, sind also meist nicht vorteilhaft, wenn jemand eine Vata-Störung hat, das heißt, ein Zuviel an Vata aufweist (unabhängig von seiner Grundkonstitution).

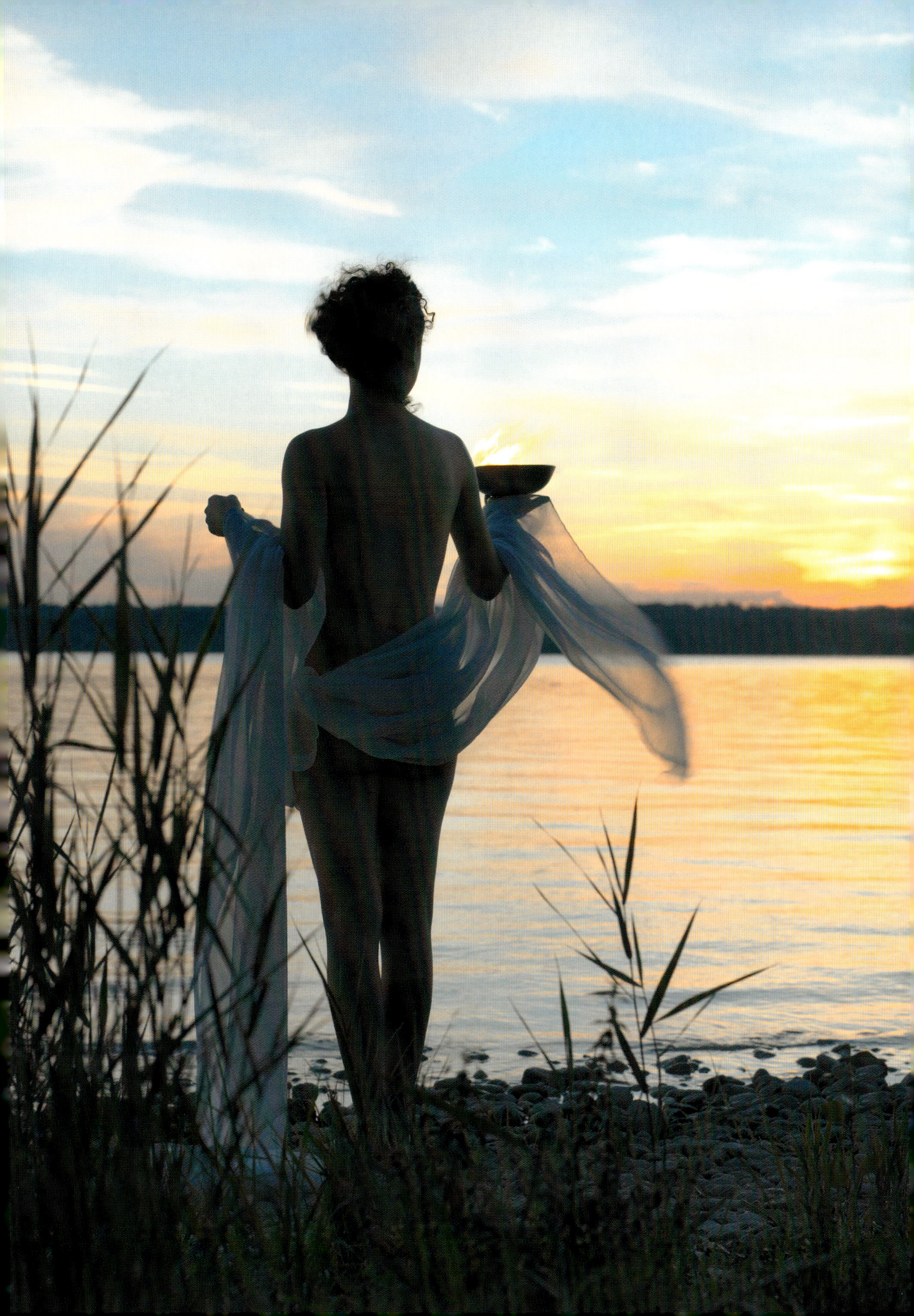

VATA SCHÄTZT DEN FEINEN GESCHMACK

Der Appetit gesunder Vata-Personen ist normal, kein Heißhunger wie bei Pitta oder genüssliches, reichliches und ausgedehntes Essen wie bei Kapha. Vata ist allerdings wählerisch. Der Tisch muss schön gedeckt sein, das Essen von feinem, ausgewogenem Geschmack, die Menge dem leichten Körperbau entsprechend. Es besteht jedoch eine Neigung zur Unregelmäßigkeit in Appetit und Stuhlgang. Aufregung kann Vata leicht den Appetit verderben; Reisen, Ortswechsel und Zeitdruck führen mitunter zu Verdauungsstörungen.

ZARTE AURA

Wenn Sie aufgrund der Körpermerkmale Ihres Gegenübers Zweifel haben, ob Vata in dessen Natur dominiert, dann hilft Ihnen ein Blick oder ein Gespür für seine Aura und seine Ausstrahlung. Sie ist zart, luftig, subtil, fast zerbrechlich. Eine Vata-Person müssen Sie zart umfangen oder sanft umarmen.

MERKMALE DES VATA-TYPS

Typische Körpermerkmale

- zarter Körperbau, schlank und klein oder hoch gewachsen
- Physiologie und Ausstrahlung: fein, luftig, zart, subtil und empfindsam
- zierliche, feine, sensitive, geschickte und flinke Hände
- kleine Nase
- feine Lippen, zarte Wimpern
- kleine, flinke, wache, bewegliche Augen
- Bewegungsmuster: leicht, schnell, veränderlich, gestenreich

Charaktereigenschaften und Verhalten

- lebhaftes, waches und bewegungsfreudiges Wesen
- geistreiche Unterhaltung
- rasche Auffassungsgabe, lebendiger Geist
- liebt Musik, Tanz und alles, was mit Bewegung zu tun hat
- spricht viel und schnell und über zahlreiche Themen
- bevorzugte Sinnesorgane: Ohr, Haut

Bevorzugte Kleidung
(wenn die Doshas nicht gestört sind)

- luftig, leicht, hell oder schwarz
- verspielt

Bei Tisch

- liebt vornehme Tischmanieren
- mag feines, geschmacklich ausgewogenes, eher vegetarisches Essen
- spürt jeden Missklang beim Essen und selbst geringe geschmackliche Abweichungen
- spricht gern und viel beim Essen, aber über geistreiche Themen

WENN VATA AUS DEM GLEICHGEWICHT GERÄT

Grundsätzlich gilt: Unabhängig vom Typ kann jedes Dosha aus dem Gleichgewicht geraten, Vata-Störungen können also auch Pitta- und Kapha-Menschen erleiden. Und: Wenn wir von der Störung eines Doshas sprechen, dann meinen wir damit, dass es übererregt, also *erhöht* ist. Im Falle einer Vata-Störung drängt sich die Klangfarbe von Vata gleichsam in den Vordergrund und erzeugt Dissonanzen im Klangbild der Persönlichkeit. Typische und häufige Anzeichen und Symptome sind dann Nervosität, Ängste, Sorgen, Ruhelosigkeit, Zittrigkeit, Schlafstörungen, trockene Haut, Knacken der Gelenke, allgemeine Überempfindlichkeit gegen Geräusche oder Tinnitus. Auch Kopfschmerzen, Verspannungen im Bereich der Schulter-Nacken-Muskulatur und alle Arten von psychosomatischen Erkrankungen lassen sich auf gestörtes Vata zurückführen. Weitere und typische Erscheinungen einer Vata-Überlastung sind Verdauungsbeschwerden in Form von Blähungen und Verstopfung, nervöse Magenbeschwerden, nervöse Herzbeschwerden sowie bei Frauen auch Schmerzen vor und während der Menstruation.

Die klassischen Auslöser hierfür sind vor allem Zeitdruck, Stress, übermäßige Arbeitsbelastung, Erschöpfung und ein unregelmäßiger Tagesablauf.

DAS EMPFIEHLT SICH, UM VATA ZU BALANCIEREN

- Gehen Sie früh zu Bett, am besten vor 22 Uhr, noch in der Kapha-Zeit des Abends (→ Abb. S. 127); so nehmen Sie Stabilität und Ruhe mit in den Schlaf.
- Essen Sie regelmäßig, am besten immer zur gleichen Stunde und immer in Ruhe und mit Aufmerksamkeit. Nehmen Sie sich Zeit zum Essen und bleiben Sie nach dem Essen noch mindestens zehn Minuten sitzen.
- Nahrungsmittel mit den Geschmacksrichtungen süß, sauer und salzig und warmes, öliges, nahrhaftes Essen beruhigen Vata am meisten (→ S. 56).
- Regelmäßige Ölmassagen mit warmem Sesamöl oder Vata-Massageöl sind äußerst nervenberuhigend und tun vor allem Vata-Personen gut (→ S. 166).
- Trinken Sie Vata-Tee, verwenden Sie Vata-Churna und benutzen Sie ein Vata-Aromaöl.
- Nehmen Sie sich Zeit für einen Morgenspaziergang, der Sie mit den Kräften des noch jungen Tages nährt.
- Hören Sie regelmäßig einige Minuten Gandharva-Veda-Musik. Sie beruhigt und entspannt, schenkt inneren Frieden und Zuversicht.
- Wenden Sie Pranayama, die sanfte Atemtechnik, an. Sie beruhigt unmittelbar und führt dem Nervensystem Lebensenergie zu (→ S. 108).
- Erlernen Sie eine Meditationstechnik, zum Beispiel die Transzendentale Meditation. Sie schenkt tiefe Ruhe, regeneriert, schafft inneres Gleichgewicht und harmonisiert die Doshas (→ S. 109).
- Yoga-Übungen erhalten Ihren Körper geschmeidig und beruhigen Vata (→ S. 97).

Da das Vata-Dosha die anderen Doshas anführt und meist als Erstes aus dem Gleichgewicht gerät, ist die Ausbalancierung von Vata für jeden Typ von großer Bedeutung. Befindet sich Vata im Gleichgewicht, dann sind normalerweise auch Pitta und Kapha im Lot, zumindest ist dies der erste Schritt zu ihrer Normalisierung.

SO BRINGEN SIE VATA WIEDER INS LOT

Die besten und einfachsten Maßnahmen, um erhöhtes Vata wieder ins Gleichgewicht zu bekommen, sind Ruhe, Wärme, Regelmäßigkeit, Flüssigkeit und Öl. Wenn Sie an Vata-Störungen leiden, sollten Sie daher für ausreichend Schlaf sorgen, zeitig zu Bett gehen oder Ruhe tanken durch Spaziergänge in der Natur. Auch ein sehr geregelter Tagesablauf mit Ruhepausen und festen Mahlzeiten, die Sie im Sitzen und mit Genuss und Aufmerksamkeit einnehmen, wird zur Normalisierung von Vata beitragen. Essen Sie warme, nährende und nicht zu trockene Speisen. Spezielle Ernährungsempfehlungen finden Sie im Kapitel »Ernährung im Ayurveda«. Warme Ölmassagen, beruhigende und entspannende Musik sowie Yoga und Atemübungen sind äußerst wohltuend bei Vata-Störungen. Meditative Übungen können helfen, den unruhigen Geist zu besänftigen.

DAS SOLLTEN SIE ALS VATA-TYP ODER BEI EINER VATA-STÖRUNG MEIDEN

- unregelmäßige Lebensführung
- langes Arbeiten am PC, zu langes Fernsehen
- unnötige Aufregungen
- zu viel Rohkost, blähende Speisen wie Lauch, Zwiebeln, Kohl, Kraut, frische Vollkornprodukte, Hefegebäck
- beim Essen fernsehen, Zeitung lesen, Radio hören
- Fasten
- Arbeiten ohne Pausen
- nur einseitiges geistiges Arbeiten, ohne körperlichen Ausgleich zu suchen

DER PITTA-TYP: TEMPERAMENTVOLL, LEIDENSCHAFTLICH, SCHARFSINNIG

Beim reinen Pitta-Typ herrscht das Element Feuer (geringer nur Wasser) in der Konstitution vor. Diese Elemente und die daraus abgeleiteten Gunas bestimmen seine Eigenschaften: Pitta ist von hitziger Natur, leidenschaftlich und emotional, scharfsinnig und temperamentvoll. Sein Leben ist intensiv, impulsiv und dynamisch. Gerät Pitta aus dem Gleichgewicht, dann kann dieser Typus bisweilen angriffslustig bis aggressiv und ziemlich ungeduldig werden.

Pitta bringt die Dinge auf den Punkt, sein scharfer Intellekt und sein zielgerichtetes Wesen mögen keine halben Sachen. Pitta-Leute engagieren sich, wenn sie von einer

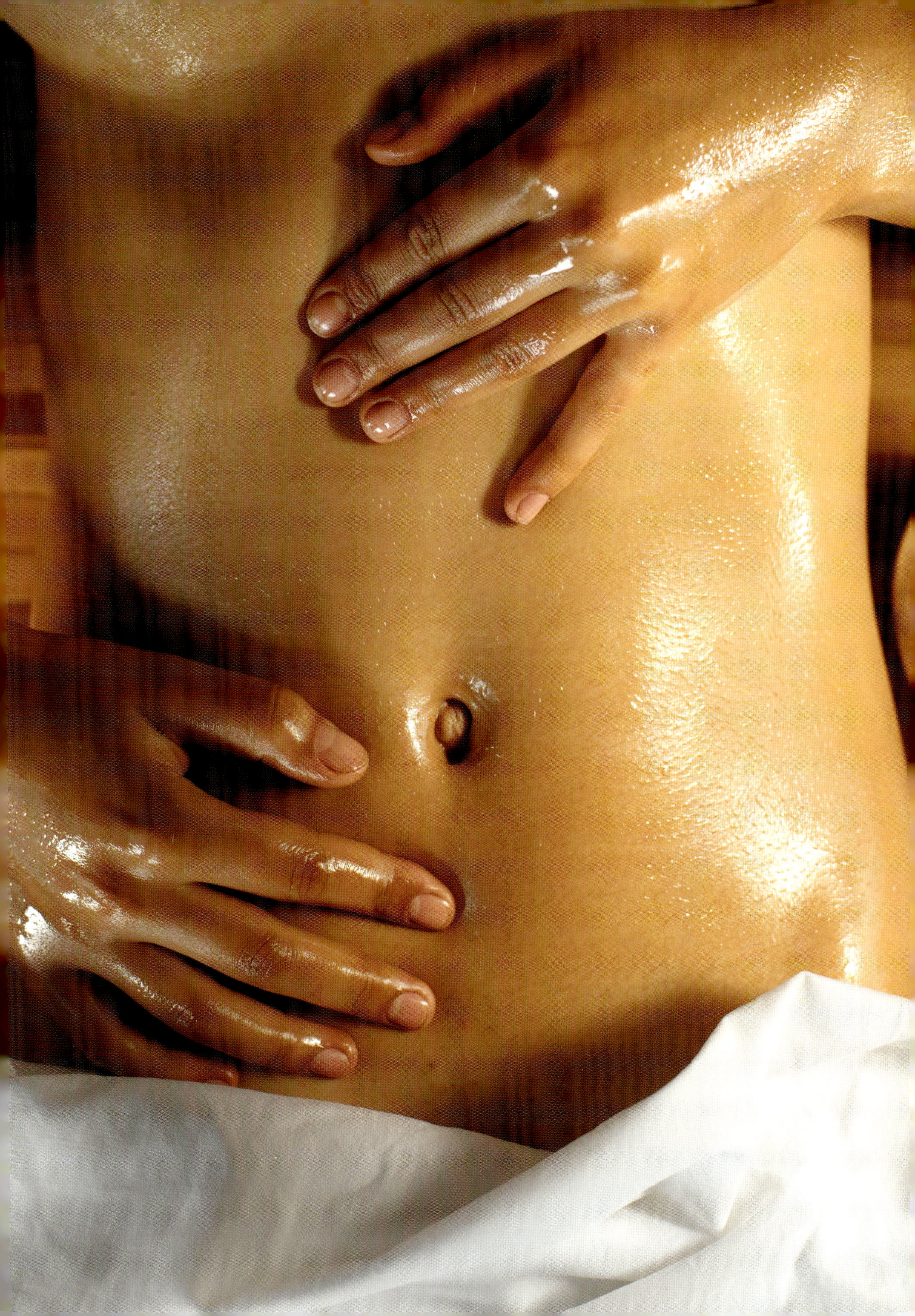

Sache überzeugt sind, mit Enthusiasmus und packen ihre Aufgaben und Ziele beherzt an. Konflikten geht ein echter Pitta-Typ nicht aus dem Weg; er liebt die Herausforderung, das Argument, die genaue Analyse und – wenn es sein muss – die scharfe Auseinandersetzung, die er gern in Streitgesprächen austrägt. Pitta ist ein Kämpfer, verfügt über großes Durchsetzungsvermögen und ist deshalb häufig in Führungspositionen zu finden. Auch weil dieser Typ neben seiner hohen Intelligenz eine herausragende Fähigkeit besitzt: immer – selbst in komplizierten Situationen – den Überblick zu bewahren und zu wissen, wo es langgeht.

Da sie oft bis an ihre physischen und psychischen Grenzen gehen, keine Konfrontation scheuen und sich manchmal sogar bis zur Erschöpfung verausgaben, ist es für Pitta-Typen besonders wichtig, in vielen Situationen einen kühlen Kopf zu bewahren.

BRILLANTE ENTERTAINER UND GUTE REDNER

Ausgeglichene Pitta-Persönlichkeiten sind warmherzig, unternehmungslustig, selbstsicher und humorvoll. Sie erweisen sich als brillante Entertainer, die Spaß verstehen und Geselligkeit lieben. Im Allgemeinen verfügen sie über einen scharfen, analytischen Verstand und können sich gut konzentrieren. Auffallend ist außerdem ihre überzeugende, mitreißende Rhetorik.

Pitta-Menschen sind darüber hinaus sehr empfänglich für visuelle Eindrücke und umgeben sich gern mit schönen Dingen. Sie besitzen eine genaue und unbestechliche Wahrnehmung und sind leicht an ihrem direkten, durchdringenden Blick zu erkennen. Da das Element Feuer dem Auge zugeordnet ist, verrät das strahlende, funkelnde Auge den Pitta-Typ.

PRÄZISE UND PÜNKTLICH

Pitta-Persönlichkeiten sind ideale Krisenmanager, sie finden sich praktisch in jeder Situation gut zurecht. Typisch für Pitta-betonte Menschen ist, dass sie großen Wert auf Pünktlichkeit legen. Wenn Sie einen Pitta-Typ bei einer Verabredung haben warten lassen, müssen Sie schon einen intelligenten Grund als Entschuldigung parat haben oder versuchen, ihn mit Witz und Humor wieder gütig zu stimmen.

SPORTLICH, ABER SONNENEMPFINDLICH

Der Körper des typischen Pitta-Naturells ist drahtig, kantig, sportlich. Es sind oft die harten Typen, die den Himalaja erklimmen oder als Wildwasserkanuten die Herausforderung der kalten Strudel lieben. Die Augen strahlen, der Mund weist eine gewisse Schärfe auf, die Zähne sind häufig leicht gelblich gefärbt und haben scharfe Kanten.

Pitta-Menschen vertragen die Sonne nicht gut, da ihnen ohnehin ständig warm ist. Häufig neigen sie zu Sommersprossen und Muttermalen. Ein weiteres typisches Merkmal für sie ist, dass sie keine Mahlzeit ausfallen lassen können. Wenn sich das Essen einmal verzögern sollte, bekommen sie einen Bärenhunger und werden ziemlich reizbar.

BUNTE STOFFE UND EXTRAVAGANTE KLEIDUNG

Pitta ist extravagant, liebt es, im Mittelpunkt zu stehen, erlebt die Welt mit dem Auge und möchte dementsprechend auch von anderen gesehen und bewundert werden. Buntes, Auffallendes, die neueste Mode, knallige Farben entsprechen seiner Natur, stehen ihm oder ihr, solange die Doshas in der Balance sind. Rot ist die Eigenfarbe von Pitta. Ist Pitta aus dem Lot geraten, passen knallige Rottöne nicht mehr, Pitta scheint schier darunter zu verbrennen. Blau und gedämpfte Töne sind die dann passenden Gegenfarben, die das Dosha wieder regulieren.

MERKMALE DES PITTA-TYPS

Typische Körpermerkmale

- Sommersprossen
- Sonnenempfindlichkeit
- markantes Profil
- leuchtende bis feurige Augen, scharfer Blick
- kräftig durchblutetes Gesicht und Hände, große Körperwärme
- lichtes Haar, hohe Stirn, Geheimratsecken
- weiches Gewebe, Überstreckbarkeit der Gelenke, Neigung zu Leistenbrüchen, Senkungsbeschwerden von Blase und Gebärmutter

Charaktereigenschaften und Verhalten

- scharfer Verstand
- guter Redner
- glaubt von sich, ein »Nachtmensch« zu sein, da er gern bis spät nachts (Pitta-Zeit 22 Uhr bis 2 Uhr) aufbleiben möchte
- Pünktlichkeitsstreben, Perfektionismus
- prägnante Ausdrucksweise
- Emotionalität und Leidenschaft
- Hitzkopf
- Humor
- möchte herrschen und beherrschen
- bevorzugtes Sinnesorgan: Auge

Bevorzugte Kleidung
(wenn die Doshas nicht gestört sind)

- bunt, farbenfroh
- modisch, exzentrisch, auffallend

Bei Tisch

- mag gern herzhafte, gut gewürzte Speisen
- neigt zum Missbrauch von Genussmitteln wie Kaffee, Wein, Nikotin

WENN PITTA AUS DEM GLEICHGEWICHT GERÄT

Störungen des Pitta-Doshas, wiederum ganz unabhängig vom Typ, können sich auf der emotionalen Ebene in Form von Zornausbrüchen, Aggression und Reizbarkeit, Intoleranz, Kritiksucht oder Eifersucht zeigen. Auf der Körperebene verursacht zu viel Pitta Hitze, Brennen (z. B. Sodbrennen, Stechen in den Eingeweiden), Schwitzen, Durchfälle oder Haarausfall. Dauerhafte Pitta-Entgleisungen können zu Entzündungen, Magengeschwüren, Hautausschlägen oder Leber- und Gallenleiden führen.

Toxine aller Art wie Umweltgifte oder belastete Nahrung, auch Alkohol- oder Nikotinkonsum können Pitta-Störungen verursachen. Eine durch Ärger und Streit belastete Atmosphäre kann das Pitta-Dosha ebenfalls aus dem Gleichgewicht bringen. Die wichtigste Grundregel, um wieder ins Lot zu kommen, ist daher ein maßvolles, geregeltes Leben, bei dem sowohl auf die Reinheit von materieller wie geistiger Nahrung als auch auf innere Seelenbalance geachtet wird.

DAS EMPFIEHLT SICH, UM PITTA ZU BALANCIEREN

- Gehen Sie vor der Pitta-Zeit der Nacht zu Bett, also vor 22 Uhr (→ Abb. S. 127).
- Essen Sie regelmäßig in Ruhe und vermeiden Sie alle Stimulanzien (Kaffee, Schwarztee, Alkohol, Nikotin, Aufputschmittel).
- Nahrungsmittel mit den Geschmacksrichtungen süß, herb und bitter und warme oder kühle sowie sättigende Speisen beruhigen Pitta am meisten (→ S. 56).
- Regelmäßige Ölmassagen mit Kokosöl oder Pitta-Massageöl wirken zu stark angeregtem Pitta entgegen und tun vor allem Pitta-Personen gut (→ S. 166).
- Trinken Sie Pitta-Tee, verwenden Sie Pitta-Churna und benutzen Sie ein Pitta-Aromaöl.
- Nehmen Sie sich Zeit für einen Morgenspaziergang, der Sie mit den Kräften des noch jungen Tages nährt und Sie einen kühlen und klaren Geist bewahren lässt.
- Erlernen Sie eine Meditationstechnik, zum Beispiel die Transzendentale Meditation. Sie schenkt tiefe Ruhe und Regeneration, schafft inneres Gleichgewicht und harmonisiert die Doshas (→ S. 109).
- Yoga-Übungen halten Ihren Körper geschmeidig, beruhigen und bewahren die Balance der Doshas (→ S. 97).

SO BRINGEN SIE PITTA WIEDER INS LOT

Kühler Kopf, kühlende Anwendungen, Mäßigung auf allen Ebenen sind die Schlüsseltherapien gegen Pitta-Störungen. Auch der ausgewogene Wechsel von Ruhe und Aktivität und das bewusste Einplanen von Zeit für Muße und Entspannung helfen, das Feuer von Pitta in die Balance zu bringen. Beim Essen sind es die kühlenden Nahrungsmittel, die bevorzugt werden sollten: Lassi (→ S. 60) und kühle Getränke, süße, herbe und bittere Lebensmittel; darüber hinaus nur mildes Würzen, Meiden von Genussmitteln, vor allem Kaffee, Alkohol und Nikotin. Spezielle Ernährungsempfehlungen finden Sie im Kapitel »Ernährung im Ayurveda«. Des Weiteren helfen Atemübungen, körperliche Bewegung und Yoga, um wieder in die Balance zu kommen und aggressive Neigungen zu besänftigen. Der Aufenthalt in der Natur und das Betrachten einer schönen Landschaft oder eines beeindruckenden Sonnenuntergangs – Momente des plötzlichen Einswerdens mit der Natur – bringen Pitta ebenfalls wieder ins Lot.

DAS SOLLTEN SIE ALS PITTA-TYP ODER BEI EINER PITTA-STÖRUNG MEIDEN

- unregelmäßige Lebensführung
- nach 22 Uhr wieder aktiv werden
- hitzige Diskussionen und unnötige Aufregung
- reichlich scharfes, saures und salziges Essen, Ketchup, Sauermilchprodukte, künstlich aromatisierte, mit Konservierungsstoffen versetzte Speisen, Fisch und alle Meerestiere, rotes Fleisch, Tomaten, Paprika, Zwiebeln, Knoblauch und zu heiße Speisen und Getränke
- beim Essen fernsehen, Zeitung lesen, Radio hören
- Fasten
- zu dominantes Verhalten
- nur einseitiges geistiges Arbeiten, ohne körperlichen Ausgleich zu suchen

DER KAPHA-TYP: IN DER RUHE LIEGT DIE KRAFT

Die Kapha-Konstitution entsteht aus dem Zusammenspiel von Wasser und Erde. Diese Menschen weisen eine stabile, kräftige Natur auf und sind nur schwer aus der Ruhe zu bringen. »Leben und leben lassen« lautet ihre Devise. Häufig sind sie aufgrund ihrer körperlichen Stärke, Widerstandskraft und Belastbarkeit für ihre Mitmenschen – vor allem für labilere Vata-Persönlichkeiten – wie der Fels in der Brandung, der Schutz vor den Unbilden des Lebens bietet. Der Kapha-Typ ist bodenständig, ausdauernd, eher abwartend und bedächtig; wenn er zu viel Kapha ansammelt, also seine gesunde Natur verlässt, kann er mitunter auch stur sein. Flexibilität gehört dann ebenfalls nicht gerade zu seinen herausragenden Eigenschaften. Ansonsten lässt der Kapha-Typ mit sich reden, er ist gutmütig und hat kein Problem damit, nachzugeben. Kapha-Menschen haben den Vorteil, dass ihnen die Ruhe und Gelassenheit zu Eigen ist, Probleme auch einmal »auszusitzen«, was sich in der Realität des Lebens mitunter durchaus als hilfreich erweist, da sich so manches Problem von allein löst.

KRÄFTIGER KÖRPER MIT RUNDEN FORMEN

Typisch für Kapha ist ein kräftiger und wohlproportionierter Körper mit weichen und runden Formen. Der Blick ist ruhig und entspannt, die Augen groß mit klarem Weiß. Die Hände sind groß und kräftig, oft ausgesprochen geschickt. Die Stimme ist weich und sanft, etwas monoton. Kapha redet nicht viel, drückt sich aber einfach, klar und unumwunden aus. Kapha-Personen haben meist schöne, strahlend weiße Zähne.

METHODISCH UND PRAKTISCH VERANLAGT

Oft wirken Kapha-Naturen gesetzt und selbstbeherrscht. Sie sind zwar langsamer im Aufnehmen von Wissen und neuen Informationen, verfügen jedoch über ein gutes Langzeitgedächtnis und erwerben sich ihre Kenntnisse auf solide, methodische Art. Von Natur aus sind Kapha-Persönlichkeiten liebevoll, mitfühlend und tolerant; auch Loyalität gehört zu ihren charakterlichen Stärken. Bemerkenswert sind außerdem ihr handwerkliches Geschick, die Fähigkeit, praktisch und Gewinn bringend zu denken und zu handeln. Kapha-Leute sind häufig gut situiert; sie sammeln Besitztümer an, fast als würden sie diese magisch anziehen.

MERKMALE DES KAPHA-TYPS

Typische Körpermerkmale

- schwerer Körperbau
- runde Körperformen
- große, ruhige, freundliche Augen
- regelmäßige und strahlend weiße Zähne
- kräftige Hände
- große Lippen
- buschige Augenbrauen
- langsame und ruhige Bewegungen
- ölige Haut und Haare, kräftiger Haarwuchs

Charaktereigenschaften und Verhalten

- ruhige, langsame Sprache
- tiefe, weiche, sonore Stimme
- liebevolles, freundliches Wesen
- gemütliche Persönlichkeit
- braucht relativ viel Schlaf
- nimmt alles nicht so genau
- großzügig, pflegt das Prinzip »leben und leben lassen«
- schätzt Luxus, Wohlstand, schwere Gegenstände und Möbel
- oft wohlhabend
- bevorzugte Sinnesorgane: Nase und Gaumen

Bevorzugte Kleidung

(wenn die Doshas nicht gestört sind)

- Erdtöne, Naturfarben
- einfach, konservativ, unkompliziert

Bei Tisch

- isst gern und gut, mag schwere Speisen
- genießt und lässt sich nicht allzu sehr von Gesprächen ablenken

KULINARISCHE GENÜSSE WERDEN GESCHÄTZT

Der Kapha-Typ erlebt die sinnliche Welt mit Vorliebe über den Geschmacks- und den Geruchssinn. Ein köstliches und reichhaltiges Essen, bei dem ihm das Wasser im Munde zusammenläuft, lässt sein Herz höher schlagen. Überhaupt legt er viel Wert auf Essen und betrachtet leckere Speisen als Lohn eines Sieges, als Anlass eines Festes und der Freude und manchmal auch als Trost. Das führt schnell zu Gewichtsproblemen, die nur schwer wieder in den Griff zu bekommen sind. Reichlich Bewegung, nicht nur körperlich, sondern auch in geistig-emotionaler Hinsicht, wirkt hier oft wahre Wunder. Denn Kapha neigt dazu, anzuhäufen und zu bewahren: seien es Nahrung, Fettpolster, Geld, Besitz oder auch geistige Konzepte und Überzeugungen. Kapha-Menschen trennen sich höchst ungern von alten Dingen oder Vorstellungen, auch überkommenen Lebensformen, und begegnen allem Neuen zunächst einmal vorsichtig bis zurückhaltend.

KAPHA SCHLÄFT GUT UND GERN

»Ruhe ist des Bürgers erste Pflicht« – diese Regel könnte vom Kapha-Typ erfunden worden sein. Er schläft gern und gut und tief und lange, ist durch nichts zu wecken. Morgens dauert es etwas, bis er richtig wach wird. Überhaupt kommt ein echter Kapha-Mensch nur langsam in Gang, sei nach dem Aufstehen, bei Entscheidungsfindungen oder dem Beginn einer neuen Aufgabe. Ist er dann aber erst einmal gestartet und hat sich »warm gelaufen«, dann mobilisiert er große Kraftreserven, erweist sich als ausdauernd und ist nur schwer von seinem Ziel wieder abzubringen.

DUNKLE FARBEN MACHEN SCHLANK

Die Eigenfarbe von Kapha ist Weiß, außerdem hat Kapha die Grüntöne in seiner Natur. Diese Farben passen, wenn Kapha im Gleichgewicht ist. Bei Übergewicht, einer vermehrten Ansammlung von Kapha, wird dieses Dosha damit aber noch mehr betont, die Farben wirken dann unvorteilhaft. Schwarz, Blau, dunkle Farben, auch bunte Pitta-Töne gleichen dagegen zu starkes Kapha aus und wirken regulierend. Das gilt auch für Stoffe: Erdtöne, Naturfarben, Wolle, kräftiges, dickes Material und der einfache, konservative, unkomplizierte Stil stehen dem Kapha-Typ nur, wenn er ausgeglichen ist. Ansonsten muss gegensinnig gewählt werden: leichte Stoffe, flotte Accessoires, lebhafte Muster.

WENN KAPHA AUS DEM GLEICHGEWICHT GERÄT

Ein Kapha-Ungleichgewicht, das ganz unabhängig vom Konstitutionstyp auftreten kann, macht sich oft zuerst an den Schleimhäuten bemerkbar. Da das Kapha-Dosha die wasserhaltigen Gewebe versorgt, kommt es bei Störungen häufig zu übermäßiger Schleimbildung in den Bronchien und Nebenhöhlen mit Allergien, Asthma oder Anfälligkeit für Erkältungskrankheiten. Auch Schweregefühl in den Beinen, Wasseransammlung im Gewebe, erhöhtes Schlafbedürfnis oder Gewichtszunahme sind typische Kapha-Störungen. Zu viel oder unausgewogenes Kapha bewirkt Lethargie, Trägheit,

Lustlosigkeit und geistige Schwerfälligkeit. Auch hier kennt der Maharishi Ayurveda zahlreiche wirksame und bewährte Ansätze, um aus dem Lot geratenes Kapha wieder in die Balance zu bringen.

DAS EMPFIEHLT SICH, UM KAPHA ZU BLANCIEREN

- Stehen Sie früh auf, noch vor der Kapha-Zeit des Morgens, also vor 6 Uhr (→ Abb. S. 127).
- Fasten Sie oder essen Sie nur leichtes, bekömmliches Essen unterhalb des Sättigungspunktes.
- Nahrungsmittel mit den Geschmacksrichtungen scharf, herb und bitter sowie warmes, gut gewürztes Essen verringern Kapha am besten (→ S. 57).
- Trockenmassagen oder Ölmassagen mit Sesamöl oder Kapha-Massageöl reduzieren Kapha und tun vor allem Kapha-Personen gut (→ S. 166).
- Trinken Sie Kapha-Tee, verwenden Sie Kapha-Churna und benutzen Sie ein Kapha-Aromaöl.
- Trinken Sie regelmäßig heißes Wasser (→ S. 59).
- Treiben Sie regelmäßig und intensiv Sport (→ S. 171).
- Erlernen Sie eine Meditationstechnik, zum Beispiel die Transzendentale Meditation. Sie schenkt tiefe Ruhe und Regeneration, schafft inneres Gleichgewicht und harmonisiert die Doshas (→ S. 109).
- Yoga-Übungen halten Ihren Körper geschmeidig, balancieren die Körpergewebe und bewahren die Balance der Doshas (→ S. 97).

SO BRINGEN SIE KAPHA WIEDER INS LOT

Bewegung, Fasten und trockene Anwendungen sind die Grundmaßnahmen bei Kapha-Überschuss. Anregung und neue Impulse sind hilfreich, damit Kapha wieder ins Gleichgewicht kommt. Jegliche Form von Stagnation hingegen verstärkt dieses Dosha. Deshalb sollte alles Schwere, auch schwere Speisen, sowie Tagesschlaf gemieden werden. Übermäßiges Kapha wird am besten normalisiert durch leichte und leicht verdauliche Speisen, scharfe, herbe und bittere Nahrungsmittel und Heilpflanzen, warmes und stimulierend gewürztes Essen sowie heiße Getränke. Spezielle Ernährungsempfehlungen finden Sie im Kapitel »Ernährung im Ayurveda«. Auch körperliche Bewegung und anregende geistige Aktivitäten bringen Kapha wieder ins Lot. Wärme und Ganzkörper-Trockenmassagen wirken ebenfalls ausgleichend auf Kapha.

DIE AYURVEDISCHEN PFLANZENÖLE ZUR MASSAGE WERDEN NACH DEN JAHRTAUSENDEALTEN VORSCHRIFTEN AUFBEREITET UND REIN ODER MIT WERTVOLLEN HEILKRÄUTERN VERSETZT VERWENDET

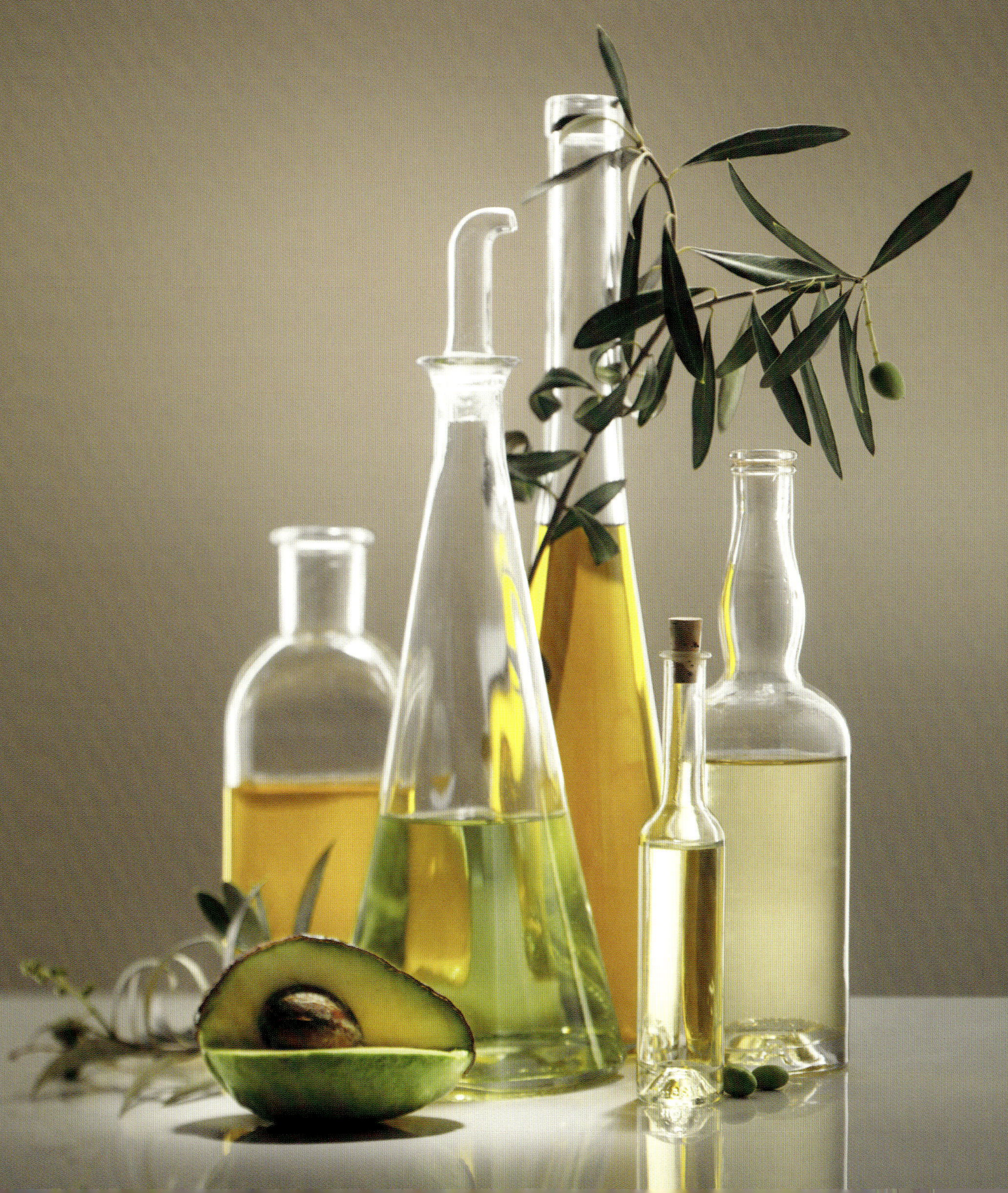

DAS SOLLTEN SIE ALS KAPHA-TYP ODER BEI EINER KAPHA-STÖRUNG MEIDEN

- eine langweilige oder träge Lebensweise
- zu lange in den Tag hineinschlafen
- zu wenig körperliche und geistige Aktivität
- fettes und schweres Essen, Zwischenmahlzeiten, süßes, saures und salziges Essen, zu viel Brot, Süßwaren, Milchprodukte, Fleisch, Wurstwaren, nahrhafte Getränke (Bier, Milch, Malzgetränke)
- beim Essen fernsehen, Zeitung lesen, Radio hören
- Schlafen nach dem Essen

DER KOMBINIERTE TYP

Die skizzierten Grundtypen, bei denen ein Dosha sehr deutlich dominiert und den Typ prägt, sind ebenso selten anzutreffen wie Menschen, bei denen alle drei Doshas gleich stark ausgeprägt sind (Tridosha-Konstitution). In der Regel verbinden sich die charakteristischen Merkmale zweier Doshas, und das dritte ist weniger markant, sodass im Alltagsleben am häufigsten so genannte Mischtypen bzw. duale Konstitutionstypen anzutreffen sind. Insgesamt können im Ayurveda zehn verschiedene Konstitutionstypen unterschieden werden, je nachdem welches oder welche Doshas überwiegen (→ Abb. S. 43).

Wenn Sie die Grundeigenschaften und Charakterzüge des Vata-, Pitta- und Kapha-Typs verstanden und erkennen gelernt haben, dann ist es auch leicht, sie in den Mischtypen wieder zu finden. Bei diesen sind einfach die Eigenschaften des einen Typs mit denen des oder der anderen Typen kombiniert. Stellen Sie sich als Beispiel einen Vata-Pitta-Typ vor Ihr geistiges Auge, etwa den Comedian Michael Mittermeier. Hier verbinden sich die Eigenschaften von Vata (schnell, beweglich, flexibel, ideenreich, schlank, feinsinnig etc.) mit denen von Pitta (hitzig, dynamisch, zielgerichtetes Handeln usw.). Tendenziell ist Vata jedoch stärker ausgeprägt. Diese Menschen haben meist wie reine Vata-Typen einen leichten, schlanken Körperbau. Sie sprechen, handeln und bewegen sich rasch (Vata), zeichnen sich aber gleichzeitig durch mehr Dynamik, einen scharfen Intellekt und höhere physische Belastbarkeit (alles Pitta-Eigenschaften) aus.

Meist dominiert bei den dualen Konstitutionstypen immer noch eines der beiden stärker ausgeprägten Doshas, die sich vermischen, und bestimmt die primären Reaktionen des Menschen auf seine Umwelt. So kann ein Vata-Kapha-Typ mit Vata-Dominanz in Stresssituationen trotz seines hohen Kapha-Anteils durchaus recht leicht aus der Ruhe zu bringen sein und mit Besorgnis und Ängsten reagieren. Der duale Konstitutionstyp kann auch von einem zum anderen Dosha überwechseln: Ein Pitta-Vata-Typ beispielsweise wird in verschiedenen Lebensphasen mal kämpferischer und willensstark (Pitta) und mal eher sensibel und empfindsam (Vata) agieren.

Wer seine eigene Konstitution, seine Prakriti, gut kennt, der kann daraus wertvolle Hinweise nicht nur auf die für ihn gesündeste Lebensweise ziehen, sondern beispielsweise auch feststellen, für welche Berufe er am besten geeignet ist und welcher Typ als Partner gut zu ihm passt. Gesundheit beruht im Ayurveda nicht nur auf körperlichem Wohlbefinden, sondern ebenso auf der Verwirklichung von Zufriedenheit und Glück in allen Lebensbereichen. Am Ende dieses Kapitels finden Sie einen Fragebogen, mit dessen Hilfe Sie Ihren eigenen Konstitutionstyp bestimmen können.

DIE ZEHN PRAKRITIS – KONSTITUTIONSTYPEN

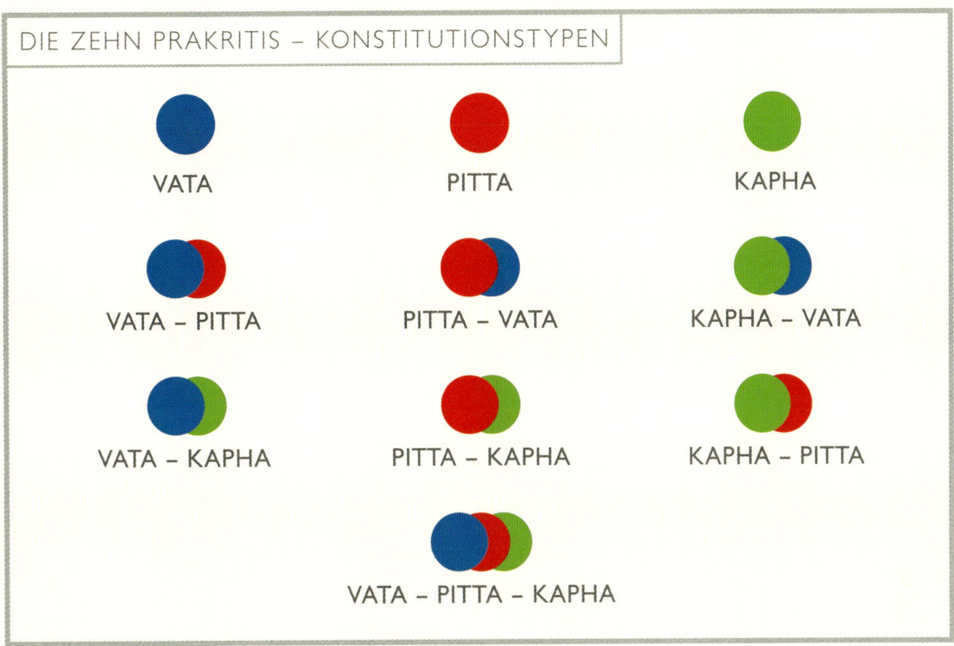

WER PASST ZU WEM? DIE DOSHAS IN LIEBE UND PARTNERSCHAFT

Anziehung, Sympathie, gemeinsames Wachstum und natürlich die tiefe Zuneigung, die zwei Menschen füreinander empfinden, bestimmen das Glück einer harmonischen Lebenspartnerschaft. Doch auch die Kommunikation der Doshas zwischen den Partnern entscheidet mit über das Gelingen einer Beziehung. Im Idealfall ergänzen sich die Doshas der beiden Partner, sodass sie gemeinsam mit ihren jeweiligen Eigenschaften und Charakterzügen eine vollständigere Einheit, ein »runderes« Ganzes bilden. Wie in einer Geschäftsbeziehung kann auch in einer Liebesbeziehung aus zwei Personen ein »gutes Team« werden.

Sicherlich gibt es kein Patentrezept für eine gelingende Partnerschaft, aber in jedem Fall trägt die Kenntnis der Doshas zur tieferen Einsicht in die eigene Natur und die des anderen bei. Wenn wir uns selbst besser verstehen und zudem erkennen, welchen Typ wir in unserem Partner vor uns haben, dann können wir seine Reaktionen, Sicht- und Verhaltensweisen besser nachvollziehen und manche Probleme von vornherein vermeiden.
Grundsätzlich gilt, dass Partner mit sehr ähnlicher Konstitution ihre Anlagen und Eigenschaften gegenseitig verstärken. Das kann sich sowohl günstig als auch ungünstig auswirken, abhängig davon, wie beide Partner mit ihrer Konstitution und ihren Neigungen umgehen. Im Zusammenleben zweier echter Pitta-Naturen beispielsweise wird es zumeist recht feurig zugehen, also intensiv und leidenschaftlich. Im ungünstigen Fall, wenn beide aus ihrem Gleichgewicht geraten, kann es mitunter auch ziemlich heiß hergehen, und es genügt dann unter Umständen schon das Aussprechen eines Reizwortes, um sich gegenseitig zornig anzugiften. Ein anderes Beispiel: Zwei Vata-betonte Partner werden ihren regen geistigen Austausch und ihre lebendige Beziehung genießen, in schwierigen Zeiten aber vielleicht dazu neigen, ihre Ängste und Sorgen beim jeweils anderen abzuladen, was die Beziehung sehr belasten könnte, da der ruhevolle Ausgleich, die Stabilität von Kapha fehlt. Grundsätzlich kann dieser Ausgleich jedoch ebenso durch Freunde und Verwandte erfolgen.

Unterschiedlich ausgeprägte Doshas von Mann und Frau können in einer Lebenspartnerschaft von Vorteil sein, weil sie sich gegenseitig ergänzen und unterstützen. Ausgleichend und ergänzend wirkt immer diejenige Konstitution, welche die Elemente verbindet, die dem eigenen Typ fehlen. Die vielseitig interessierte Vata-Frau kann beispielsweise ihrem ruhigen Kapha-Partner reichlich Anregung liefern, während der bodenständige Kapha-Mann ihr umgekehrt ein Gefühl von Sicherheit und Gelassenheit vermittelt. Vata-Kapha-Konstitutionen werden sehr gut durch einen Pitta-Partner ergänzt, der ihnen das fehlende Feuer liefert, und luftig-feurige Vata-Pitta-Menschen wiederum durch verantwortungsbewusste Partner, die viel Erde und Wasser in ihrer Konstitution aufweisen.

GRUNDBEDINGUNGEN EINER GELINGENDEN PARTNERSCHAFT

Zweifelsohne sind es nicht allein die Doshas, die Erfolg und Bestand einer Partnerschaft bedingen. Grundsätzlich muss die Chemie zwischen zwei Menschen stimmen, Vertrauen muss als Basis gegeben sein. Und Liebe – nicht nur für den Partner und zwischen den Partnern, sondern auch Liebe zu sich selbst. Der Mensch ist aus dem Grundstoff der Liebe geschaffen, die Liebe ist die Urquelle allen Lebens. Wenn sämtliche Vorstellungen und Konditionierungen von ihm abfallen, ist der Mensch in seiner Essenz Liebe. Der erste Schritt zur Beziehungsfähigkeit ist daher, sich selbst zu lieben! Wer sich selbst liebt und annimmt, kann auch den anderen so lieben und annehmen, wie er ist, ohne ihn verändern zu wollen. Wenn zwei Menschen, die jeweils *in sich* Liebe sind, einander begegnen, kann eine ganz neue Kultur der Partnerschaft entstehen.

Welcher Typ bin ich? Bestimmen Sie Ihre Konstitution

Mit Hilfe des folgenden Fragebogens können Sie nun Ihren Konstitutionstyp – Ihre Prakriti – ermitteln. Bitte beachten Sie jedoch, dass die Aussagekraft eines Fragebogens naturgemäß begrenzt ist. Schließen Sie in Ihre Selbsteinschätzung daher auch die Erkenntnisse ein, die Sie beim Lesen dieses Kapitels gewonnen haben, und erweitern Sie so das Ergebnis des Fragebogens. Bedenken Sie außerdem: Hier werden nur die normalen, gesunden Eigenschaften Ihres Typs angesprochen, keine Krankheiten oder Störungen der Doshas, die ja nur die Abweichungen von Ihrer natürlichen Konstitution darstellen würden. Beurteilen Sie sich möglichst danach, wie Sie wirklich sind! Ein momentan unregelmäßiger Appetit zum Beispiel ist kein Hinweis auf vermehrtes Vata in Ihrer Konstitution, wenn Sie von Natur aus eigentlich einen vitalen Hunger haben und Nahrung schnell verbrennen (als Hinweis auf Pitta in Ihren Anlagen).
Da in jedem Menschen immer alle drei Doshas wirken, können auch mehrere Antworten bei einer Frage zutreffen. Gewichten Sie Ihre Antwort daher durch die Vergabe von Punkten und addieren Sie diese am Ende der Tabelle auf.

	Frage	Kapha		Pitta		Vata	
1	Sie gehen an einem lauen Sommerabend am Strand spazieren und erleben das Schauspiel der Natur. Was berührt Sie am meisten?	Die herrlich duftende Natur.	☒ 1 ☐ 2 ☐ 3	Das tiefe Rot der untergehenden Sonne.	☐ 1 ☒ 2 ☐ 3	Das melodische Rauschen des Meeres.	☐ 1 ☐ 2 ☒ 3
2	Wie bewerten Sie Ihre innere Natur?	Ruhig und stark, nicht leicht zu erschüttern.	☐ 1 ☐ 2 ☐ 3	Starker Wille, risikofreudig, temperamentvoll, durchsetzungsfähig.	☐ 1 ☐ 2 ☐ 3	Schnelles Denken, flinkes Wesen, reich an Ideen, flexibel.	☐ 1 ☐ 2 ☒ 3
3	Wie beurteilen Sie Ihre Gefühlswelt?	Sanftmütig, mitfühlend, treu, zufrieden, großzügig.	☐ 1 ☐ 2 ☒ 3	Emotional, humorvoll, leidenschaftlich, sinnlich.	☒ 1 ☐ 2 ☐ 3	Empfindsam, heiter, fröhlich, beschwingt, veränderlich.	☒ 1 ☐ 2 ☐ 3
4	Wie und wie schnell erledigen Sie Aufgaben?	Langsam, bedachtsam und methodisch.	☐ 1 ☐ 2 ☐ 3	Konzentriert, motiviert und zielgerichtet, mit Elan und Enthusiasmus.	☐ 1 ☐ 2 ☒ 3	Lebendig, agil, sehr schnell und einfallsreich.	☐ 1 ☒ 2 ☐ 3
5	Wie reagieren Sie auf Neues?	Eher zurückhaltend, erst einmal abwartend.	☐ 1 ☐ 2 ☐ 3	Kritisch oder engagiert.	☐ 1 ☒ 2 ☐ 3	Rasch angeregt und begeistert.	☐ 1 ☐ 2 ☒ 3
6	Sie haben einen Termin beim Arzt, müssen aber lange warten, während scheinbar andere Patienten vorgezogen werden. Wie reagieren Sie?	In der Regel geduldig.	☐ 1 ☐ 2 ☐ 3	Ungeduldig oder verärgert. Beschwere mich.	☐ 1 ☒ 2 ☐ 3	Unruhig, gehe auf und ab oder öfters auf die Toilette.	☒ 1 ☐ 2 ☐ 3

	Frage	Kapha		Pitta		Vata	
7	Wie lernen und behalten Sie neue Informationen?	Langsam, am besten durch praktische Anwendung, durch Abschreiben von Texten.	☐ 1 ☐ 2 ☐ 3	Schnell, am besten durch Sehen, Bilder, wiederholtes Lesen.	☐ 1 ☐ 2 ☐ 3	Sehr schnell, vor allem auch durch Hören, zum Beispiel von Kassetten.	☐ 1 ☐ 2 ☐ 3
8	Reisen Sie gerne?	Ich bin eher sesshaft. Weite oder häufige Reisen liegen mir nicht.	☐ 1 ☐ 2 ☐ 3	Ich mag Abenteuerreisen und Herausforderungen.	☐ 1 ☐ 2 ☐ 3	Ich wechsle leicht den Ort, reise gerne und viel.	☐ 1 ☐ 2 ☐ 3
9	Eine Frage zu Ihrer Lebensart:	Ich mag es bequem, lebe pragmatisch und bevorzuge Bewährtes.	☐ 1 ☐ 2 ☐ 3	Ich engagiere mich gerne, ergreife die Initiative.	☐ 1 ☐ 2 ☐ 3	Ich bin musisch, spielerisch, feinsinnig veranlagt.	☐ 1 ☐ 2 ☐ 3
10	Welche Qualitäten zeichnen Sie in beruflicher Hinsicht aus?	Ich bin praktisch veranlagt und handwerklich geschickt, arbeite eher langsam, aber verlässlich und solide.	☐ 1 ☐ 2 ☐ 3	Ich habe den Blick für das Wesentliche, führe gerne, arbeite zielorientiert und behalte den Überblick.	☐ 1 ☐ 2 ☐ 3	Ich bin flink, begreife schnell, kommuniziere und arbeite gerne in einem Team.	☐ 1 ☐ 2 ☐ 3
11	Wie verhalten Sie sich in Gesellschaft anderer?	Eher ruhig und zurückhaltend. Ich spreche meist wenig.	☐ 1 ☐ 2 ☐ 3	Ich stehe gerne im Mittelpunkt und bin offen und direkt.	☐ 1 ☐ 2 ☐ 3	Wenn ich meine Scheu überwunden habe, rede ich gerne und viel.	☐ 1 ☐ 2 ☐ 3
12	Wie entscheidungsfreudig sind Sie?	Brauche Zeit.	☐ 1 ☐ 2 ☐ 3	Entscheide mich zielsicher.	☐ 1 ☐ 2 ☐ 3	Kann mich für viele Richtungen begeistern.	☐ 1 ☐ 2 ☐ 3
13	Ein Produkt wird entwickelt. Welcher Part im Team liegt Ihnen am besten?	Der »handwerkliche Teil«, die praktische Ausführung.	☐ 1 ☐ 2 ☐ 3	Die optische und grafische Gestaltung, Präsentation des Produkts, Management.	☐ 1 ☐ 2 ☐ 3	Ideen geben, Texte erstellen, recherchieren, kommunizieren.	☐ 1 ☐ 2 ☐ 3
14	Wie verhalten Sie sich, wenn Sie bei einem Ihrer Vorhaben auf Widerstand stoßen?	Ich reagiere ruhig und besonnen, kann Ruhe bewahren oder auch Ausdauer zeigen.	☐ 1 ☐ 2 ☐ 3	Widerstand reizt mich und fordert mich heraus. Ich will mich durchsetzen, kann auch scharf oder ärgerlich reagieren.	☐ 1 ☐ 2 ☐ 3	Konflikte setzen sehr viele Gedanken frei. Alternativen und Lösungsideen gehen mir durch den Kopf.	☐ 1 ☐ 2 ☐ 3
15	Wie sparsam sind Sie, und wie legen Sie Ihr Geld bevorzugt an?	Sehr sparsam. Ich lege mein Geld eher konservativ und sicher an.	☐ 1 ☐ 2 ☐ 3	Ich investiere risikoreich, gönne mir auch eleganten Luxus oder außergewöhnliche Freuden.	☐ 1 ☐ 2 ☐ 3	Geistige Werte sind mir wichtiger als materielle. Mein Geld gebe ich gerne für Bildung aus.	☐ 1 ☐ 2 ☐ 3
16	Welchen Fahrzeugtyp fahren Sie am liebsten?	Komfortable, große, solide Limousine.	☐ 1 ☐ 2 ☐ 3	PS-starkes, sportliches Auto, auch Cabriolet.	☐ 1 ☐ 2 ☐ 3	Flinken, wendigen Kleinwagen.	☐ 1 ☐ 2 ☐ 3
17	In welchem Outfit fühlen Sie sich im Alltag am wohlsten?	Einfache, eher konservative und nicht so auffällige Kleidung.	☐ 1 ☐ 2 ☐ 3	Bunte, auffallende, auch extravagante Kleidung.	☐ 1 ☐ 2 ☐ 3	Verspielte Kleidung, zarte Stoffe.	☐ 1 ☐ 2 ☐ 3
18	Was können Sie über Ihre Talente sagen?	Ich denke und handle einfach und pragmatisch, bin gut im Gestalten, Formen, Bauen.	☐ 1 ☐ 2 ☐ 3	Ich bin eher rational-analytisch veranlagt, mag es genau und exakt.	☐ 1 ☐ 2 ☐ 3	Ich bin ein Bewegungsmensch, leichtfüßig und geistig vielseitig orientiert.	☐ 1 ☐ 2 ☐ 3

Frage	Kapha		Pitta		Vata	
19 Was essen Sie am liebsten?	Ich liebe gutes, reichliches Essen und feine Gerüche.	☐ 1 ☐ 2 ☐ 3	Ich esse gerne scharf gewürzt und herzhaft.	☐ 1 ☐ 2 ☐ 3	Ich bevorzuge kleine Portionen, mild gewürzt, bin empfindsam und wählerisch.	☐ 1 ☐ 2 ☐ 3
20 Wie ist Ihr Körper gebaut?	Schwer, kräftig und stark.	☐ 1 ☐ 2 ☐ 3	Mittlere Statur, sportlich, sehnig, muskulös.	☐ 1 ☐ 2 ☐ 3	Leicht und zartgliedrig.	☐ 1 ☐ 2 ☐ 3
21 Welches Wetter vertragen Sie schlecht?	Feucht-kaltes Wetter (Frühjahr und Herbst).	☐ 1 ☐ 2 ☐ 3	Hitze, heißes Wetter.	☐ 1 ☐ 2 ☐ 3	Ich friere schnell. Vor allem trocken-kaltes Wetter (Winter) ist mir unangenehm.	☐ 1 ☐ 2 ☐ 3
22 Sie müssen zum Zug und sind sehr knapp dran. Wie bewegen Sie sich?	Obwohl es eilt, bewege ich mich eher langsam und fahre ohne Hektik.	☐ 1 ☐ 2 ☐ 3	Mir wird heiß, ich fahre riskant.	☐ 1 ☐ 2 ☐ 3	Ich werde unruhig, mache mich in Windeseile auf den Weg, alles geht flink und schnell.	☐ 1 ☐ 2 ☐ 3
23 Wie ist die natürliche Beschaffenheit Ihrer Haare?	Von Natur aus kräftiges, dichtes Haar, mehr ölig oder fettig als trocken.	☐ 1 ☐ 2 ☐ 3	Von Natur aus dünn oder rötlich. Ich habe einen hohen Haaransatz, lichtes Haar oder eine hohe Stirn.	☐ 1 ☐ 2 ☐ 3	Von Natur aus feine, zarte, eher trockene Haare mit nur leichtem Glanz.	☐ 1 ☐ 2 ☐ 3
24 Wie ordnen Sie Ihren Hauttyp ein?	Gutes Fettgewebe, ölig, kräftig.	☐ 1 ☐ 2 ☐ 3	Sonnenempfindlich, hellhäutig, eventuell mit Sommersprossen. Kräftig durchblutet.	☐ 1 ☐ 2 ☐ 3	Trocken, fein und zart, nur wenig Fett, Blaufärbung bei Kälte.	☐ 1 ☐ 2 ☐ 3
25 Wie ist Ihr Gesicht geformt?	Runde, weiche Formen. Breite Lippen, große Augen.	☐ 1 ☐ 2 ☐ 3	Markantes Profil, feurige Augen. Geschwungene Lippen.	☐ 1 ☐ 2 ☐ 3	Schlankes, zartes Gesicht oder hagere Formen. Schmale Lippen.	☐ 1 ☐ 2 ☐ 3
26 Beurteilen Sie die Form Ihrer Zähne:	Groß, kräftig und breit, regelmäßig geformt und widerstandsfähig gegen Karies.	☐ 1 ☐ 2 ☐ 3	Mittelgroß und scharfkantig, eventuell gelblich verfärbt.	☐ 1 ☐ 2 ☐ 3	Klein oder länglich.	☐ 1 ☐ 2 ☐ 3
27 Wie sind Ihre Hände?	Groß, ruhig, kräftig, schwer.	☐ 1 ☐ 2 ☐ 3	Warm, von mittlerer Größe, kantig, sehnig.	☐ 1 ☐ 2 ☐ 3	Zart, klein, flink, geschickt, feinfühlig, gut sichtbare Venen.	☐ 1 ☐ 2 ☐ 3
28 Welches Körpergewicht haben Sie?	Vergleichsweise hohes Gewicht. Ich nehme leicht zu.	☐ 1 ☐ 2 ☐ 3	Mittleres Körpergewicht. Ich verbrenne gut und halte mein Gewicht, auch wenn ich mal mehr esse.	☐ 1 ☐ 2 ☐ 3	Geringes Gewicht. Ich verliere leicht an Gewicht, vor allem bei vermehrten geistigen Anforderungen.	☐ 1 ☐ 2 ☐ 3
29 Wie ist im Allgemeinen Ihr Schlaf?	Ich schlafe gerne und viel, schlafe schnell ein, und mein Schlaf ist sehr tief.	☐ 1 ☐ 2 ☐ 3	Ich bleibe gerne bis Mitternacht oder noch später auf. Dabei bin ich besonders kreativ.	☐ 1 ☐ 2 ☐ 3	Ich habe schon immer einen leichten Schlaf und brauche eine gewisse Zeit, um einzuschlafen.	☐ 1 ☐ 2 ☐ 3
30 Haben Sie besondere Träume?	Wenig, aber sanft, auch von Wasser, Seen, Vögeln, Schwänen.	☐ 1 ☐ 2 ☐ 3	Oft farbenfroh, auch von Kampf, Ärger, Feuer.	☐ 1 ☐ 2 ☐ 3	Fantasiereich, häufig auch vom Fliegen, Weglaufen, Springen.	☐ 1 ☐ 2 ☐ 3

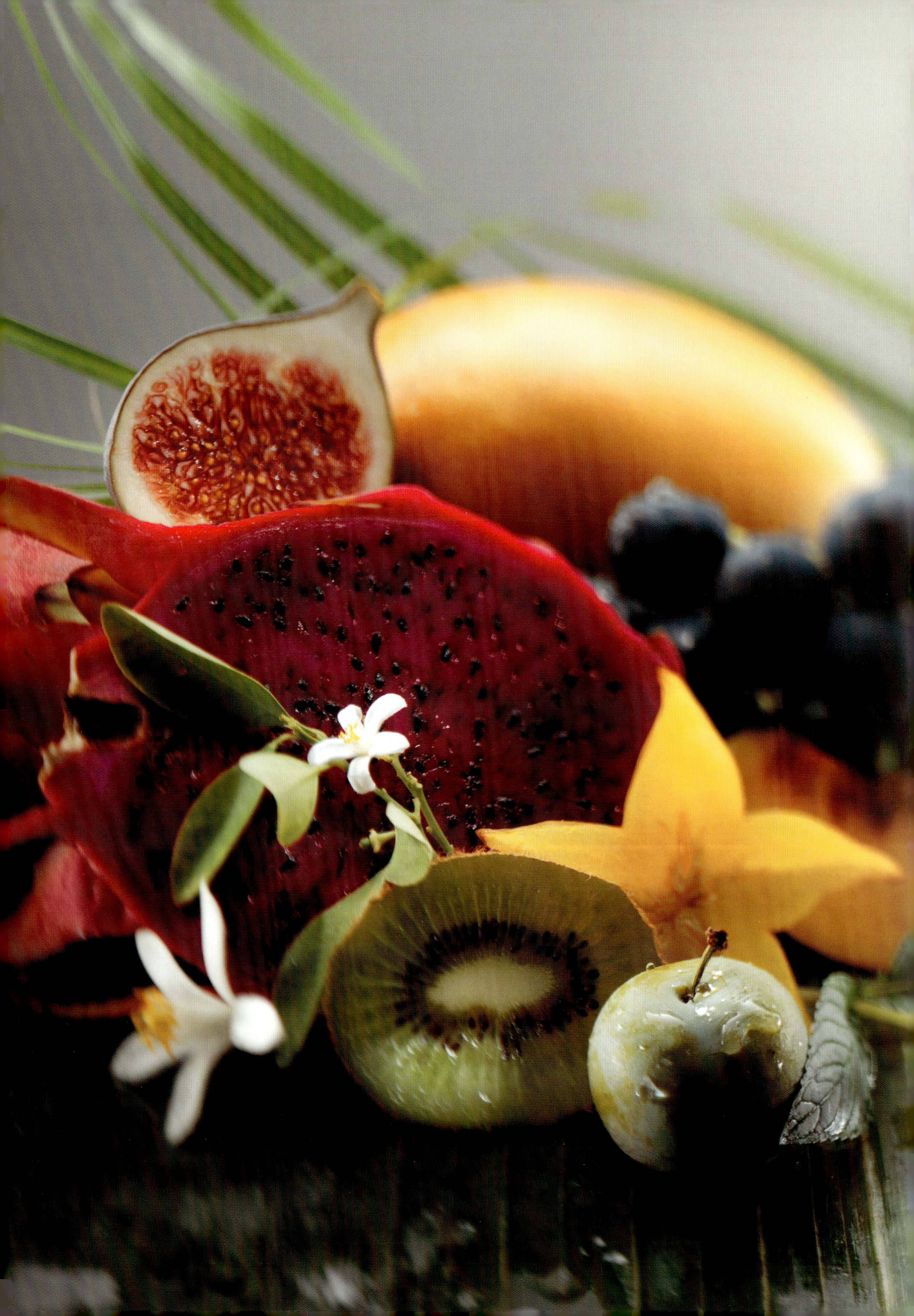

Ernährung im Ayurveda – Essen im Einklang mit der Natur

»Wer sich falsch ernährt, dem hilft keine Medizin.
Und wer sich gesund ernährt,
für den wird sie überflüssig.«

(Charaka)

Gutes Essen hält Leib und Seele zusammen, wie ein altes Sprichwort besagt. In der Charaka Samhita, einer der ältesten erhaltenen klassischen Textsammlungen des Ayurveda, heißt es: *»Allein durch gute Nahrung gedeiht der Mensch; schlechte Ernährung hingegen ruft Krankheit hervor.«* Doch auf die Frage, welche Ernährung gut oder schlecht ist, kann der moderne Mensch angesichts einer Vielzahl sich zum Teil völlig widersprechender Ernährungslehren nicht so leicht eine eindeutige Antwort finden. Der Maharishi Ayurveda beantwortet die Frage nach der angemessenen Ernährung *individuell:* Es gibt keine Ernährungsform, die für alle Menschen gleichermaßen geeignet ist. Gesund und richtig ist es vielmehr, das zu essen, was dem eigenen Konstitutionstyp entspricht. Mit anderen Worten: Die Doshas bestimmen darüber, welche Art der Ernährung uns gut tut und stärkt. Eine gesunde Ernährung sollte generell ausgewogen und vollwertig sein und alle wichtigen Bausteine des Lebens enthalten. Darüber hinaus sollte unsere Nahrung möglichst frisch und unbehandelt sein. Doch um sich ausgewogen und gesund zu ernähren, muss man sich nicht über die Zusammensetzung der Nährstoffe, Vitamine, Mineralien und Spurenelemente in jeder Mahlzeit den Kopf zerbrechen. Wer auf die innere Intelligenz des Körpers hört, wird intuitiv die richtigen Nahrungsmittel auswählen. Denn entscheidend dafür, welche Nahrung wir brauchen, um uns genährt zu fühlen, ist das individuelle Zusammenspiel der Doshas in uns. Da jedes Nahrungsmittel mit unseren Doshas kommuniziert, erhalten wir beim Anblick, Geruch oder Geschmack von Speisen aus unserem Geist-Körper-System eine klare Rückmeldung, welche Speise »richtig« für uns ist – wir müssen nur wieder lernen, auf diese feine Stimme in uns zu hören.

DIE SECHS RASAS

Die wichtigste Information liegt in den *Rasas,* den Geschmacksqualitäten der Speisen. Der Ayurveda unterscheidet sechs Geschmacksrichtungen, die jeweils ganz spezifisch auf die Doshas einwirken: süß, sauer, salzig, bitter sowie scharf und herb. Um die Doshas im Gleichgewicht zu halten, sollten möglichst alle sechs Rasas in einer Mahlzeit enthalten sein: zum Beispiel etwas süßes Obst, ein paar Tropfen Zitrone, ein wenig Salz, bittere Blattgemüse oder Salate, ein scharfes Gewürz sowie herbe Hülsenfrüchte. Die sechs Geschmacksrichtungen sind gleichsam die verschiedenen Klangfarben der Nahrungsmittel, die in der ayurvedischen Küche harmonisch aufeinander abgestimmt und zu einer vollkommenen Komposition, einem ausgewogenen Gericht, zusammengestellt werden. Jede Geschmacksrichtung stimuliert bestimmte Verdauungssäfte und wirkt spezifisch auf die Doshas. Geschmack kann daher zum Ausbalancieren eines gestörten Doshas eingesetzt werden.

TIPP Die ayurvedischen *Churnas* (Gewürzmischungen) sind eine einfache Möglichkeit, das Geschmacksspektrum einer noch unausgewogenen Mahlzeit, zum Beispiel auf Reisen, zu vervollständigen. Einfach über die Speisen gestreut, tragen sie wirksam dazu bei, ein Dosha auszugleichen.

DIE WIRKUNG DER GUNAS

Auch die *Gunas,* die physikalischen Eigenschaften der Nahrungsmittel, beispielsweise schwer oder leicht, warm oder kalt, üben eine eigene Wirkung auf die drei Doshas aus und informieren unser Geist-Körper-System entsprechend. Wie die Rasas können sie die Doshas ausgleichen oder verstärken. Bei erhöhtem Pitta zum Beispiel sollten Sie keine Chilischoten essen, da diese scharf sind und erhitzend wirken und somit die Eigenschaften von Pitta verstärken.

DIE WIRKUNGEN DER GESCHMACKSRICHTUNGEN UND EIGENSCHAFTEN DER NAHRUNG AUF DIE DOSHAS

Vata wird ausgeglichen durch:	Vata wird verstärkt durch:
süß, sauer, <u>salzig</u>	scharf, bitter, herb
schwer, ölig, warm	leicht, trocken, kalt
Pitta wird ausgeglichen durch:	**Pitta wird verstärkt durch:**
süß, <u>bitter</u>, herb	scharf, sauer, salzig
schwer, trocken, kalt	warm, leicht, ölig
Kapha wird ausgeglichen durch:	**Kapha wird verstärkt durch:**
<u>scharf</u>, bitter, herb	süß, sauer, salzig
leicht, trocken, warm	schwer, ölig, kalt

(Der jeweils durch Unterstreichen hervorgehobene Geschmack hat die stärkste ausgleichende Wirkung.)

ALLGEMEINE ERNÄHRUNGSREGELN DES AYURVEDA

Die Ernährung spielt im Ayurveda eine besondere Rolle bei der Erhaltung oder Wiederherstellung des Gleichgewichts der Doshas. Neben der typgerechten Auswahl und Zubereitung der Nahrungsmittel kommt der Verdauungskraft – *Agni* – eine große Bedeutung zu. Da das Verdauungsfeuer für die Umwandlung der Nahrung in körpereigene Energie zuständig ist, kann nur ein gesundes Agni gewährleisten, dass die aufgenommene Nahrung vollständig verwertet wird und den Körper nährt. Ein zu schwaches Agni lässt Schlackenstoffe, Gärungs- und Fäulnisprodukte im Darm entstehen und kann die Doshas nachhaltig stören. Diese unverdauten Nahrungsbestandteile und Körpergifte – *Ama* genannt – schwächen das Gewebe und sind oft Auslöser für die Entstehung von Krankheiten. Im erweiterten Sinn kann Ama auch geistigen Ursprungs sein und im psychischen Bereich gebildet werden, als Folge »unverdauter«, unverarbeiteter Gefühle, Belastungen und ungelöster Konflikte, die uns »schwer im Magen liegen«. Was auf diese Weise das Nervensystem und den Stoffwechsel »vergiftet«, ist aus ayurvedischer Sicht ebenso gesundheitsschädlich wie unverdaute Nahrung. Schadstoffe, die von außen mit der Nahrung aufgenommen werden, wie Pestizide, Schwermetalle oder andere Umweltgifte, sind ebenfalls Ama. Die Nahrung sollte daher möglichst aus unbelasteten Lebensmitteln bestehen.

Agni kann durch die Qualität, Menge und Art der verspeisten Nahrungsmittel beeinflusst werden. Einfluss haben jedoch auch psychische Faktoren, körperliche und geistige Aktivität, Klimaveränderungen, Tages- und Jahreszeit, Schlaf, Konstitution und Medikamente. Am nachhaltigsten kann die Verdauungskraft durch zu viel oder zu häufiges Essen gestört werden. Aber auch zu schwere und zu eiweißreiche Kost am Abend oder Ablenkung durch Lesen oder Fernsehen beim Essen können das Verdauungsfeuer entscheidend schwächen. Symptome für ein gestörtes Agni sind Blähungen, Völlegefühl, Aufstoßen, Müdigkeit, Heißhungerattacken, Kopfschmerzen und zahlreiche weitere Beschwerden, die als Folge der Bildung von Ama entstehen.

»Lebensdauer, Ausstrahlung, Stärke, Gesundheit, Immunität, Energie, Wärmeprozesse und vitaler Atem – all das hängt vom Verdauungsfeuer ab.

Man stirbt, wenn dieses Feuer erlischt, man lebt frei von Störungen, wenn es seine Aufgabe erfüllt, und wird krank, wenn es geschwächt ist, denn Agni liegt all diesem zugrunde.

Der Aufbau von Geweben aus Nährstoffen, die Bildung von Ojas, Entwicklung von Stärke und Ausstrahlung hängen von Agni ab, denn aus unverdauter Nahrung kann kein Gewebe aufgebaut werden.«

(Charaka)

MITTEL ZUR STÄRKUNG DER VERDAUUNGSKRAFT

Der Maharishi Ayurveda kennt ein ganzes Arsenal an wirksamen Methoden und Empfehlungen, um Agni zu stärken – angefangen bei der Kunst des Würzens über verdauungsstärkende ayurvedische Kräuterpräparate bis hin zu Entschlackungs- und Reinigungskuren, die die »Altlasten« aus dem Körper entfernen und die Lebensflamme wieder aktivieren. Eine einfache Möglichkeit, um Ama abzubauen, ist das regelmäßige Trinken von heißem Wasser (→ S. 59). Dieses regt Agni an und unterstützt die Ausleitung der Toxine.

WIE WIR ESSEN, SO VERDAUEN WIR

Einen weiteren wichtigen Aspekt, dessen Bedeutung uns oftmals nicht bewusst ist, stellt die Geisteshaltung beim Essen und die Atmosphäre dar, die uns bei einer Mahlzeit umgibt. Denn nicht nur *was* wir essen, sondern auch *wie* wir essen, ist ein wesentlicher Schlüssel für unsere Gesundheit und eine gute Verdauungskraft. Dieses *Wie* beginnt bereits vor dem Essen: Die Speisen sollten in fröhlicher und gelöster Atmosphäre zubereitet werden.

NAHRUNG FÜR KÖRPER UND GEIST

Nach ayurvedischer Auffassung ist es möglich, mit einem menschlichen Nervensystem und Körper das höchste Bewusstsein zu entwickeln. Die Ernährung bildet eine der wesentlichen Grundlagen dafür, denn sie liefert dem Körper die Bausteine, die er benötigt, um gesund zu bleiben. Darüber hinaus ist ein gesunder Körper auch die Basis für die spirituelle Entwicklung des Menschen.

Nahrungsmittel, die der Körper mit geringstem Aufwand zu *Ojas,* der Glückssubstanz, umwandeln kann und die Körper und Geist gesund erhalten, werden im Ayurveda als *sattvisch* bezeichnet. Diese reinen und naturbelassenen Nahrungsmittel sind besonders zu empfehlen und sollten in jeden Speiseplan einbezogen werden: Gemüse, Obst, Salate, vollwertige Milch, Reis, Ghee (→ S. 59), Sesam, Mungbohnen, Datteln, Honig, Getreide, Nüsse und Mandeln. Eine sattvische Ernährung schenkt Wohlbefinden, Energie, einen wachen Geist und gute Gesundheit, denn sie steht im Einklang mit der Natur und stärkt unser Glückspotenzial. Versuchen Sie daher, *Sattva* – das geistige Dosha der Reinheit – zu erhöhen, indem Sie diese Nahrungsmittel regelmäßig essen.

Meiden sollten Sie hingegen *tamasische* Lebensmittel wie Konservennahrung und aufgewärmtes oder mit chemischen Stoffen versetztes Essen. Speisen mit *Tamas*-Charakter sind schwer verdaulich, belasten den Körper, machen träge und blockieren die Kreativität sowie die Intelligenz des gesamten Organismus.

Zu einer dritten Kategorie von Nahrungsmitteln, die im Ayurveda unterschieden werden, zählen im Wesentlichen alle Stimulanzien und Geschmacksverstärker wie Kaffee, Alkohol, Glutamat, aber auch Fleisch und Fisch sowie ein Übermaß an Zwiebeln, Knoblauch oder zu scharf Gewürztem, außerdem Nikotin. Sie verstärken *Rajas,* das heißt Emotionen wie Ärger, Aggression und Ungeduld. Zu viel *rajasische* Nahrung überreizt den Organismus und beeinträchtigt das geistig-körperliche Gleichgewicht; deshalb ist hier ebenfalls Zurückhaltung geboten.

10 AYURVEDISCHE ESSENSREGELN

1. Essen Sie immer in Ruhe und genießen Sie die Speisen.
2. Essen Sie grundsätzlich nur im Sitzen und nehmen Sie die Mahlzeiten regelmäßig, möglichst zur gleichen Zeit ein.
3. Während der Mahlzeit sollten Sie nicht arbeiten, lesen, fernsehen oder Radio hören.
4. Essen Sie nur, wenn Sie hungrig sind und die letzte Mahlzeit vollständig verdaut ist.
5. Beschränken Sie sich auf drei Hauptmahlzeiten und vermeiden Sie Zwischenmahlzeiten.
6. Nehmen Sie die Hauptmahlzeit mittags ein. Essen Sie abends nur leichte Kost – und vor allem nicht zu spät. Nachts wird Nahrung nur schlecht verarbeitet und beeinträchtigt den Schlaf.
7. Trinken Sie zu den Mahlzeiten bevorzugt warme Getränke, am besten etwas heißes Wasser oder Kräutertee. Meiden Sie eiskalte Getränke oder Speisen, da sie die Verdauungskraft schwächen.
8. Essen Sie nach Möglichkeit nur frisch zubereitetes Essen.
9. Bevorzugen Sie Früchte, Gemüse und Grundnahrungsmittel aus der eigenen Region. Sie sind bekömmlicher und frischer als solche, die von weither aus anderen Klimazonen kommen.
10. Bleiben Sie nach dem Essen noch einige Minuten ruhig sitzen, bevor Sie wieder anfangen zu arbeiten.

SPEZIELLE ERNÄHRUNGSEMPFEHLUNGEN NACH TYP UND DOSHA

Neben den allgemeinen Prinzipien einer ausgewogenen ayurvedischen Ernährung ist es wichtig, bei der Auswahl der Nahrungsmittel den eigenen Konstitutionstyp bzw. ein aus dem Gleichgewicht geratenes Dosha zu berücksichtigen. Denn wie bereits erläutert, entscheiden Ihre Konstitution und die augenblickliche Konstellation Ihrer Doshas darüber, welche Speisen Ihnen persönlich am besten bekommen und Ihre Gesundheit fördern. Bitte beachten Sie an dieser Stelle aber unbedingt: Was und wie viel Sie essen sollen oder können, orientiert sich in erster Linie an der *Störung eines Doshas* und erst sekundär an Ihrer Konstitution. Ein Beispiel: Falls Sie ein Pitta-Kapha-Typ sind, zurzeit jedoch an Vata-Störungen leiden, dann wählen Sie auf jeden Fall eine Vata-ausgleichende Ernährung.

Ihren Typ müssen Sie mit Essen nämlich nicht ausgleichen, allenfalls *erhalten.* Wenn sich Ihre Doshas im Gleichgewicht befinden, werden Sie ganz automatisch nur auf solche

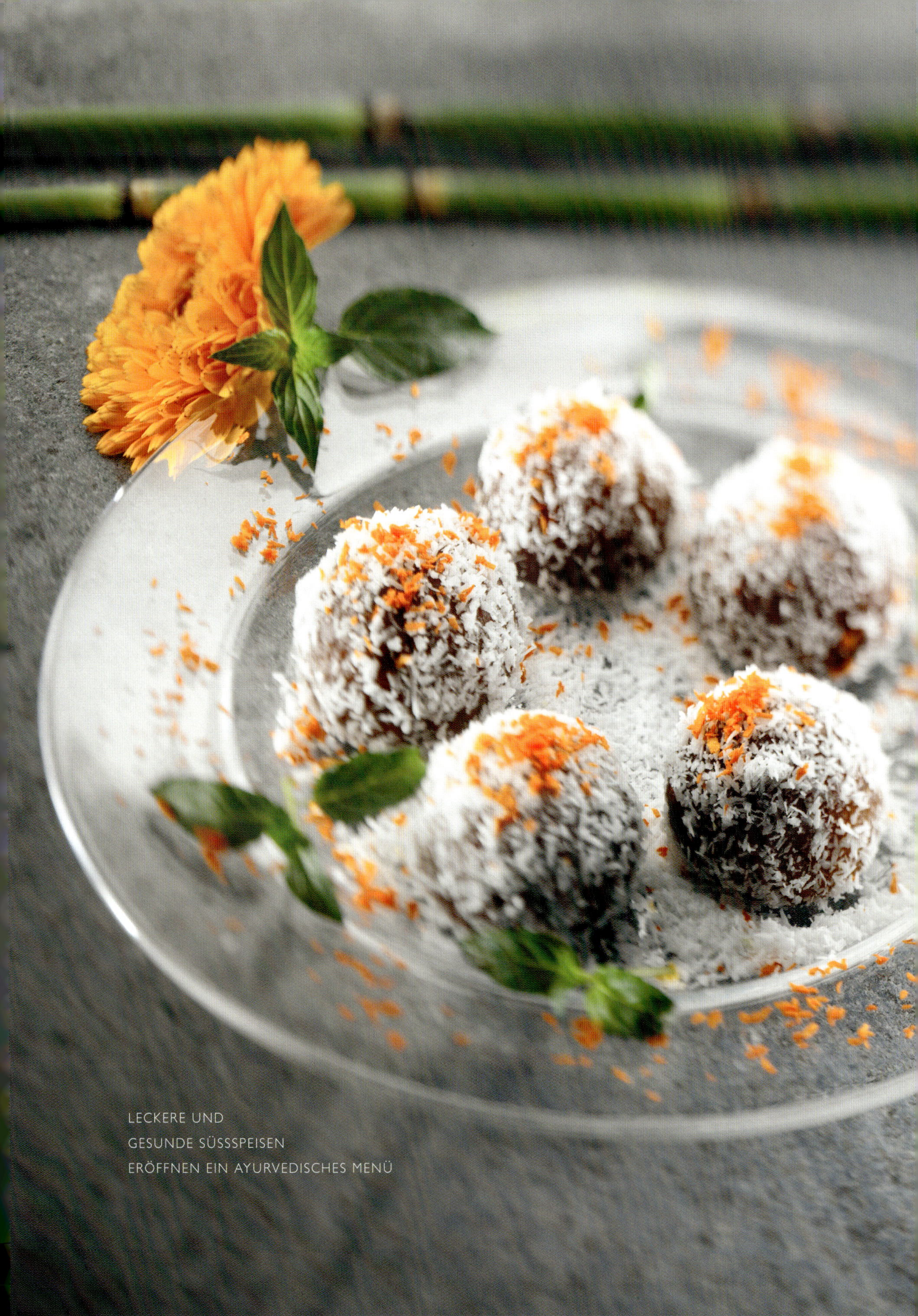

LECKERE UND
GESUNDE SÜSSSPEISEN
ERÖFFNEN EIN AYURVEDISCHES MENÜ

Weise essen, wie es Ihrer Natur entspricht, die dadurch gesund und vital erhalten wird. Sind Ihre Doshas dagegen nicht mehr in der Balance, gibt es zwei Möglichkeiten: Entweder Sie spüren, was Ihr gestörtes Dosha wieder ausgleicht; dann können die nachfolgenden Ratschläge dafür eine große Unterstützung sein und eine Bestätigung Ihrer natürlichen Bedürfnisse, die ja dem Regulationsbestreben der Doshas entsprechen. Oder es kann sein, dass Sie Fehler machen, die falsche Wahl treffen, sodass Ihre Doshas dadurch noch mehr gestört werden. Diese Gefahr besteht vor allem, wenn Sie den Selbstrückbezug verloren haben, also nicht mehr spüren, was Ihnen gut tut und was schadet. Versuchen Sie in jedem Fall, *eingefleischte Gewohnheiten* von *echtem Verlangen* nach bestimmten Nahrungsmitteln zu unterscheiden.

VATA-AUSGLEICHENDE ERNÄHRUNG

Das trockene, kalte Vata-Dosha wird am besten durch warme, nährende, beruhigende und erdende Nahrung ausgeglichen. Suppen, Eintöpfe und Aufläufe beispielsweise sind bestens geeignet, um Vata zu beruhigen. Vata-Menschen können durchaus auch dreimal täglich warm essen, wenn ihnen danach zumute ist. Ein nahrhafter gekochter Getreidebrei zum Frühstück ist für sie ein ausgezeichneter Start in den Tag.

Um Vata auszugleichen, sollten die Geschmacksrichtungen süß, sauer und salzig bevorzugt werden. Sein Verlangen nach Süßem sollte ein Vata-Typ allerdings weniger durch Industriezucker oder Schokolade stillen, sondern besser auf Grundnahrungsmittel wie Reis, Nudeln, Getreidebrei oder Milch zurückgreifen. Alle süßen Früchte sind ebenfalls gut geeignet und gleichen eine Vata-Störung aus.

Zur Beruhigung von Vata können die Speisen auch mit etwas Ghee (→ S. 59), Öl oder Sahne angereichert werden. Der Vata-Typ liebt Gerichte mit reichlich Saucen oder Flüssigkeit. Bittere, scharfe und herbe Speisen sowie kalte, trockene und fettarme Nahrung wirken hingegen Vata-erhöhend und sollten bei einer Störung dieses Doshas deshalb gemieden werden. Auf die Streichliste gehören auch und vor allem blähende Nahrungsmittel wie Kohl, Kraut, Zwiebeln, Lauch, Hülsenfrüchte, Rohkost und Kartoffeln.

Menschen mit einer ausgeprägten Vata-Konstitution sind echte Feinschmecker. Sie besitzen eine sehr feine Wahrnehmung und einen empfindsamen Gaumen, deshalb sollte das Essen wohlschmeckend, ausgewogen und nicht zu scharf gewürzt sein. Die Atmosphäre bei Tisch muss ebenfalls stimmen.

PITTA-AUSGLEICHENDE ERNÄHRUNG

Menschen mit viel Pitta in ihrer Konstitution haben von Natur aus eine starke Verdauung und einen gesunden Appetit. Sie verspüren meistens einen Bärenhunger, wenn es Zeit für die nächste Mahlzeit ist, und werden schnell ungeduldig, wenn sich das Essen einmal verzögern sollte. Da der Pitta-Typ aber dazu neigt, seine Verdauungsorgane übermäßig zu strapazieren, indem er allzu sorglos bei der Auswahl seiner Nahrung ist, sollte er einige Grundregeln für seine Ernährung beachten:

Er sollte nicht zu viel Salziges, Saures, Scharfes und stark Gewürztes zu sich nehmen, da es sein inneres Feuer schürt. Süße, bittere und herbe Nahrungsmittel bringen das Pitta-Dosha dagegen in die Balance. Im Sommer sind kühlende Speisen zu bevorzugen, die die Hitze von Pitta ausgleichen. Bei zu viel Pitta ist kalten und warmen, mittelschweren Speisen der Vorzug zu geben, heiße Gerichte und Getränke dagegen sind zu meiden. Auch auf fettes Fleisch sollte verzichtet werden, weil es den Körper erhitzt. Alle süßen und herben Gemüsesorten, Getreide, Milch und Hülsenfrüchte stillen den kräftigen Appetit des Pitta-Typs.

Der Genuss von Ghee, dem ayurvedischen Butterfett, reduziert Pitta. Bei einer Störung des Pitta-Doshas ist außerdem eine ruhige, entspannte Atmosphäre beim Essen wichtig. Steht jemand innerlich »unter Dampf«, dann schafft in jeder Hinsicht Mäßigung Abhilfe; deshalb müssen Pitta-Menschen auch darauf achten, sich nicht zu überessen. Scharfe Gewürze sollten gar nicht oder nur äußerst sparsam verwendet werden; süße, bittere und herbe Gewürze wie Zimt, Kardamom, Koriander oder Gelbwurz sind zu bevorzugen.

TIPP: GESUND ESSEN AUCH IM BERUF

Für Berufstätige, die mittags nicht in der Kantine oder im Restaurant essen möchten oder können, gibt es eine praktische Lösung: die Kochkiste. Das ist ein Thermotopf, der in allen gut sortierten Haushaltswarengeschäften erhältlich ist. Darin bereiten Sie am Morgen oder am Abend zuvor das Mittagessen vor, indem Sie es für wenige Minuten aufkochen und dann vom Herd nehmen. Durch die konservierte Wärme gart das Gericht allein zu Ende. Dank dieser schonenden Zubereitung ist das Essen besonders schmackhaft und vitaminreich. Den Topf nehmen Sie mit ins Büro, so haben Sie ein bequemes und vor allem gesundes Mittagessen.

KAPHA-AUSGLEICHENDE ERNÄHRUNG

Ist das Kapha-Dosha in der Konstitution vorherrschend, dann sind der Stoffwechsel und die Verdauung eher träge und das Agni schwach. Kapha-Menschen genießen gern und lassen sich nicht so leicht aus der Ruhe bringen. Entsprechend ihrer kräftigen und schweren Natur brauchen sie auch nahrhaftes und stärkendes Essen. Doch Kapha-Typen können aus dem Gleichgewicht geraten, wenn sie zu reichlich, zu süß und zu fett essen. Sie neigen dann zu Schwerfälligkeit, Trägheit und Übergewicht. In diesem Fall hilft alles, was die Leichtigkeit fördert: Fasten oder leichtes, gut gewürztes, fett- und kohlenhydratarmes Essen sowie frisches Obst und rohes Gemüse. Der Kapha-Typ kann das Frühstück problemlos ausfallen lassen, wenn er sich am Morgen nicht hungrig fühlt. Bei sehr viel Kapha in der Konstitution sollten keine zu großen Mengen gegessen und Salz recht sparsam verwendet werden, da es das Gewebe aufschwemmt. Bitteres, Herbes (Zusammenziehendes) und Scharfes gleicht dieses Dosha aus und regt die Verdauung an. Alle Blattgemüse sowie scharfe und bittere Gemüsearten wie Spinat, Kohl, Wirsing oder Chicorée sollten auf den Speiseplan gesetzt werden.

Bei gestörtem Kapha sind generell warme, leichte, trockene Speisen mit wenig Flüssigkeit zu bevorzugen. Scharfe Gewürze sind besonders im Winter zu empfehlen, da sie der feuchtkalten Witterung entgegenwirken, die Kapha-Menschen zu schaffen macht. Auch heißer Ingwertee wirkt anregend und beseitigt überschüssiges Kapha. Generell werden sich Menschen mit dominierendem Kapha ausgeglichener, energievoller und glücklicher fühlen, wenn sie weniger Süßigkeiten und Fett zu sich nehmen.

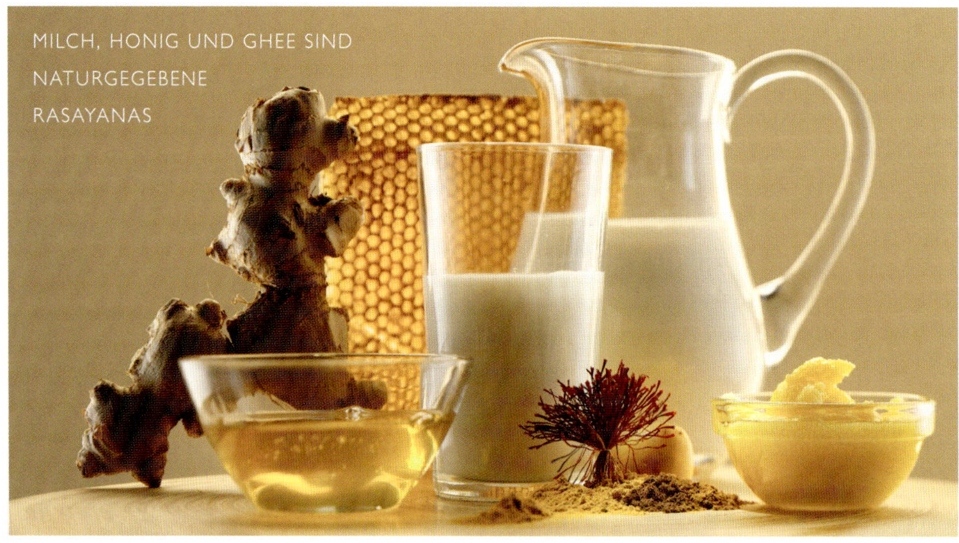

MILCH, HONIG UND GHEE SIND NATURGEGEBENE RASAYANAS

MILCH FÖRDERT DEN FLUSS DER LEBENSENERGIE

Milch gilt neben Ghee und Honig im Ayurveda als natürliches *Rasayana*, als Verjüngungsmittel, das den Fluss der Lebensenergie fördert. Damit Milch verträglich ist, sind jedoch einige Regeln zu beachten:

- Milch sollten Sie nicht zu den Mahlzeiten trinken, sondern entweder allein oder gemeinsam mit Getreide oder süß schmeckenden Speisen.
- Kurz aufgekocht und gewürzt ist Milch am bekömmlichsten.
- Durch bestimmte Gewürze wie Ingwer, Kardamom und Kurkuma wird auch die schleimbildende Wirkung der Milch reduziert.
- Verwenden Sie möglichst keine homogenisierte und schon gar nicht pasteurisierte Milch.
- Kombinieren Sie nicht Milchprodukte untereinander oder mit anderen tierischen Produkten.
- Essen Sie Milch nie zusammen mit salzigen oder sauren Speisen, etwa einem Käsebrot oder saurem Obst. Auch Bananen eignen sich nicht für eine Mischung mit Milch.

ENTSCHLACKEN MIT HEISSEM WASSER

Das regelmäßige Trinken kleiner Mengen von heißem Wasser ist eine ganz einfache und zugleich effektive Reinigungskur mit einer Vielzahl positiver Wirkungen:

- Reinigung des Körpers von innen
- Frischeres Aussehen der Haut und Förderung der Durchblutung
- Beruhigung und Stabilisierung bei Nervosität und Abgespanntheit
- Hilfe bei Darmstörungen wie Aufstoßen, Blähungen, Verstopfung
- Linderung von Gelenk-, Rücken- und Nackenschmerzen
- Verbesserung des Geschmackssinns, wodurch die Speisen intensiver schmecken

So wird´s gemacht: Etwa 0,75 l gutes Leitungs- oder Quellwasser oder stilles Mineralwasser 10 bis 15 Minuten bei offenem Deckel kochen. Es soll während des ganzen Kochvorgangs sprudeln und abdampfen können. Nach dem Abkochen das Wasser noch 2 bis 3 Minuten stehen lassen, damit sich der gelöste Kalk absetzen kann. Erst dann in eine Thermoskanne füllen und in kleinen Mengen (jeweils etwa zwei bis drei Schlucke, nach Bedarf auch mehr) über den Tag verteilt trinken. Durch die lange Kochzeit bekommt das Wasser einen leicht süßen Geschmack, der mit zum Ausgleich von Vata beiträgt.

GRUNDREZEPT GHEE

Butterreinfett oder geklärte Butter – im Ayurveda *Ghee* (sprich: Ghie) genannt – gilt in der ayurvedischen Küche als Lebenselixier. Wie Milch und Honig ist Ghee eines der naturgegebenen Rasayanas und hat daher einen verjüngenden und zellregenerierenden Effekt. Darüber hinaus bildet es Ojas, bewirkt so einen gesunden Gewebestoffwechsel, regt die Abwehrkräfte an und wirkt entgiftend. Ghee macht die Speisen bekömmlicher, intensiviert ihren Geschmack und bewahrt beim Dünsten die fettlöslichen Vitamine der Nahrungsmittel. Zudem stärkt es die Verdauungskraft Agni. Ghee ist außerdem ein natürlicher Radikalfänger und schützt auf diese Weise die Zellen. Ghee enthält die Vitamine A, E, Niacin und die Mineralstoffe Natrium, Calcium, Phosphor, Magnesium und Eisen. Obendrein ist Ghee ein ideales Transportmedium für fettlösliche Vitamine, Mineralstoffe und Spurenelemente zur Aufnahme in den Körper.

Gutes Ghee herzustellen ist denkbar einfach, erfordert jedoch etwas Zeit und Aufmerksamkeit. Da es lange haltbar ist, können Sie sich einen größeren Vorrat anlegen. Die Zubereitungszeit ist abhängig von der Menge.

So wird´s gemacht: 500 g frische, hochwertige und ungesalzene Süßrahmbutter in einem Topf mit schwerem Boden bei mittlerer Hitze zum Schmelzen bringen. Sobald die Butter köchelt, den Herd auf die kleinste Stufe zurückschalten und ohne Deckel weiter sieden lassen. Aber Vorsicht: Bei manchen Herdplatten kann schon die kleinstmögliche Einstellung zu heiß sein, sodass die Butter zu schnell heiß wird und anbrennt. In diesem Fall empfiehlt es sich, den Herd zwischenzeitlich kurz auszuschalten. Nach circa 45 Minuten hat sich der weiße Schaum an der Oberfläche bräunlich verfärbt. Das Ghee ist fertig, wenn es eine goldene Farbe angenommen hat, sich kaum noch Bläschen bilden und das Köchelgeräusch verschwunden ist und wenn es so klar geworden ist, dass Sie den Topfboden deutlich sehen können. Nun füllen Sie das fertige Ghee durch ein Baumwolltuch in ein sauberes Einweckglas oder einen Steintopf und lassen es unbedeckt auf Zimmertemperatur abkühlen. Kühl und verschlossen, aber nicht im Kühlschrank lagern.

INGWERTEE ERFRISCHT, ENTSCHLACKT UND STÄRKT DIE VERDAUUNGSKRAFT

Ingwertee lindert Verdauungsbeschwerden, stärkt die natürliche Darmflora und wirkt reinigend und entgiftend. Außerdem senkt er ernährungsbedingt erhöhtes Cholesterin und stärkt das Immunsystem.

So wird ´s gemacht: 1 l heißes Wasser mit zwei Scheiben frischer Ingwerwurzel in einem Topf 10 Minuten köcheln lassen, anschließend in eine Thermoskanne geben und über den Vormittag verteilt trinken.

WIE SIE IHR AGNI STÄRKEN KÖNNEN Bestimmte Kräuter und Gewürze verbessern die Qualität von Agni. *Ingwer* wird für alle Konstitutionstypen als das beste Gewürz zur Stärkung von Agni empfohlen, da er das Stoffwechselfeuer anregt, ohne die Körperhitze insgesamt zu erhöhen, wie es andere scharfe Gewürze – etwa schwarzer Pfeffer, Nelken, Cayennepfeffer, Senf und Zimt – tun. Frischer Ingwer gilt als gute Verdauungshilfe, aber auch in Pulverform findet Ingwer vielfältige Verwendung in der ayurvedischen Küche.
Auch *Ghee* – geklärte Butter – ist ein ausgezeichnetes Mittel, um Agni zu normalisieren. Das Kauen von *Fenchelsamen* nach einer Mahlzeit trägt ebenfalls zur Normalisierung von Agni (und von Vata) bei.

GRUNDREZEPT LASSI

Lassi, das erfrischende Joghurtgetränk, ist ein »Klassiker« der indischen Küche und ein wertvolles ayurvedisches Heilmittel, das man am besten in kleinen Schlucken zum oder nach dem Mittagessen trinkt. Lassi hat viele Vorzüge: Es ist leicht verdaulich und fördert eine gesunde Darmflora, reguliert die Doshas und versorgt den Körper mit Calcium, Eiweiß und B-Vitaminen, vor allem B_{12}, das bei vegetarischer Ernährung sonst nur eingeschränkt zugeführt wird.

So wird ´s gemacht: Sie benötigen frischen, milden und qualitativ hochwertigen Biojoghurt (rechtsdrehende Kulturen) ohne Konservierungsstoffe und Bindemittel. Er sollte fest, also zum Stechen sein und fast süßlich schmecken.
Den Joghurt je nach Verdauungskraft und erwünschter Konsistenz mit stillem Mineralwasser oder gutem Leitungs- oder Quellwasser auf die zweifache oder auch bis zu achtfache Menge verdünnen. Je dünnflüssiger das Lassi ist, umso leichter verdaulich ist es und umso kühlender wirkt es. Am besten bereits beim Zugießen von Wasser den Joghurt mit einem Schneebesen oder mit dem Mixer schlagen. So lange mixen, bis alle Klümpchen verschwunden sind und das Getränk leicht schaumig wird.
Dieses Lassi-Basisgetränk kann nun nach Belieben süß, salzig oder scharf gewürzt werden, zum Beispiel mit Kokosmilch und Vanille (Kokos-Lassi), Pfefferminze (Pfefferminz-Lassi – wirkt besonders in der heißen Jahreszeit sehr erfrischend) oder Rosenwasser (Rosen-Lassi).

LASSI, DAS AYURVEDISCHE HEILGETRÄNK AUS JOGHURT, KANN JE NACH VORHERRSCHENDEM DOSHA GESCHMACKLICH VIELFÄLTIG VARIIERT WERDEN

GESUND ESSEN IN JEDER JAHRESZEIT

Ayurvedisch kochen heißt, sich als Alchemist der Lebensenergie betätigen und aus den verschiedenen Komponenten einer vollwertigen Mahlzeit ein ausgewogenes Menü kreieren. Ein vollständiges ayurvedisches Menü gleicht einer Symphonie, bei der sich die verschiedenen Sätze harmonisch unterstützen und ergänzen. Dies erreichen Sie, indem Sie um Grundnahrungsmittel wie Reis, Nudeln oder Getreide die verschiedenen Komponenten eines ayurvedischen Menüs gruppieren (→ Abb. S. 63).

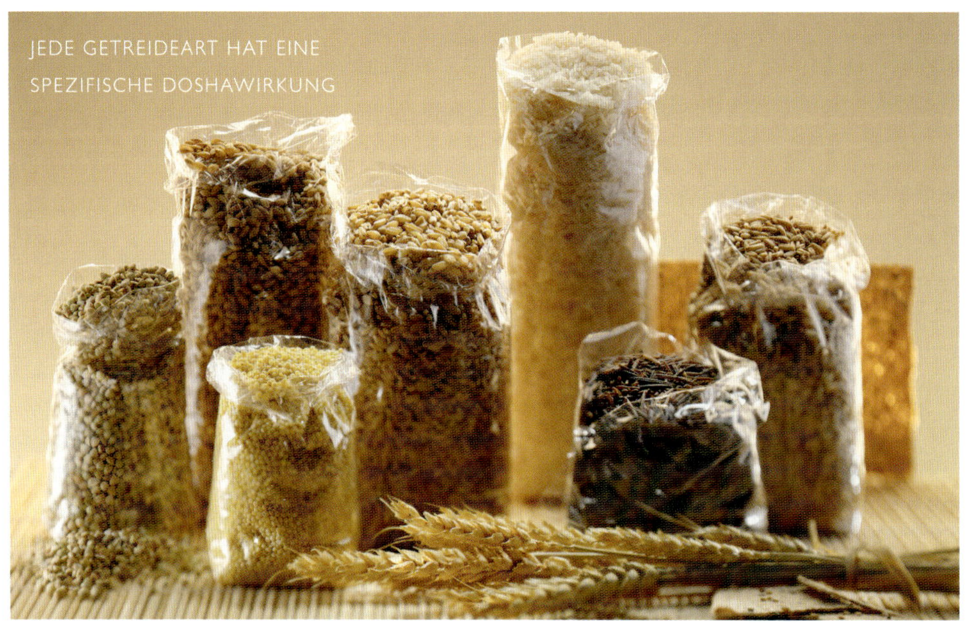
JEDE GETREIDEART HAT EINE SPEZIFISCHE DOSHAWIRKUNG

DIE SECHS RASAS

Süße Nahrungsmittel:
Reis, Getreide, Nudeln, Milch, Sahne, Butter, Weizenbrot, Honig, Süßspeisen
Saure Nahrungsmittel: Joghurt, Zitronen, Essig, Tomaten, Trauben, Lassi
Salzige Nahrungsmittel: Alle Salzarten; im Ayurveda wird Steinsalz zum Kochen bevorzugt
Scharfe Nahrungsmittel: Scharfe Gewürze wie Cayennepfeffer, Ingwer, Curry, Chili, Zwiebeln und Knoblauch
Bittere Nahrungsmittel: Bitteres Blattgemüse und Salate (z. B. Endivien, Chicorée, grüner Salat), Gelbwurz
Herbe Nahrungsmittel: Hülsenfrüchte, vor allem Mungbohnen, und manche Gemüsearten, wie Spinat, Kohl, Brokkoli, Fenchel, Spargel, Auberginen, Wirsing, Sellerie

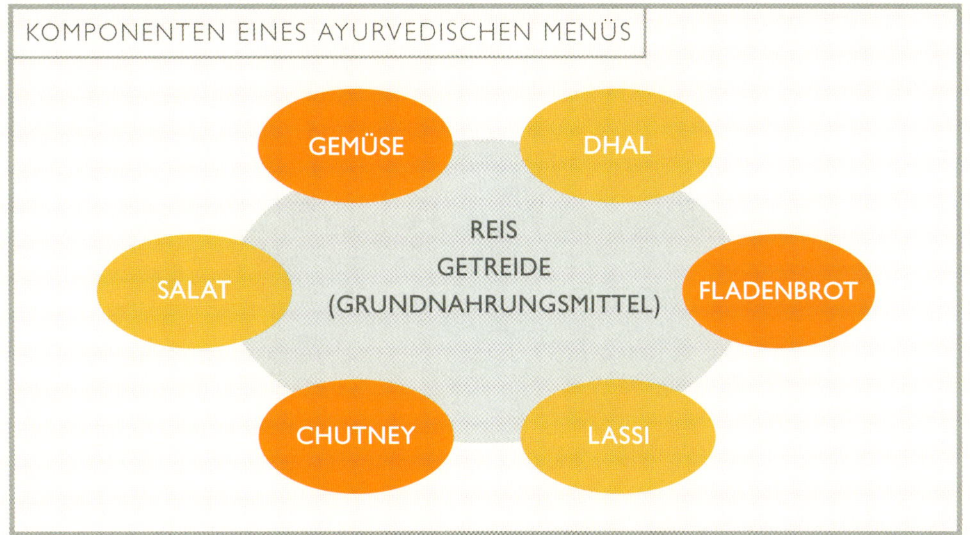

Ein klassisches ayurvedisches Menü enthält neben den sechs Geschmacksrichtungen – den verschiedenen Klangfarben der Nahrungsmittel – auch alle Nährstoffe, die unverzichtbaren Bausteine des Lebens:

Eiweiß: Dhal, Getreide und Lassi

Kohlenhydrate: Reis, Getreide und Gemüse

Fett: Ghee, Sahne und Pflanzenöle

Vitamine, Mineralstoffe und Spurenelemente: Obst, Gemüse, Salat, B-Vitamine im Getreide, Fladenbrot, Lassi

DIE DOSHAS VERÄNDERN SICH MIT KLIMA UND JAHRESZEIT

Für die richtige Auswahl und Zubereitung des Essens sind auch das Wetter und das individuelle Befinden während einer Jahreszeit von großer Bedeutung. Die täglichen Speisen sollten immer einen Ausgleich zu den äußeren Gegebenheiten schaffen und dazu beitragen, den Körper in seinem inneren Gleichgewicht zu halten. Denn die Rhythmen und Phasen der Natur beeinflussen die Rhythmen unseres Körpers und Geistes. In den Jahreszeiten spiegeln sich auch die Eigenschaften der Doshas wider (→ S. 133). In der Regel sollten Sie in derjenigen Jahreszeit, welche Ihrem Konstitutionstyp entspricht, besonders auf die Bedürfnisse Ihres Körpers hören: Pitta-Menschen im heißen Sommer, Vata-Menschen im trockenen, kalten und windigen Spätherbst und Winter sowie Kapha-Menschen im feuchtkalten Frühjahr und in der feuchten Übergangszeit im Spätsommer.

Vata reagiert zudem bei jedem Jahreszeitenwechsel sehr empfindlich. Deshalb ist es wichtig, beim Übergang von kalter zu warmer Jahreszeit und umgekehrt auf dieses Dosha zu achten und Maßnahmen zu seiner Regulierung zu ergreifen.

Im Frühling empfiehlt sich eine leichte, Kapha-ausgleichende Kost mit vermehrt bitteren Salaten und Gemüsen. Jetzt ist auch die richtige Zeit für Entschlackungsmaßnahmen. In den von Pitta bestimmten Sommermonaten wirken alle kühlenden Nahrungsmittel ausgleichend, im Spätherbst und Winter, der Zeit des Jahres, die von Vata beherrscht wird, alle warmen, nährenden Speisen. Letztlich geht es aber auch bei der Anpassung der Ernährung an die einzelnen Jahreszeiten darum, seinem natürlichen Instinkt zu folgen und zu lernen, die Bedürfnisse des Körpers wahrzunehmen.

MENÜS FÜR DIE VIER JAHRESZEITEN

Frühling, Sommer, Herbst und Winter – hier finden Sie beispielhaft Menüs für alle vier Jahreszeiten. Es ist nicht notwendig, täglich ein solches vollständiges Menü zu kochen. Probieren Sie aus, was Ihnen gut schmeckt, und integrieren Sie nach und nach einzelne Komponenten der ayurvedischen Küche in Ihren Speiseplan. Ein komplettes ayurvedisches Menü können Sie zu besonderen Anlässen zubereiten.
Wenn nicht anders angegeben, sind die Rezepte für vier Personen berechnet.
Wer tiefer in die Geheimnisse der ayurvedischen Kochkunst einsteigen möchte, findet im Buchhandel spezielle Ayurveda-Kochbücher.

Frühlingsmenü

Ingwercocktail
Leichte Brunnenkressesuppe
Frischer Frühlingssalat mit Zitronendressing
Kichererbsen in pikanter Tomatensauce
Rhabarber unter Streuseldecke
Kapha-Gewürztee

INGWERCOCKTAIL (FÜR 1 PERSON)

1 Stück frischer Ingwer (6 cm lang), geschält und gerieben | 1 TL Zitronensaft | 1 TL Honig | 1 kleine Prise Steinsalz

■ Den Ingwer mit einer Knoblauchpresse auspressen. Mit den restlichen Zutaten verrühren, in ein Gläschen frischen Obst- oder Gemüsesaft geben und als Aperitif vor der Hauptmahlzeit trinken.

LEICHTE BRUNNENKRESSESUPPE

1 Bund frisches Suppengrün | 1/2 Karotte, grob geraspelt | 1 Halm Zitronengras nach Belieben | 1 Bund Brunnenkresse, entstielt | 1 EL Vollrohrzucker | 1/4 TL schwarzer Pfeffer | etwas Salz | 4 EL Crème fraîche | 1 Bund Petersilie, gehackt

■ 1 1/2 l Wasser mit Salz zum Kochen bringen. Suppengrün oder Gemüsebrühe sowie Karotten und Zitronengras dazugeben und etwa 15 Minuten köcheln lassen, bis die

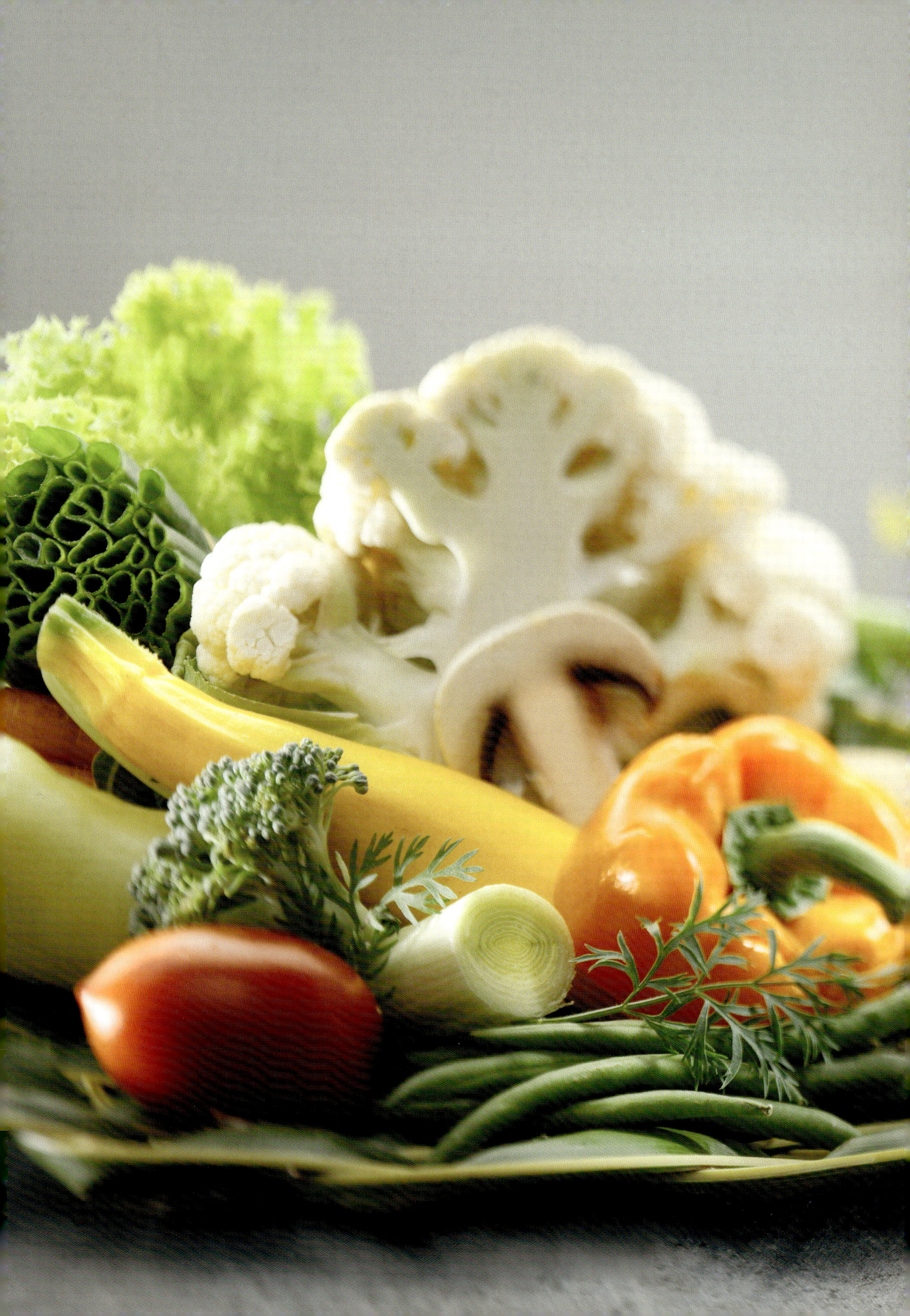

Karotten weich sind. Suppengrün entfernen. Die Brunnenkresse erst kurz vor dem Servieren dazugeben. Mit Zucker, Pfeffer und Salz abschmecken. Die Suppe in vorgewärmte Teller füllen und mit Crème fraîche und Petersilie garnieren.

FRISCHER FRÜHLINGSSALAT MIT ZITRONENDRESSING

3 EL Olivenöl ı 1 EL Zitronensaft ı 1 - 2 TL Ahornsirup ı 1 Prise gemahlener Ingwer ı 1 Msp. schwarzer Pfeffer ı Salz ı 1 Kopfsalat, z. B. Eisbergsalat, in kleine Stücke zerpflückt ı wahlweise etwas Feldsalat, Radieschen oder Karotten ı wahlweise 1 Kästchen Kresse, 1 Hand voll gemischte Sprossen ı 1 EL gehackte Petersilie

■ Das Öl mit Zitronensaft, Ahornsirup und den Gewürzen mischen und über den Salat gießen. Feldsalat, Radieschen oder Karotten sowie Kresse oder Sprossen und die Petersilie erst ganz zum Schluss an den Salat geben.

KICHERERBSEN IN PIKANTER TOMATENSAUCE

2 EL Ghee ı 2 1/2 TL gemahlener Kreuzkümmel ı 1 TL gemahlener Koriander ı 1 mittelgroße rote Pfefferschote, fein gehackt ı 3 TL geschälter, fein gehackter frischer Ingwer ı 1 TL Kurkuma ı 3 TL grober Rohrzucker ı 1 Tasse enthäutete, fein gehackte frische Tomaten ı 1 Lorbeerblatt ı 250 g Kichererbsen, in Wasser eingeweicht ı 1 1/2 TL Garam Masala (Asienladen) ı je 1 TL Limetten- und Zitronensaft ı 1 TL Salz ı 1 Prise Cayennepfeffer ı 1/2 TL Kichererbsenmehl nach Bedarf ı frische Korianderblätter oder Petersilie

■ Ghee in einem Topf erhitzen. Kreuzkümmel und Koriander darin anrösten. Pfefferschote, Ingwer, Kurkuma und Rohrzucker dazugeben. Tomaten und das Lorbeerblatt zu den Gewürzen geben und gut durchmischen.

Die eingeweichten Kichererbsen mit 1/4 l Wasser in den Topf geben und etwa 30 Minuten bei mittlerer Hitze köcheln lassen. Garam Masala und Limetten- und Zitronensaft hinzufügen. Mit Salz und Pfeffer abschmecken und weitere 2 Minuten köcheln. Falls gewünscht, die Sauce mit Kichererbsenmehl binden. Mit frischem Koriander oder Petersilie bestreuen und warm servieren.

Bereiten Sie dieses Gericht im Voraus zu, denn der Geschmack wird intensiver, je länger man es ziehen lässt.

RHABARBER UNTER STREUSELDECKE

1 kg Rhabarber, geschält, in 3 cm lange Stücke geschnitten ı 200 g brauner Vollrohrzucker ı 1/2 TL Zimtpulver nach Belieben ı Saft von 200 g gekochtem Rhabarber (1/2 Tasse) ı 2 Prisen gemahlener Ingwer nach Belieben ı 150 g Mehl ı 1 TL Weinsteinpulver ı 100 g Butter oder Ghee ı 75 g gemahlene Mandeln

■ Rhabarber in eine gefettete feuerfeste Form geben und mit 100 g Zucker bestreuen (nach Geschmack etwas Zimt beimengen). Mit Rhabarbersaft übergießen und eventuell Ingwer darüber streuen. Mehl und Weinsteinpulver in eine mittelgroße Schüssel geben. Das Ghee oder die Butter, die restlichen 100 g Zucker und die Mandeln mit den

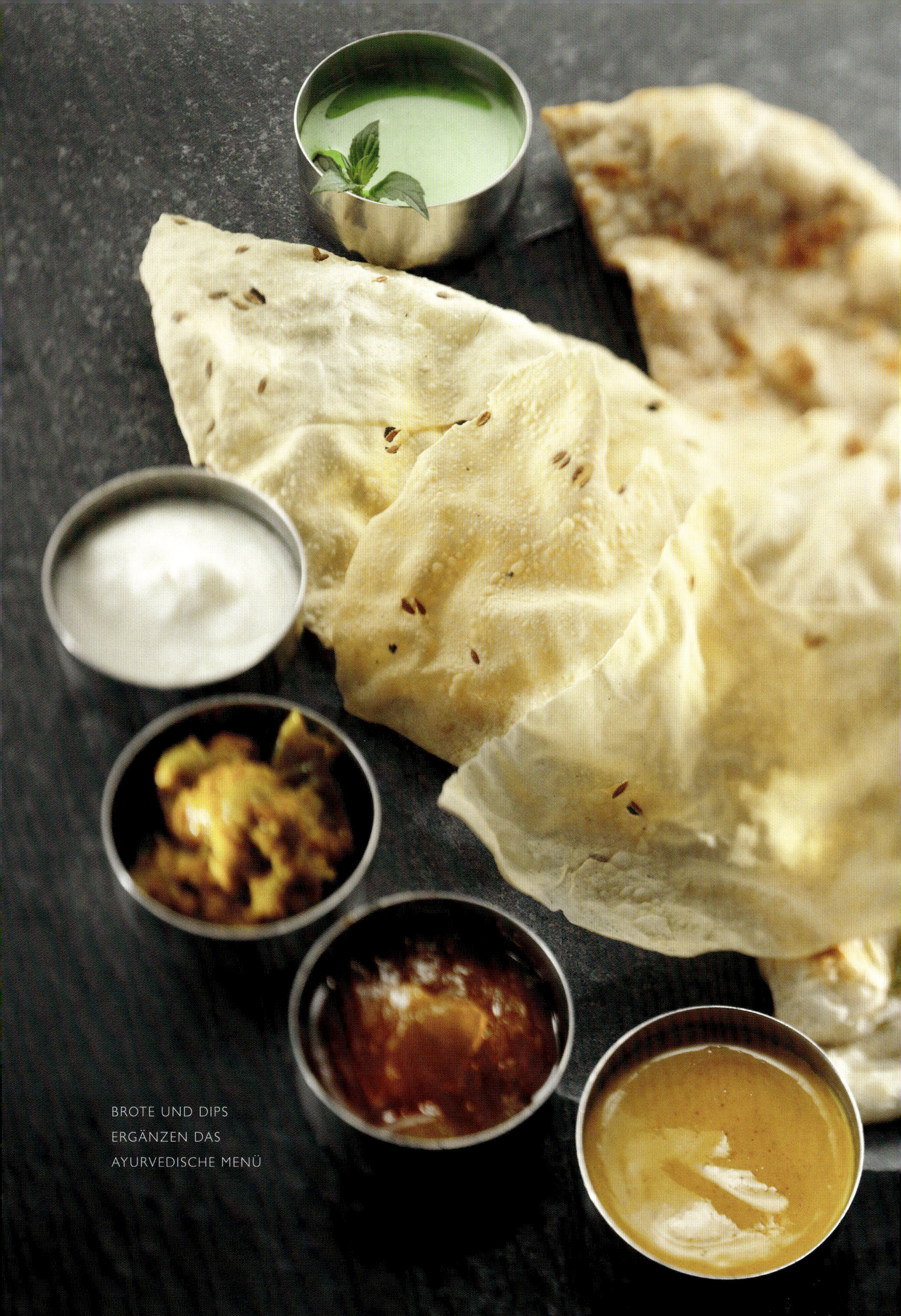

BROTE UND DIPS
ERGÄNZEN DAS
AYURVEDISCHE MENÜ

Fingern zu Streuseln vermengen. Über den Rhabarber streuen und im vorgeheizten Backofen auf der mittleren Schiene bei 200 °C 30 Minuten backen.

KAPHA-GEWÜRZTEE

1/4 TL Zimtpulver | 1 Prise gemahlene Nelken | 1 Prise schwarzer Pfeffer | 1/4 TL gemahlener Ingwer | 1 Msp. Kardamom | 1 Msp. Kurkuma | 1 Prise Safran | 1/2 l Milch | 1 - 2 EL Vollrohrzucker

■ Die Gewürze mit 1/2 l Wasser 5 bis 10 Minuten aufkochen. Milch dazugeben, aufkochen, nach Geschmack süßen, etwa 5 Minuten ziehen lassen und abseihen.

Sommermenü

Grapefruit-Orange-Saft
Gemüsecremesuppe
Zitronenreis
Marokko-Gemüsemix
Frisches Apfel-Chutney
Rote-Linsen-Dhal
Gemischter Fruchtsalat mit Mandel-Limetten-Sauce
Kokos-Lassi

GRAPEFRUIT-ORANGE-SAFT (FÜR 1 PERSON)

1 rötliche, gut gereifte Grapefruit | 2 mittlere Orangen | 1 Prise Kardamom | 1 Prise Salz | 1 TL Ingwersaft (aus etwa 5 cm frischem Ingwer gepresst) | 2 EL Ahornsirup oder flüssiger Honig

■ Grapefruit und Orangen entsaften, mit Kardamom und Salz würzen. Ingwersaft dazumischen und mit Ahornsirup oder Honig süßen.

GEMÜSECREMESUPPE

1 - 2 Karotten | 1 Sellerie, geschält | 1 - 2 Zucchini | 1 Stange Lauch | 1 Prise Pfeffer | 1 Msp. gemahlener Ingwer | 1 Prise Muskat | 1 Msp. gemahlener Kreuzkümmel | 1 l Gemüsebrühe | 2 EL Maismehl | 100 g Sahne | frische Kräuter

■ Das zerkleinerte Gemüse und die Gewürze in der Brühe aufkochen und etwa 20 Minuten bei kleiner Flamme im geschlossenen Topf fertig garen. Alles pürieren, Maismehl mit der Sahne verrühren und unter Rühren in die kochende Suppe geben. Einmal kurz aufkochen und mit frischen Kräutern bestreut servieren.
Natürlich können Sie weitere Gemüsekombinationen kreieren.

ZITRONENREIS

200 g Basmatireis | 1 EL Ghee | 1 Zimtstange, in Stücke gebrochen | 1 TL Kreuzkümmelsamen | 1/2 TL schwarze Senfkörner | Chilipulver nach Geschmack | Salz | evtl. 1/2 TL Kurkuma | 4 EL Zitronensaft | 1 Zitrone, geachtelt | frische Petersilie

■ Den Reis waschen, 15 bis 20 Minuten einweichen und abtropfen lassen. Das Ghee in einem Topf auf mittlerer Flamme erhitzen, Zimt, Kümmel und Senfkörner dazugeben und aufspringen lassen. Das Chilipulver und den Reis hinzufügen und 2 bis 3 Minuten unter ständigem Rühren andünsten. Kochendes Salzwasser, evtl. mit Kurkuma, dazugießen und alles 1 Minute aufkochen.
Den Topf bedecken, die Hitze reduzieren und den Reis etwa 15 Minuten köcheln lassen (ohne umzurühren), bis das Wasser verdampft ist. Den Deckel abnehmen, die Zimtstücke herausnehmen und den Zitronensaft unter den Reis mischen. Mit Zitronenachteln und Petersilie garnieren.

MAROKKO-GEMÜSEMIX

4 EL Olivenöl | 1 Prise Asaföetida | 1 TL geschälter und gehackter frischer Ingwer | 2 TL Sesamsamen | 1 Tasse gewürfelte rote Paprikaschoten | 1 Tasse gewürfelte Auberginen | 1 Tasse gewürfelte Zucchini | 1/2 Tasse halbierte, dünn geschnittene Karotten | 1 Tasse Brokkoliröschen | 1/2 Tasse frische Zuckererbsen | 1 Tasse enthäutete, gewürfelte frische Tomaten | 1 Tasse gekochte frische Maiskörner | Salz | 1 EL Garam Masala (Asienladen) | Cayennepfeffer | Korianderkraut, gehackt | frische Petersilie | schwarze Oliven | Zitronenscheiben

■ Olivenöl erhitzen und Asaföetida, Ingwer und Sesamsamen darin anrösten. Paprika und Auberginen dazugeben und 1 Minute rösten. Zucchini, Karotten und Brokkoli dazugeben und mit wenig Wasser etwa 15 Minuten köcheln lassen. Zuckererbsen, Tomaten und Maiskörner hinzufügen und weitere 5 Minuten köcheln lassen. Mit Salz, Garam Masala und Cayennepfeffer abschmecken und mit Koriander und Petersilie bestreuen. Mit schwarzen Oliven und Zitronenscheiben garnieren.

FRISCHES APFEL-CHUTNEY

1 TL Kreuzkümmelsamen | 2 Äpfel | 1 grüne Pfefferschote | 1/4 TL Salz | 1 TL Vollrohrzucker | Saft von 1/2 Zitrone | 8 EL Wasser | Minzeblätter | gehackte Walnüsse

■ Kreuzkümmel in einer Pfanne kurz anrösten, um sein Aroma zu entfalten. Äpfel schälen, entkernen, klein schneiden und mit den anderen Zutaten inklusive Wasser im Mixer pürieren. Kreuzkümmel dazugeben und gut vermischen. 1 Stunde kalt stellen. In eine Schale füllen und mit frischen Minzeblättern und gehackten Walnüssen garnieren.

ROTE-LINSEN-DHAL

2 EL Ghee | 2 TL schwarze Senfkörner | 1 TL Kreuzkümmelsamen | 250 g rote Linsen, in Wasser eingeweicht | 1 TL gemahlener Koriander | 1 TL gemahlener Ingwer | 1 TL Kurkuma | 2 TL Bockshornkleesamen | 1 Msp. Asaföetida | 1/2 frische grüne Chilischote | 1 - 2 TL Salz

■ Ghee erhitzen, Senfkörner und Kreuzkümmelsamen darin anrösten und die eingeweichten Linsen dazugeben. Die restlichen Gewürze kurz mitrösten. Mit 1/2 l heißem Wasser aufgießen und bei kleiner Hitze gar kochen, bis die Flüssigkeit verdampft ist. Zum Schluss mit Salz abschmecken.

GEMISCHTER FRUCHTSALAT MIT MANDEL-LIMETTEN-SAUCE

1 Banane, geschält, in Scheiben geschnitten ı 2 Kiwis, geschält, in Scheiben geschnitten ı 1 mittelgroßer Apfel, entkernt, klein gewürfelt ı 100 g Weintrauben, halbiert ı 2 EL flüssiger Honig ı 1 EL gehackte Mandeln ı Saft von 1 Limette ı 4 Minzezweige

■ Bananen- und Kiwischeiben abwechselnd auf einem großen weißen Teller zu einem Kreis anordnen. Das Kreisinnere mit Apfel- und Weintraubenstückchen füllen. Honig, Mandeln und Limettensaft zu einer Sauce vermischen und über den Fruchtsalat verteilen. Mit feinen Minzeblättchen garnieren.

KOKOS-LASSI

1/3 l Biojoghurt ı 2/3 l Wasser ı 3 - 4 EL Kokosmilchpulver ı 1/4 TL Bourbon-Vanille ı Ahornsirup nach Geschmack

■ Alle Zutaten vermengen und mit dem Mixer schaumig schlagen.

Herbstmenü

Aperitif fruchtig-würzig-scharf
Cremige Rote-Bete-Suppe
Zarter Feldsalat mit Ringelblumenblüten und Walnuss-Ingwer-Dressing
Gebackener Gemüsereis
Chapatis
Würziger Mung-Dhal
Bananen-Sahnecreme mit Rosenblütenmarmelade

APERITIF FRUCHTIG-WÜRZIG-SCHARF

1 Stück frischer Ingwer (6 cm lang), geschält und gerieben ı Saft von 1/2 Zitrone ı 2 EL Vollrohrzucker ı 1 Prise Steinsalz ı 1/4 TL Muskat ı 1/4 TL Kardamom ı 2 reife, süße, mittelgroße Orangen

■ Den Ingwer mit einer Knoblauchpresse auspressen. Zitronensaft mit Zucker, Steinsalz, Muskat, Kardamom und 4 TL Ingwersaft mischen. In frisch gepressten Orangensaft rühren und als Erfrischungstrunk in vier kleinen Cocktailgläsern servieren.

CREMIGE ROTE-BETE-SUPPE

2 EL Ghee ı 1 TL Kreuzkümmelsamen ı 1 Msp. Kardamom ı 1 TL gemahlener Ingwer ı 1/2 TL gemahlener Koriander ı 1 Msp. Muskat ı 1 Prise Zimtpulver ı 1 Prise gemahlene Nelken ı 750 g rote Bete ı 1 - 2 TL Salz ı schwarzer Pfeffer ı 100 g Crème fraîche oder Sauerrahm ı 2 EL Zitronensaft ı frische Kräuter

■ Ghee in einem Topf erhitzen. Zuerst die Kreuzkümmelsamen darin kurz anrösten, bis sie aufplatzen, dann die gemahlenen Gewürze und die geschnittene rote Bete dazugeben, umrühren und kurz anbraten. Salz, Pfeffer und 1 l heißes Wasser zugeben, alles einmal aufkochen, im geschlossenen Topf bei kleiner Hitze in etwa 20 Minuten fertig garen.

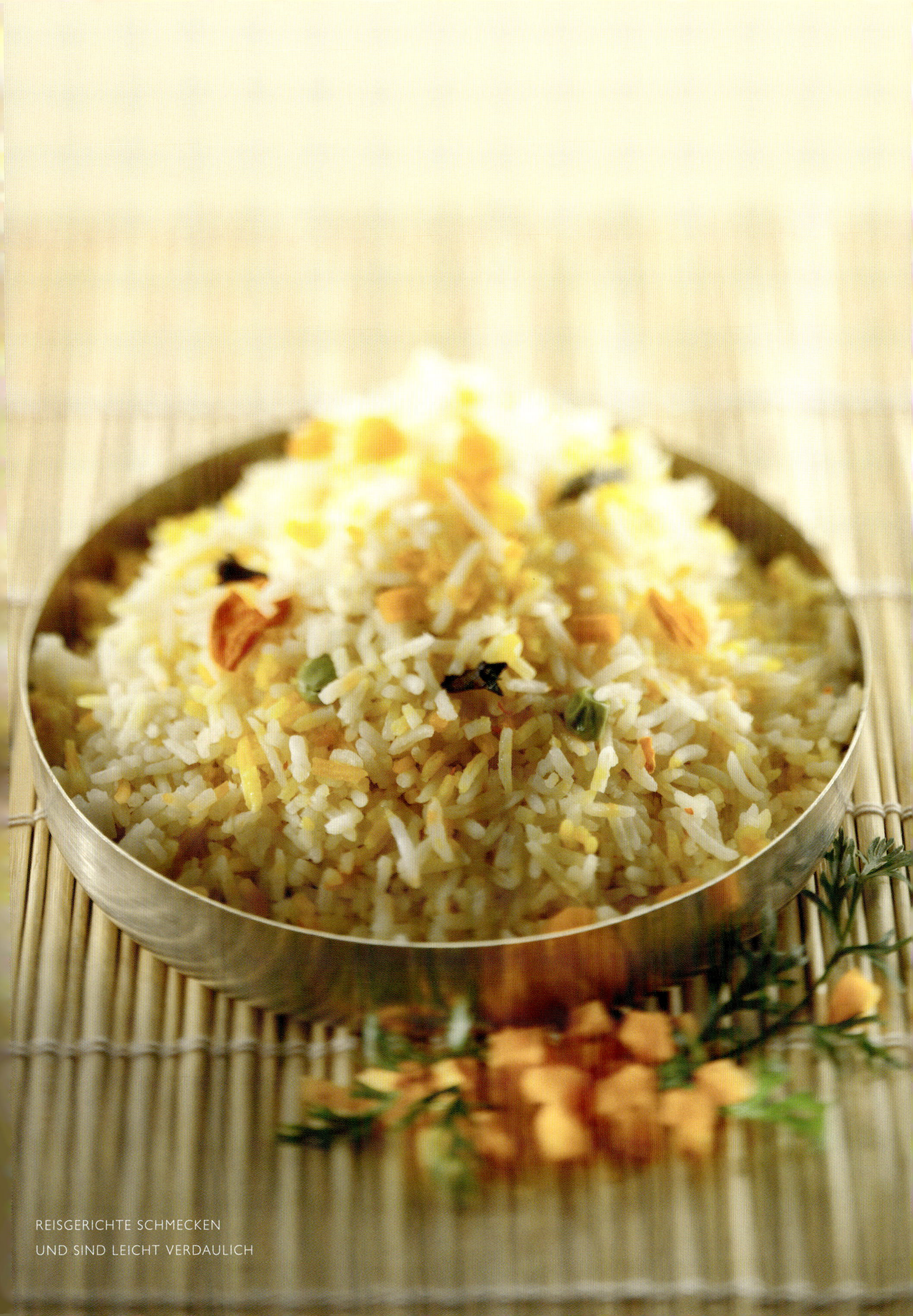

REISGERICHTE SCHMECKEN
UND SIND LEICHT VERDAULICH

Pürieren und mit Crème fraîche oder Sauerrahm und Zitronensaft abschmecken. Mit den gehackten Kräutern bestreut servieren.

ZARTER FELDSALAT MIT RINGELBLUMENBLÜTEN UND WALNUSS-INGWER-DRESSING

500 g Feldsalat ı 3 EL Ringelblumenblüten ı 1 EL fein gehackte Walnüsse

FÜR DAS DRESSING:

½ TL geschälter und fein gehackter frischer Ingwer ı 4 EL Walnussöl ı 2 TL Limettensaft ı 1 TL Rohrzucker ı 2 EL fein gehackte Walnüsse ı Salz ı schwarzer Pfeffer

■ Feldsalat in Schalen anrichten, mit Ringelblumenblüten und gehackten Walnüssen bestreuen. Für das Dressing alle Zutaten verrühren und über den Salat gießen.

GEBACKENER GEMÜSEREIS

2 Tassen Basmatireis ı 2 Zucchini, in Scheiben geschnitten ı 500 g Tomaten, in Scheiben geschnitten ı 200 g Mozzarella, in Scheiben geschnitten ı 200 g Sahne ı Salz ı ¾ TL Kurkuma ı ½ TL gemahlener Ingwer ı schwarzer Pfeffer ı 1 Msp. Muskat ı 2 EL Ghee

■ Den Reis bis zu 30 Minuten einweichen und abtropfen lassen, anschließend in kochendes Salzwasser geben und bei kleinster Hitze 15 bis 20 Minuten garen. Dann den Reis abwechselnd mit Zucchini-, Tomaten- und Mozzarellascheiben in eine gefettete Auflaufform schichten. Die Sahne mit den Gewürzen verrühren und über den Auflauf gießen. Gheeflöckchen darüber geben und bei 180 °C etwa 20 Minuten backen.

CHAPATIS

1 Tasse Weizenvollkornmehl (Type 1050) ı ¾ Tasse weißes Mehl (Type 405) ı ½ TL Salz ı 3 - 4 EL Butter oder Ghee

■ Mehl und Salz in einer Schüssel vermischen und Butter bzw. Ghee gründlich einarbeiten. So viel Wasser (etwa ½ Tasse) hinzufügen, dass ein weicher Teig entsteht. Den Teig mindestens 10 Minuten gründlich durchkneten. Mit einem feuchten Tuch bedecken und 1 Stunde ruhen lassen.

Danach erneut kräftig kneten. 8 bis 10 walnussgroße Bällchen formen und auf der reichlich mit Mehl bestäubten Arbeitsfläche pfannkuchengroß ausrollen. Mit Küchenpapier bedecken. Eine schwere Pfanne 3 bis 5 Minuten stark erhitzen, dann die Hitze reduzieren und die Chapatis nach und nach herausbacken, bis sie leicht gebräunt, aber noch weich sind. Dabei dreht man am besten das Chapati alle 45 Sekunden um. Mit einem sauberen Küchentuch die Ränder eindrücken, sodass sich das Chapati aufbläst. Nach jedem Chapati die Pfanne mit einem Küchentuch auswischen. Chapatis noch heiß mit Butter bestrichen servieren.

WÜRZIGER MUNG-DHAL

1 EL Ghee | 1 TL schwarze Senfkörner | 1 TL Kreuzkümmelsamen | 1 TL Amchur (Mangopulver) | 1 TL gemahlener Ingwer | 1 TL Kurkuma | 1 Zimtstange oder 1 TL Zimtpulver | 1 frische grüne Chilischote | 250 g gelbe Mungbohnen, in Wasser eingeweicht | 1 TL Salz | Vollrohrzucker

■ Ghee erhitzen und die Gewürze darin anrösten. Die eingeweichten Bohnen dazugeben und mit 1/2 l heißem Wasser aufgießen. Etwa 20 Minuten kochen und mit Salz und Zucker abschmecken.

BANANEN-SAHNECREME MIT ROSENBLÜTENMARMELADE

300 g Crème fraîche | 200 g Sahne | 3 EL ayurvedischer Mandelpuder | 1 TL Blütenhonig nach Geschmack | 1 Schuss Rosenwasser nach Belieben | 2 Bananen, geschält, fein gewürfelt | 2 TL ayurvedische Rosenblütenmarmelade

■ Crème fraîche, Sahne, Mandelpuder, Honig und Rosenwasser gut mischen, bis eine glatte Creme entsteht. Bananen dazugeben und gut vermengen. Creme in Schalen füllen, 1/2 TL Rosenblütenmarmelade pro Portion auf die Creme setzen und eventuell mit Schlagsahne verzieren.

Wintermenü

Paprikacremesuppe
Chinakohlsalat
Currykartoffeln in Rahmsauce
Brokkoliröschen mit gerösteten Mandeln
Karotten-Dhal
Tomaten-Chutney
Gewürzbrötchen
Würzige Datteln unter sahniger Haube
Chai

PAPRIKACREMESUPPE

1 große gelbe und 2 große rote Paprikaschoten | 1/2 vegetarischer Brühwürfel | 1/2 TL Asaföetida | 1/2 TL Kurkuma | 1/4 TL gemahlene Fenchelsamen | 1/2 TL Oregano | 1/4 TL gemahlener Ingwer | 1/4 TL Amchur (Mangopulver) | Salz | 1 Prise schwarzer Pfeffer | 1 kleine Prise Cayennepfeffer | 125 g Sahne | 1 EL Maismehl | 1 TL Zitronensaft | frische Kräuter

■ Geschnittene Paprika mit den Gewürzen in 1 l Wasser aufkochen und bei kleiner Hitze im geschlossenen Topf fertig garen. Anschließend pürieren, durch ein Sieb passieren und im Topf zum Kochen bringen.

Sahne mit Maismehl verquirlen und unter Rühren in die Suppe geben. Kurz aufwallen lassen, mit Zitronensaft abschmecken und mit den frischen Kräutern bestreuen.

CHINAKOHLSALAT

3 EL Sauerrahm | 3 EL Öl nach Wahl | 6 EL Wasser | 1 gestrichener TL Kräutersalz | 2 EL frische Kräuter | 1/2 Avocado, geschält und gewürfelt | 4 Tomaten, in Scheiben geschnitten | 1 kleiner Chinakohl, vom Strunk befreit, in schmale Streifen geschnitten | 1 - 2 EL zerkleinerte Cashewkerne

■ Sauerrahm, Öl, Wasser, Salz und frische Kräuter zu einer Marinade verrühren. Avocadowürfel sofort unterrühren, damit sie nicht braun werden. Zum Schluss Tomaten und Chinakohl untermengen. Mit Cashewkernen bestreuen und servieren.
Statt Chinakohl können Sie auch einen anderen Blattsalat verwenden.

CURRYKARTOFFELN IN RAHMSAUCE

8 - 10 mittlere Kartoffeln, ungeschält | 200 g Sahne | 1/8 l Gemüsebrühe | 1 TL Kurkuma | 1 TL gemahlener Kreuzkümmel | 1/2 TL gemahlener Ingwer | 1/2 TL gemahlener Koriander | 1 Prise Chilipulver | 1 Msp. Muskat | 2 EL gehackte Petersilie

■ Die Kartoffeln etwa 15 Minuten kochen, abgießen, pellen und in Scheiben geschnitten in eine gefettete Auflaufform legen. Sahne und die Brühe mit den Gewürzen verrühren und über die Kartoffelscheiben gießen. Im Backofen 20 bis 30 Minuten bei 200 °C backen. Mit Petersilie garniert servieren.

BROKKOLIRÖSCHEN MIT GERÖSTETEN MANDELN

750 g Brokkoli, in Röschen geteilt | Salz, Pfeffer | Ghee | 1 EL Zitronensaft | 50 g geröstete Mandelblättchen

■ Brokkoli dämpfen, bis er gar ist (er darf nicht zu weich werden!). Abtropfen lassen, mit Salz und Pfeffer abschmecken und mit Ghee und Zitronensaft beträufeln. Brokkoliröschen auf einem Teller oder in einer Flanform dekorativ anrichten. Mit Mandelblättchen bestreut servieren.
Der Reiz dieses Gerichts liegt in der Einfachheit und Schnelligkeit der Zubereitung und in der Klarheit der Zutaten.

KAROTTEN-DHAL

250 g rote Linsen, in Wasser eingeweicht | 1 l Gemüsebrühe oder Wasser | 2 - 3 Lorbeerblätter | 250 g Karotten, geraspelt | 1/2 EL Ghee | 1 TL Kurkuma | 1 kleine Prise schwarzer Pfeffer | 1 kleine Prise gemahlener Ingwer | 1 Prise Muskat | 2 Prisen Asafoetida | 1 TL Vata-Churna | je 1 EL fein gehackte frische Petersilie und Basilikum | Salz, Pfeffer | 4 EL Sahne

■ Die eingeweichten Linsen mit 3/4 l Brühe oder Wasser, Lorbeerblättern und der Hälfte der Karotten aufsetzen und zugedeckt 1 Stunde kochen. Eventuell etwas Flüssigkeit nachgießen. Die restlichen Karotten in 1/4 l Brühe etwa 7 Minuten dünsten, warm stellen. Ghee erhitzen und die Gewürze darin kurz anrösten. Mit dem gekochten Dhal vermengen. Lorbeerblätter entfernen und den Dhal pürieren. Mit Karotten und Kräutern (etwas zurückbehalten) mischen und mit Salz und Pfeffer abschmecken. In eine Schüssel füllen, mit den restlichen Kräutern bestreuen und mit geschlagener Sahne servieren.

CHAI UND KRÄUTERTEES
ERFRISCHEN GEIST UND KÖRPER

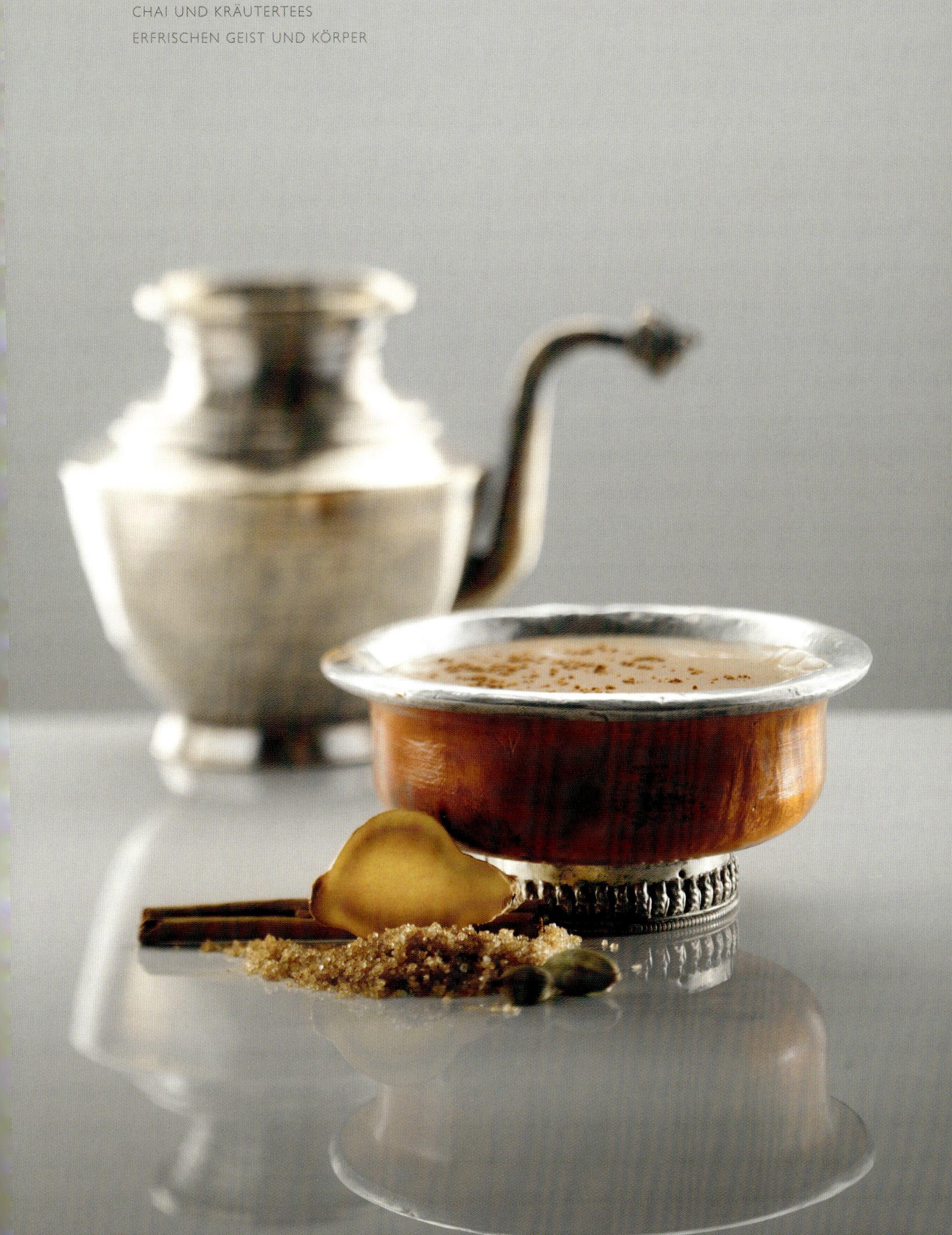

TOMATEN-CHUTNEY

3 EL Ghee ı 2 EL geschälter und gehackter frischer Ingwer ı 1 TL zerstoßene geröstete Kreuzkümmelsamen ı 3 Tassen enthäutete, zerkleinerte frische Tomaten ı 3 TL Rohrzucker ı 1 EL Pitta-Churna ı 6 EL Wasser ı 1 Msp. gemahlene Nelken ı 1 Zimtstange oder 1/2 TL Zimtpulver ı 6 Kardamomschoten ı 1/2 TL Salz ı 1 TL Garam Masala (Asienladen) ı frische Petersilie

■ Ghee in einer Pfanne erhitzen, darin Ingwer und Kreuzkümmel 2 bis 3 Minuten anrösten. Mit den restlichen Zutaten (bis auf Garam Masala) etwa 30 Minuten auf kleiner Flamme köcheln lassen, bis die Tomaten weich sind. 10 Minuten ohne Deckel ziehen lassen. Mit Garam Masala abrunden. Abgekühlt in eine Schale füllen und mit frischer Petersilie garnieren.

Dieses Chutney entwickelt erst nach einiger Zeit sein volles Aroma und kann daher gut vorbereitet werden.

GEWÜRZBRÖTCHEN

250 g Weizenvollkornmehl ı 1 TL Weinsteinpulver ı 1 TL Salz ı 3 EL Öl oder 50 g Butter ı 1/4 TL Kümmel, ganz oder gemahlen ı 1/4 TL Fenchelsamen, ganz oder gemahlen ı 1/4 TL gemahlener Koriander ı 1/4 TL Majoran ı 2 EL Sahne zum Bestreichen

■ Aus den Zutaten einen Knetteig herstellen. Nach und nach Wasser zugeben, bis der Teig weich, aber nicht mehr klebrig ist. Teig 30 Minuten ruhen lassen. Mit 2 Teelöffeln kleine Häufchen auf ein gefettetes Backblech setzen und mit Sahne bestreichen. Im vorgeheizten Backofen etwa 20 Minuten bei 180 - 200 °C backen.

WÜRZIGE DATTELN UNTER SAHNIGER HAUBE

1 EL Ghee ı 1 TL geschälter und geriebener frischer Ingwer ı 300 - 400 g Datteln, entsteint, klein geschnitten ı 1 1/2 EL Vollrohrzucker ı 3/4 TL Currymischung ı 3 - 4 EL Kokosflocken ı 6 - 8 EL Ahornsirup ı 100 - 150 g Sahne ı 2 Prisen gemahlener Ingwer ı 2 - 3 TL gehackte Pistazien

■ Ghee bei mittlerer Hitze erwärmen, Ingwer dazugeben. Nach 2 Minuten die Datteln hinzufügen und 4 Minuten dünsten. 1 EL Zucker, Curry und Kokosflocken zugeben und unter Rühren weitere 5 Minuten erhitzen. Topf vom Herd nehmen und warm stellen. Ahornsirup erwärmen und ebenfalls warm stellen. Sahne mit Ingwerpulver und 1/2 EL Zucker steif schlagen.

Datteln in vier Schälchen verteilen, Ahornsirup darüber gießen und mit Sahne und Pistazien garnieren.

CHAI

2 TL schwarzer Tee oder Pfefferminztee ı 2 TL Yogitee-Gewürzmischung oder je 1/2 TL gemahlener Ingwer, Nelken, Zimt, Kardamom ı 1/2 l Milch ı 2 EL Rohrzucker

■ 1/2 l Wasser mit schwarzem Tee oder Pfefferminztee und der Yogitee-Gewürzmischung oder den angegebenen Gewürzen etwa 15 Minuten köcheln lassen. Dann Milch und Rohrzucker dazugeben, nochmals aufkochen, durch ein Sieb gießen und servieren.

Ein köstlich belebendes Getränk zum Essen oder für zwischendurch.

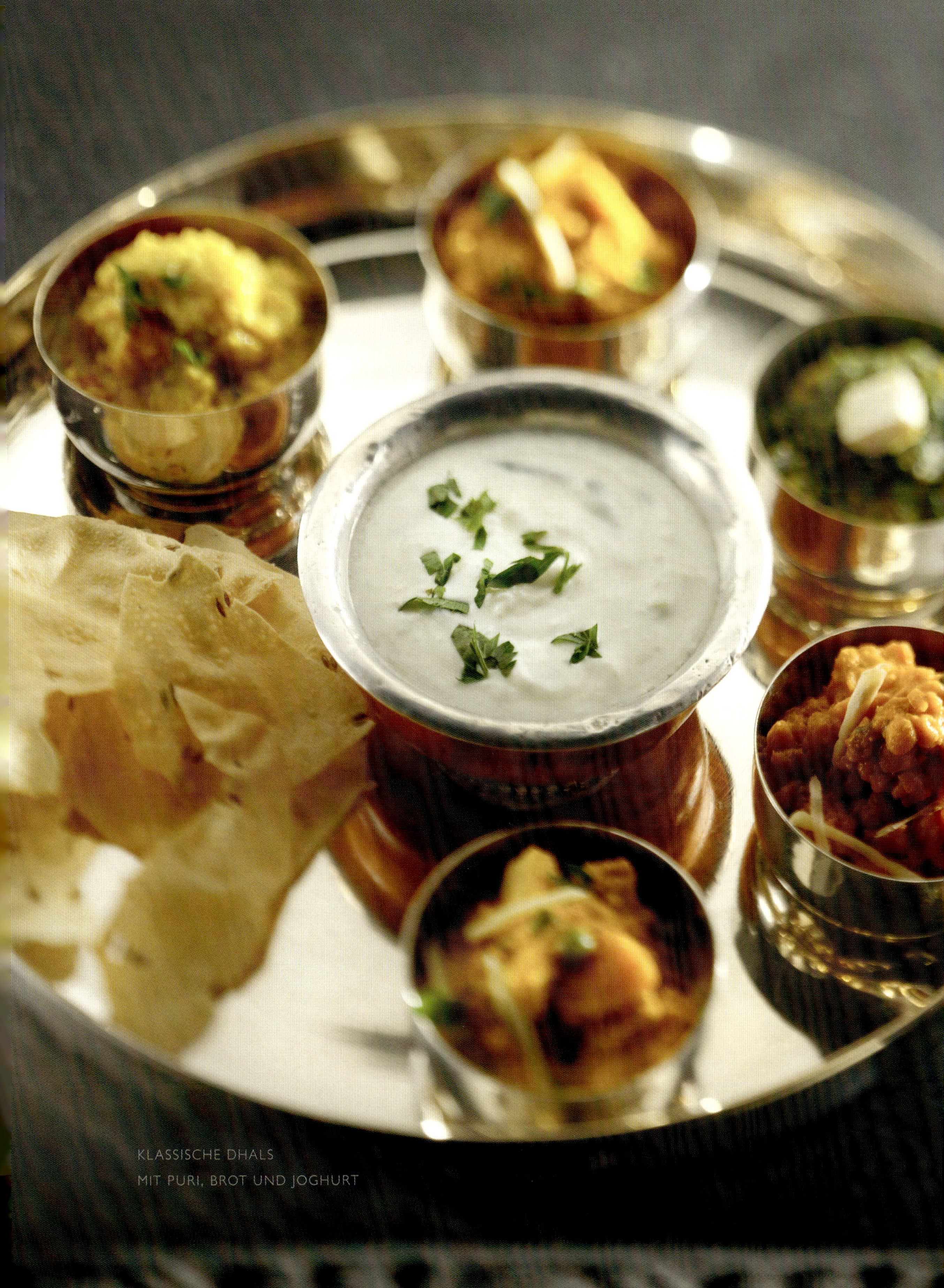

KLASSISCHE DHALS
MIT PURI, BROT UND JOGHURT

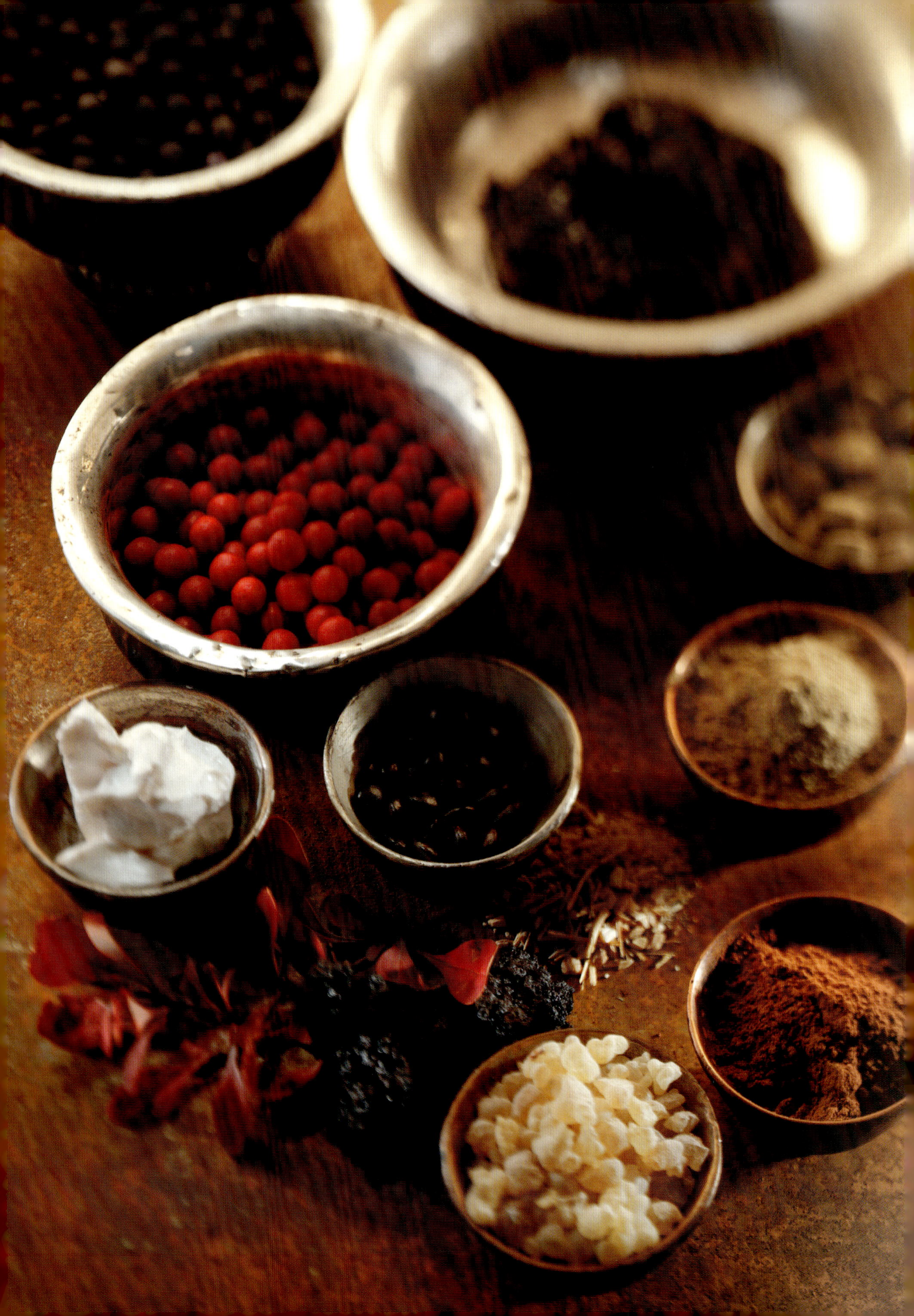

Heilpflanzen und Gewürze des Ayurveda

*»Der beste unter den Bergen für das Gedeihen von Heilpflanzen
ist der Himalaja. Man sollte deshalb die Früchte,
die dort wachsen, zur richtigen Jahreszeit ernten,
wenn sie voll sind im Geschmack und kraftvoll,
ausgereift unter den Strahlen der Sonne, in Wind,
Schatten und Wasser,
nicht von Vögeln angebissen oder angefault und ohne Krankheit.«*

(Charaka, Chikitsasthan, 1.38-44)

Heilpflanzen sind konzentrierte Ordnung und Intelligenz der Natur. Sie werden daher im Maharishi Ayurveda in der Regel als Ganzes, mit der vollständigen Information der Natur verwendet, allerdings meist in Kombination mit anderen Heilkräutern, die sich gegenseitig in ihrer Wirkung ergänzen oder ausgleichen. Und sie werden oft aufwendig nach überlieferten pharmakologischen Vorschriften aufbereitet, sodass sie dadurch erst ihr volles Wirkpotenzial entfalten. Es gibt die unterschiedlichsten Arzneiformen, und je nach Pflanzen- und Arzneiart sind langwierige Herstellungsprozesse erforderlich, die häufig Tage, ja Wochen, manchmal Jahre in Anspruch nehmen: Abkochungen, Verreibungen, alkoholische Gärungen, Ausglühen in Tongefäßen oder einfach nur das Gewinnen des frischen Saftes. Im Maharishi Ayurveda wird wieder sehr viel Wert auf die Reinheit der Präparate und ihre volle Wirksamkeit gelegt. Dafür legt man Herstellungsverfahren nach modernsten Hygienevorschriften und Kontrollmethoden zugrunde, die bestmögliche Qualität garantieren.

KLANGKÖRPER HEILPFLANZE

Ursprünglich betrachteten die antiken vedischen Ärzte Heilpflanzen als Klangkörper, als Träger der Information bestimmter Naturgesetze, die im Organismus durch die Einnahme der Pflanze wieder hergestellt oder belebt werden. Die Pflanze selbst diente auf diese Weise sogar nur als Substitut, als Ersatz für die sehr heilkräftigen vedischen Klänge – Urklänge des Universums –, die von den vedischen Gelehrten rezitiert wurden. So konnte auch ein nicht in der vedischen Sprache Gebildeter die Wirkung des Veda dadurch erfahren, dass er die geeignete Pflanze einnahm, die das rezitierte Heilprinzip verkörperte. Auf diese Weise konnte er sein Geist-Körper-System mit heilenden Energien und der vibrierenden Intelligenz der Natur, das heißt des Veda, balancieren und in Ordnung bringen.

RASAYANAS

Rasayanas sind Heilpflanzen, Nahrungsmittel oder Arzneizubereitungen, die eine verjüngende und regenerierende Wirkung auf Geist und Körper ausüben. Sie verbessern die Qualität von Ojas (→ S. 20) im Organismus. Ojas ist die Grundlage für Jugendlichkeit, eine gute Ausstrahlung, Fruchtbarkeit, Immunität, perfekte Integration von Bewusstsein, Geist, Psyche und Körper sowie für Erfolg und Glück im Leben. Kein Wunder also, dass man im traditionellen Ayurveda einen eigenen Therapiezweig, die Rasayana-Therapie, entwickelt hat. Sie ist auch die Grundlage für *Vaya Sthapan,* sozusagen die Anti-Aging-Therapie des Ayurveda (→ S. 158).
Rasayanas verbessern die Qualität von *Rasa,* dem ersten der sieben Körpergewebe. Rasa ist der erste Nährsaft, die energetische und nährende Essenz von gut verdauter Nahrung. Rasa nährt alle anderen Körpergewebe, seine Qualität ist daher von größter Bedeutung für einen gesunden Organismus. Wenn wir von einem Menschen sagen, er

sei voller Saft und Kraft und besitze eine klare Ausstrahlung, dann meinen wir, er entwickle gutes Rasa, das seinen Organismus ausgezeichnet nährt und stärkt. Rasayanas sind also solche Heilsubstanzen, die Rasa liefern und stärken und zu den Geweben, Organen und Zellen des Körpers transportieren *(ayana).*

MILCH, GHEE UND HONIG

Als besonders nährende Rasayanas gelten Milch, Ghee (geklärte Butter) und Honig. Sie sind gleichzeitig so genannte *Yoga vahis,* das heißt Wirkungsverstärker von Arzneien. Oft werden ayurvedische Präparate daher in Verbindung mit diesen Nahrungsmitteln zur Einnahme empfohlen.

ANUPANAS

Ayurvedische Pflanzenmittel werden häufig zusammen mit einer Trägersubstanz eingenommen, die die Aufnahme der Wirkstoffe in den Organismus erleichtert und verbessert. Solche *Anupanas* sind zum Beispiel Honig (meist bei Mitteln gegen Kapha-Störungen), Ghee (um die Aufnahme von fettlöslichen Stoffen, auch Vitaminen, zu verbessern), Kaffee bei Bronchialasthma oder einfach nur heißes Wasser. Die Einnahmevorschrift ist in der Regel bei den Mitteln angegeben.

RASAYANAPFLANZEN

Die Natur liefert überdies fertige Rasayanas in Form bestimmter Heilpflanzen. Dazu gehören Pippali, der Langkornpfeffer, der Agni auf allen Ebenen des Stoffwechsels verbessert und die Srotas, die Kanäle des Körpers, reinigt. Außerdem Shatavari, der Wilde Spargel; er stärkt Shukra-Dhatu, das Keimzellgewebe, und hat nervenberuhigende und stärkende Wirkungen. Oder Brahmi, das Indische Wassernabelkraut, das ein so genanntes *Medhya-Rasayana* ist, ein Hirntonikum, das Konzentration, Gedächtnis und intellektuelle Leistungen verbessert.

PFLANZEN- UND MINERALMISCHUNGEN

Die meisten Rasayanas jedoch bestehen aus vielschichtigen Mischungen von Kräutern und Mineralien, deren Herstellung oft Monate in Anspruch nimmt. Diese aufwendige Zubereitung sorgt dafür, dass die Rasayanas hoch verfeinert werden und so ihre Bestimmung, Körper und Geist zu verbinden, erfüllen können.

Eines der bekanntesten Rasayanas ist das *Amrit Kalash,* das von Dr. Balraj Maharshi, einem bekannten, inzwischen verstorbenen indischen Experten für Heilpflanzen anhand alter Überlieferungen rekonstruiert und durch eine wichtige wieder entdeckte Heilpflanze vervollständigt wurde. Moderne wissenschaftliche Untersuchungen bescheinigen diesem Rasayana zum Teil außergewöhnliche Eigenschaften (→ S. 170).

TRADITIONELLE AYURVEDISCHE HEILPFLANZEN

Bei der Bestimmung der Wirkung von Heilpflanzen stützt sich der ayurvedische Arzt zunächst nicht auf die chemische Analyse von Wirkstoffen, sondern auf die Beurteilung der Eigenschaften *(Gunas)*, des Geschmacks *(Rasa)*, des Geschmacks nach der Verdauung *(Vipaka)* und der Wirkkraft *(Virya)*, die im einfachsten Fall als erhitzend oder kühlend definiert wird. Diese Vorgehensweise ist äußerst hilfreich für das Verständnis der Wirkrichtung von Pflanzen. Auch in der westlichen Naturheilkunde und Pflanzenpharmakologie greift man teilweise auf dieses bewährte Beurteilungssystem zurück.

Bitter schmeckende Pflanzen, wie der Wermut, das Tausendgüldenkraut oder die Gelbwurz, unterstützen unter anderem die Funktionen von Leber und Galle, stärken das Immunsystem, wirken tumorhemmend und regen den Appetit an. Herb schmeckende, das heißt auf der Zunge zusammenziehend wirkende Kräuter, wie der Salbei, schützen Schleimhäute, heilen Durchfall und Entzündungen. Süß schmeckende, wie die Eibischwurzel oder die Süßholzwurzel, fördern die Schleimbildung, zum Beispiel bei trockenem Husten. Heilpflanzen mit Scharfstoffen, wie der Ingwer, aktivieren das Verdauungsfeuer, desinfizieren und reinigen.

Im Folgenden sind einige ayurvedische Heilpflanzen näher beschrieben. Diese Auswahl kann Ihnen einen Eindruck von den vielfältigen Inhaltsstoffen, Heilwirkungen und Einsatzmöglichkeiten dieser Pflanzen vermitteln. Darunter befinden sich auch einige Gewürze, aus denen einfache Hausmittel hergestellt werden können.

ALOE VERA
(SANSKRIT: KUMARI)

Die Aloe ist nicht nur im Ayurveda, sondern fast weltumspannend eine bekannte Heilpflanze. Sie ist überall in Indien sowie in allen anderen tropischen und mediterranen Regionen beheimatet. Forschungen zeigen, dass Aloe-vera-Saft besonders bei Brandwunden außergewöhnliche Heilerfolge erzielt. Überdies ist die Aloe ein wirksames Tonikum für die Gebärmutter, lindert Menstruationsbeschwerden und hilft bei Magen-Darm-Problemen wie Verstopfung, Appetitstörungen, Blähungen, Wurmerkrankungen und Hämorrhoiden.

Die wertvollen heilenden Wirkstoffe enthalten der Frischpflanzensaft und das Blattgel der Aloe. Sie sind reich an Vitaminen, Mineralien, Spurenelementen, Mukopolysacchariden und anderen Vitalstoffen.

Fertigprodukte: Aloe-vera-Gel, Aloe-vera-Saft, Aloe-vera-Frischblatt

GALGANT
(SANSKRIT: MALAYAVACA)

Der Galgant gehört nicht zu den großen ayurvedischen Heilpflanzen. Dennoch soll er hier vorgestellt werden, da er im europäischen Raum vor allem durch Hildegard von Bingen unter anderem als Herztonikum einige Berühmtheit erlangt hat. *Alpinia galanga* (die indische Art) ist nahe mit dem Galgant verwandt, enthält zwar weniger ätherisches Öl als dieser, entfaltet aber ein angenehmes Aroma, weshalb sie im Sanskrit auch *Sugandha,* »die gut Riechende«, heißt. Die zur Familie der Ingwergewächse zählende Pflanze wächst in Südindien und in Bengalen. Wurzelextrakte sind ein erwärmendes Tonikum für Magen und Darm, wirken blähungstreibend, verhindern Erbrechen und werden unter anderem bei Pilzerkrankungen eingesetzt. Die Früchte von *Alpinia galanga* wirken gegen Magengeschwüre. Auch ein Antitumoreffekt wird vermutet, und eine blutzuckersenkende Wirkung wurde nachgewiesen. Gegen Keuchhusten wird Wurzelpulver mit Honig gegeben. Ein Stück Wurzelrinde gekaut, lindert Rachen- und Mandelentzündungen.

Fertigprodukt: Galgant-Tabletten aus der Apotheke

Hausmittel: Galgant-Honig bei Verdauungsschwäche, nervösen Herzbeschwerden: 1 TL Galgantwurzelpulver mit 1 EL Honig mischen, zwei- bis dreimal täglich 1 TL einnehmen; Tee bei nervösen Herzbeschwerden, Blähungen, Völlegefühl: 1 Msp. Galgantpulver (aus der Apotheke) mit einer Tasse heißem Wasser überbrühen, einige Minuten ziehen lassen, schluckweise warm trinken.

INDISCHES WASSERNABELKRAUT
(SANSKRIT: BRAHMI)

Brahmi, das Indische Wassernabelkraut, gedeiht nur auf nassen Böden und wird in ganz Indien gefunden. Die bitter-herb schmeckende Pflanze gilt als eine der besten, um den Intellekt zu stärken und die geistigen Leistungen zu verbessern. Sie wird überdies erfolgreich in der Behandlung von psychiatrischen Krankheiten, Angstneurosen und Epilepsie, aber auch bei Herzschwäche, Asthma, Heiserkeit und als Diuretikum eingesetzt. Der frische Blattsaft dient oft als Hausmittel bei Bronchitis und Durchfall bei Kindern. Äußerlich wird bei rheumatischen Beschwerden eine Paste aus den zermahlenen Blättern aufgelegt. In verschiedenen Gegenden wird auch *Centella asiatica* oder *Hydrocotyle asiatica* als Brahmi bezeichnet.

Fertigprodukte: Senioren-Rasayana-Tabletten (zur Stärkung von Gedächtnis und Konzentration); Studenten-Rasayana-Tabletten (Gehirntonikum)

WILDER SPARGEL
(SANSKRIT: SHATAVARI)

Der Wilde Spargel ist eine Kletterpflanze, die in ganz Indien und vor allem im Norden des Landes zu finden ist. Shatavari gilt als eine der wichtigsten Heilpflanzen zur Stärkung der weiblichen Fortpflanzungsorgane und verbessert sowohl Qualität und Quan-

tität der männlichen und weiblichen Sexualsekrete. Die spirituelle Kraft der Liebe wird gefördert und Ojas vermehrt. Shatavari unterstützt alle Stoffwechselprozesse (Agnis) in den Körpergeweben und stärkt die Qualität der sieben Dhatus (Körpergewebe). Er wirkt, wie die Winterkirsche, nervenstärkend und ist ein Gehirntonikum. Arzneilich verwendet werden die Wurzel und die Blätter. Wilder Spargel sollte immer in Kombination mit geeigneten anderen Heilpflanzen verwendet werden.
Fertigprodukte: Rasayana für klaren Geist (Tabletten); Shrinari-Granulat (in Milch, Tonikum für die Frau)

WINTERKIRSCHE (SANSKRIT: ASHWAGANDHA)

Von der Winterkirsche, die hauptsächlich in der Gegend von Bombay, in Westindien und vereinzelt in Bengalen heimisch ist, werden die Wurzel und die Blätter arzneilich verwendet. Sie ist ein Strauch, der etwa ein bis zwei Meter hoch wird und rote, kirschenartige Früchte trägt, die der Pflanze den Namen gaben. Die Winterkirsche hilft vor allem, Geist und Körper wirkungsvoll gegen Stressfaktoren zu schützen. Sie nährt, stärkt und beruhigt das Nervensystem und verbessert die mentalen Funktionen. Darüber hinaus ist Ashwagandha ein allgemeines Tonikum, ein Rasayana zur Verjüngung und ein Aphrodisiakum von sattvischer Qualität, das Ojas vermehrt. Die Pflanze nährt alle Dhatus (Körpergewebe), stärkt das Immunsystem, verbessert die Bildung und Vermehrung von Spermien und reinigt sogar die Srotas (»Transportkanäle« im Körper) von Ama (Stoffwechselschlacken, Giftstoffe). Ashwagandha sollte immer zusammen mit anderen Heilpflanzen verwendet werden, zum Beispiel zusammen mit Süßholzwurzel, um ihre mögliche erhitzende Wirkung, vor allem auf das Herz, auszugleichen.
Fertigprodukt: Vata-Balance-Tabletten (balancieren vor allem nervöse Vata-Störungen, beruhigen, entspannen)

TRIPHALA

Triphala ist vielleicht die berühmteste ayurvedische Arzneimischung und ein fast universelles Heilmittel. Wörtlich heißt Triphala »drei Früchte« und ist eine Kombination aus *Amalaki, Haritaki* und *Bibitaki,* drei Rasayana-Früchte, die als ausgesprochen potente Stärkungsmittel gelten und wegen ihrer Heilkraft gelobt werden. Sie wachsen an den Myrobalanen-Bäumen, die überall in Indien zu finden sind. Triphala entgiftet die Leber, reinigt die Gewebe der Haut, verbessert ihre Durchblutung und befeuchtet sie, stärkt die mentalen Funktionen, schützt vor bakteriellen Infektionen, verbessert die Ausstrahlung, reinigt insgesamt den Körper und stärkt und erhält seine Widerstandskraft gleichermaßen. In Indien sagt man, wenn ein Arzt Triphala richtig einzusetzen vermag, dann könne er alle Krankheiten damit heilen. Die moderne Wissenschaft bestätigt viele dieser von den ayurvedischen Ärzten seit Jahrtausenden genutzten Heilwirkungen.
Fertigprodukt: Triclean-Tabletten

AYURVEDISCHE GEWÜRZE

ANIS
(SANSKRIT: SHATAPUSHPA)

Ähnlich wie Fenchel und Kümmel beruhigt Anis den Darm, entbläht, stärkt die Nerven und fördert den Schlaf. Alle drei Gewürze enthalten unter anderem ätherische Öle, die antibakteriell wirken und Krämpfe in Magen und Darm lösen. Anis hat etwas mehr erwärmende Eigenschaften als Fenchel und Kümmel und hilft, Husten zu stillen und Schleim zu lösen.

Hausmittel: Tee gegen Blähungen, Verdauungsbeschwerden, Schleimlösung bei Erkältungen: 1 TL Anisfrüchte mit einer Tasse heißem Wasser überbrühen, schluckweise gut warm trinken.

ASAFÖETIDA
(SANSKRIT: HINGU)

Asaföetida, eines der wenigen Gewürze, die adstringierend (zusammenziehend) wirken, sollte (auch wegen seiner Hitze) lediglich in sehr kleinen Mengen verwendet werden, denn nur in sehr kleiner Dosis entfaltet sich seine Heilkraft. Es wirkt in hohem Maß verdauungsfördernd und hilft vor allem bei der Verdauung von Hülsenfrüchten und schweren Gemüsen wie Kohl. Zudem ist Asaföetida ein ausgezeichnetes und schnell wirksames Gewürz bei akuten Magen-Darm-Störungen wie Übelkeit, Brechreiz und Durchfall, aber auch bei einem trägen Darm, da es die die Verdauung anregt und Blähungen vertreibt.

Hausmittel: Tee bei schmerzhaften Koliken als Folge von Blähungen: 1/4 TL Asaföetidapulver auf eine Tasse 10 Minuten gekochtes Wasser, schluckweise nach Bedarf trinken.

BASILIKUM
(SANSKRIT: TULSI)

Basilikum ist eine der uralten ayurvedischen Heilpflanzen und wird in Indien als heilige Pflanze verehrt, denn sie gilt als rein sattvisch, öffnet Herz und Geist und stärkt die guten Qualitäten im Menschen. Als Tee kann Basilikum für geistige Klarheit oder bei Erkältungskrankheiten angewendet werden, dabei wirkt es fiebersenkend, antibakteriell und schleimlösend und beseitigt überschüssiges Kapha im Körper. Zudem fördert Basilikum die Urinausscheidung und wird bei Trägheit, Energiemangel und Lustlosigkeit empfohlen. Das breitkrausige Basilikum *(Ocimum sanctum)* ist wirksamer als das heimische Gartenbasilikum *(Ocimum basilicum)*.

Fertigprodukt: Erkältungs-Rasayana-Tabletten (vorbeugend und bei Atemwegserkrankungen einnehmen)

Hausmittel: Tee für geistige Klarheit, gegen Stressfolgen, bei Erkältungskrankheiten, zur Förderung der Urinausscheidung und um Krämpfe im Magen-Darm-Trakt zu lösen: 1 TL des Krauts in eine Tasse geben, heiß überbrühen, 15 Minuten ziehen lassen, zwei bis drei Tassen trinken.

BOCKSHORNKLEE
(SANSKRIT: METHI)

Diese leicht bittere, etwas scharfe Pflanze ist ein gutes Tonikum bei Schwächezuständen, bei angegriffenen Nerven, in der Rekonvaleszenz und nach einer Schwangerschaft. Die Samen unterstützen auch eine Gewichtszunahme, vor allem nach stress- oder krankheitsbedingter Abmagerung. In der Stillzeit wird die Milchbildung angeregt. Bockshorn lindert Magenschleimhautentzündungen und Magengeschwüre, senkt den Blutzuckerspiegel und erhöhtes Cholesterin, beseitigt Mundgeruch und verbessert abhanden gekommenen Geschmackssinn, senkt Fieber und unterstützt die Heilung chronischen Hustens.

Hausmittel: Bei Erschöpfung, in der Rekonvaleszenz: 1 TL Bockshornkleesamenpulver in eine Tasse Milch geben, ein bis drei Tassen täglich trinken. Als Brei eingenommen, steigert Bockshornklee die Milchbildung in der Stillzeit und fördert den Haarwuchs beim Mann. Mit etwas Wasser zu einer Paste verrührt, hilft er äußerlich gegen Abszesse und Furunkel und unterstützt die Wundheilung.

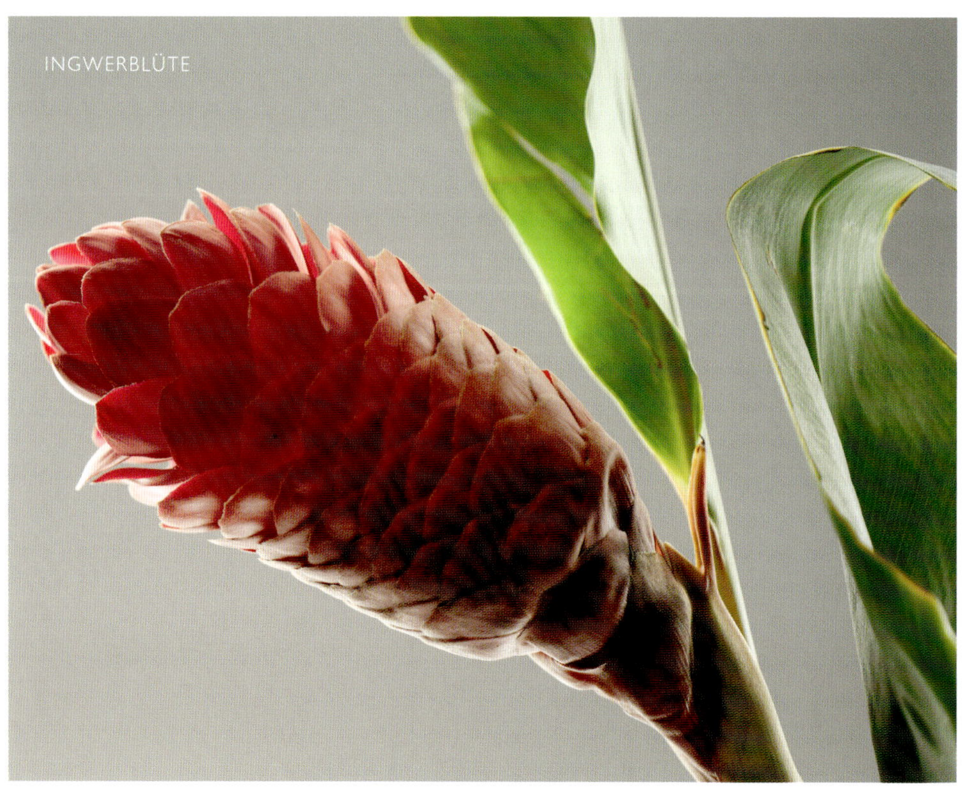
INGWERBLÜTE

INGWER
(SANSKRIT: SUNTHI, ARDRAKA)

Die Ingwerwurzel verleiht den Speisen eine erfrischend-belebende Würze und gilt als wahres Wundermittel gegen eine Vielzahl von Beschwerden. Ihre Heilwirkung wurde wissenschaftlich gut untersucht. Der medizinische Nutzen ist vor allem dem ätherischen Öl Gingerol und den Scharfstoffen zu verdanken.

Ingwer stärkt insbesondere Agni, das Verdauungs- und Stoffwechselfeuer, ohne die Körperhitze insgesamt zu erhöhen, wie es andere scharfe Gewürze tun. So können daher zum Beispiel Frauen in den Wechseljahren, die unter Hitzewallungen leiden, problemlos mit Ingwer würzen, ohne ihr Pitta unangemessen anzuregen.

Hausmittel: Tee zur Entgiftung und Stärkung der Verdauungskraft: ein bis zwei gereinigte und geschälte Scheiben Ingwerwurzel in eine Kanne 10 Minuten gekochtes Wasser geben, tagsüber mehrere Tassen davon trinken.

KARDAMOM
(SANSKRIT: ELA)

Die Heimat der »Königin der Gewürze«, die bei uns am besten aus der Weihnachtsbäckerei bekannt ist, liegt in Sri Lanka, Burma und Indien. Kardamom regt nicht nur die Verdauung an – Agni erwacht schon bei seinem Duft – und regelt die Darmtätigkeit, sondern er stimuliert und kräftigt auch das Herz. Ebenso verleiht er geistige Klarheit und Freude. Im Ayurveda gilt Kardamom als Gehirntonikum und als Mittel zur Gedächtnisförderung. Kardamom löst den Schleim in den Bronchien und Nasennebenhöhlen und neutralisiert, zusammen mit anderen Gewürzen wie Ingwer und Gelbwurz, die schleimbildende Wirkung der Milch.

Hausmittel: Gegen Blähungen eine Prise Kardamom in heißes Wasser geben, schluckweise trinken. Um die zu anregende Wirkung von Kaffee zu mildern: 1/2 TL Kardamom auf eine Tasse Kaffee, Milch dazugeben.

KNOBLAUCH
(SANSKRIT: LASUNA)

Knoblauch besitzt eine ganze Reihe medizinischer Wirkungen. Er ist angezeigt bei Herzleiden, zur Senkung des Blutdrucks, bei Verdauungsbeschwerden, Appetitlosigkeit, Blähungen, aber auch bei Ischiasschmerzen und Rheuma. Er reduziert Vata und Kapha und erhöht Pitta, weshalb er für Pitta-Menschen nicht zu empfehlen ist. Ein Nachteil von Knoblauch ist seine anregende Wirkung auf *Rajas* (→ S. 53), wodurch er die geistige Entwicklung und den Geschmackssinn beeinträchtigen kann.

Hausmittel: Bei Fingergelenkschmerzen als Folge von Arthrose die betroffenen Gelenke mit frischem Knoblauch einreiben, anschließend in gesättigter Salzwasserlösung 5 Minuten baden.

KORIANDER
(SANSKRIT: DHANYAKA)

Koriander ist eine sehr alte Gewürz- und Heilpflanze, die sowohl in den ayurvedischen Sanskrit-Schriften als auch in antiken ägyptischen Papyri und im Alten Testament erwähnt wird. Koriander enthält ätherisches Öl, das hauptsächlich für seine vielfältigen Wirkungen verantwortlich ist. Kaltauszüge, Tees, Extrakte oder Pulverisierungen der Früchte und Blätter von Koriander helfen bei Störungen im Magen- und Darmbereich, wirken beruhigend auf die Nerven und lindernd bei Entzündungen in den Harnwegen. Das Kauen von Koriandersamen hilft gegen Mundgeruch, eine Augenwäsche mit einer Abkochung der Korianderfrüchte gegen Bindehautentzündung.

Hausmittel: Tee gegen Reizblase, Blähungen, Darmentzündung, Verschleimung: 1 TL der Früchte in eine große Tasse geben, heiß überbrühen, 8 bis 10 Minuten ziehen lassen, zwei bis drei Tassen am Tag trinken.

KREUZKÜMMEL
(SANSKRIT: JIRAKA)

Die Samenkörner des Kreuzkümmels, auch Cumin genannt, haben ihren festen Platz in der ayurvedischen Küche. In Ghee angeröstet, entfalten die Samen ein wunderbares Aroma, mit dem sich viele Gerichte verfeinern lassen. Kreuzkümmel regt die Verdauung an, reguliert die Darmflora und wirkt blutreinigend. Aufgrund seiner Vata-ausgleichenden Wirkung ist er auch Bestandteil ayurvedischer Gewürzkombinationen, beispielsweise des Vata-Churna.

Hausmittel: Bei Blähungen, Darmpilzen, Verdauungsschwäche Kreuzkümmel als Gewürz verwenden oder einen Tee aus den Samen bereiten: 1 TL Kreuzkümmelsamen in eine Tasse geben, mit heißem Wasser überbrühen, 5 Minuten ziehen lassen, warm zum und nach dem Essen trinken.

KURKUMA
(SANSKRIT: HARIDRA)

Kurkuma ist das Gewürz, das dem Curry seine gelbe Farbe verleiht. Sie erhalten das Gelbwurzpulver heute in jedem Gewürzladen. Moderne pharmakologische Untersuchungen bestätigen seine seit Jahrtausenden bekannten Heilwirkungen. Kurkuma fördert unter anderem den Gallefluss, unterstützt und verbessert die Leberfunktion, hilft gegen Übelkeit, lindert Magenschmerzen, wirkt antiallergisch und ist daher ein Hausmittel bei Heuschnupfen, lindert Entzündungen und hilft, den Cholesterinspiegel zu senken. Außerdem wirkt Kurkuma antibakteriell und fördert bei äußerlicher Anwendung die Wundheilung.

Fertigprodukt: Allergie-Rasayana-Tabletten bei Heuschnupfen

Hausmittel: Bei Heuschnupfen unterstützend wirksam ist Kurkuma-Honig-Wasser: 1 TL Gelbwurzpulver und 1 TL Honig auf ein Glas lauwarmes Wasser, dreimal täglich ein Glas trinken.

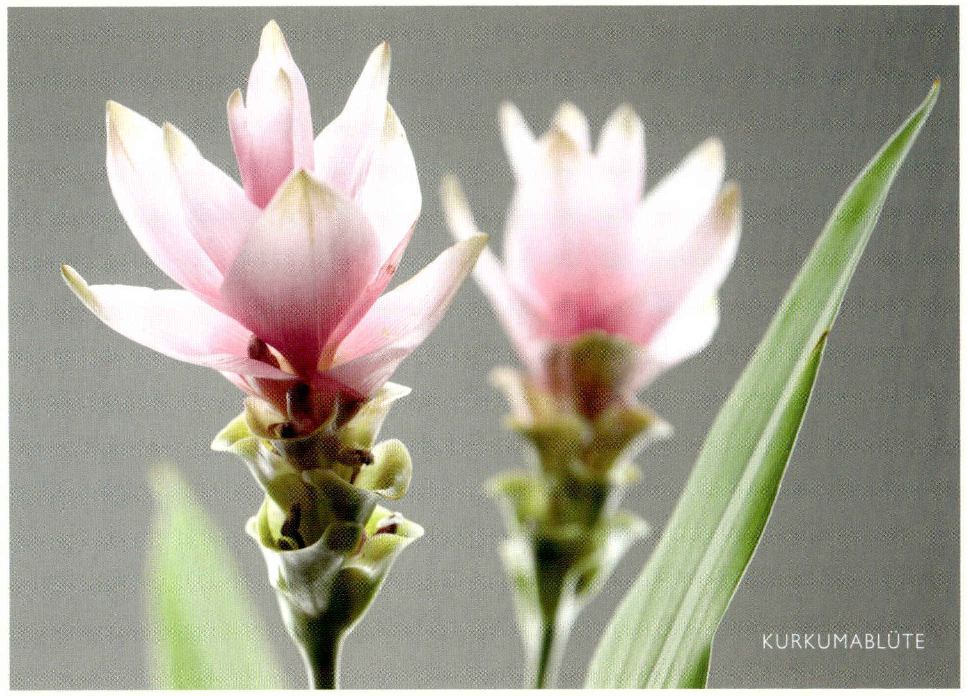
KURKUMABLÜTE

MUSKATNUSS
(SANSKRIT: JATIPHALA)

Muskat ist eines der besten pflanzlichen Heilmittel zur Beruhigung von Nerven und Geist, denn es dämpft Vata. Muskat wirkt auch gegen unfreiwilligen Urinabgang und vorzeitigen Samenerguss, löst Bauchkrämpfe und verbessert in Kombination mit Ingwer und Kardamom die Absorption im Dünndarm. Da Muskat sehr stark erhitzend wirkt, sollte er den Speisen nur in kleinen Mengen zugesetzt werden.

Hausmittel: 1/4 TL geriebener Muskat in Milch, abends eingenommen, schenkt ruhigen und tiefen Schlaf.

SAFRAN
(SANSKRIT: NAGALKESHARA)

Safran gilt als schmerzstillend und stimulierend, als Aphrodisiakum und verdauungsförderndes Mittel. Darüber hinaus hat er eine regulierende Wirkung auf die Menstruation und wird bei Blutarmut und mangelnder Spermienbildung empfohlen. Ebenso hilfreich ist Safran bei Fieber, Husten, Asthma und depressiver Verstimmung.

Als sehr intensiv schmeckendes, färbendes und wirkendes Gewürz sollte Safran sehr vorsichtig dosiert werden. Die normale Dosis liegt bei einem halben bis drei Fäden, höhere Verabreichungen können giftig wirken.

Hausmittel: Einige Fäden echter Safran in Milch sind ein natürliches Tonikum, auch zur Stärkung der Sexualkraft.

SALBEI
(SANSKRIT: KEIN NAME BEKANNT)

Der bittere Geschmack und die zusammenziehende Wirkung des Salbeis machen ihn zu einem Gewürz, das hervorragend geeignet ist, übermäßiges Kapha abzubauen und die anderen Doshas zu harmonisieren. Salbei wirkt lindernd bei allen Erkrankungen der Atemwege, wie Husten, Halsentzündung, Erkältung oder Bronchitis. Die Volksmedizin verwendet Salbeitee zum Gurgeln bei Halsschmerzen oder zum Trinken bei Durchfall. **Hausmittel:** Tee bei schleimigem Husten: 1 TL Salbeiblätter in eine Tasse heißes Wasser geben, 8 Minuten ziehen lassen, schluckweise trinken.

STÄRKUNGSMITTEL UND VAJIKARANA

Abschließend noch drei wirksame Rezepte zur Stärkung der Nerven und zur allgemeinen Kräftigung. Sie wirken auch und vor allem als Aphrodisiaka, als Sexualtonika. Diese Klasse an Arzneien und Rezepturen wird im Ayurveda als *Vajikarana* bezeichnet. Dazu sei hier nur so viel gesagt: Shukra-Dhatu, das siebte Körpergewebe der ayurvedischen Klassifikation, repräsentiert die Keimzelldrüsen und die Sexualorgane. Shukra gilt als wichtige Quelle von Ojas, der feinstofflichen Anti-Aging-Substanz des Körpers, und verdient daher besondere Beachtung in der ayurvedischen Verjüngungstherapie. Anders als bei uns gelten die Vajikaranas nicht als bloße »Lustmacher«, sondern als wichtige und natürliche Substanzen, um Jugend, Immunität und Leistungsfähigkeit des Körpers zu erhalten.

ASHWAGANDHA-MILCH

Sie nährt die Körpergewebe und stärkt die Sexualorgane, verbessert mentale Funktionen wie Gedächtnis und Konzentration, beruhigt die Nerven und fördert gesunden und erholsamen Schlaf.

So wird's gemacht: 1 TL süßes Mandelöl (aus dem Reformhaus), 1 TL Ashwagandhawurzelpulver, 1 TL Ghee, 1 TL Sharkara (ayurvedischer Zucker) und 3 Körner oder 1 Msp. gemahlenen Langkornpfeffer in einer Tasse Milch bei kleiner Flamme einige Minuten kochen. Warm trinken: morgens als Frühstücksgetränk, dann allerdings ohne weiteres Essen, oder abends, vor dem Schlafengehen; besonders zu empfehlen bei Schlafstörungen, jedoch nur bei guter Verdauungskraft und sehr leichtem Abendessen. Mindestens eine halbe Stunde Abstand zu einer Mahlzeit einhalten.

SHATAVARI-MILCH

Was die Ashwagandhawurzel für den Mann, das ist Shatavari für die Frau. Besonders in Verbindung mit Milch und Ghee und im folgenden Rezept auch mit Langkornpfeffer und Sharkara beseitigt Shatavari sexuelle Schwäche, hilft gegen manche Formen der Unfruchtbarkeit, fördert die Milchbildung, wirkt Stimmungslabilität und sexueller Unlust während der Wechseljahre entgegen und unterstützt die Rekonvaleszenz nach auszehrenden und schwächenden Krankheiten.

So wird's gemacht: 1 TL Ghee, 1 TL Sharkara, 3 Körner oder 1 Msp. gemahlenen Langkornpfeffer und 1 TL Shatavaripulver in einer Tasse Milch aufkochen. Ein- bis zweimal täglich eine Tasse trinken, dabei mindestens eine halbe Stunde Abstand zu einer Mahlzeit einhalten.

ALOE-VERA-TONIKUM

2 TL Aloe-vera-Gel mit einer Prise Kurkuma verrühren und dreimal täglich mit etwas Wasser oder Apfelsaft verdünnt einnehmen.
Bei Menstruationsbeschwerden, schwacher oder ausbleibender Regel: eine Woche vor der Menstruation täglich morgens 1 bis 2 EL Aloe-vera-Saft einnehmen.
Bei Hautentzündungen, Herpes, schlecht heilenden Wunden: Aloe-vera-Gel oder den frischen Saft äußerlich auftragen.
Hinweis: Aloe-vera-Pulver wirkt stark abführend. Sie sollten es daher keinesfalls auf Dauer einnehmen.

Name Sanskrit *Botanische Bezeichnung*	Indikationen	Wirkung auf Dosha
Aloe vera Kumari *Aloe vera*	Wunden, Verbrennungen, Herpes, Hautkrankheiten, Ekzeme, Neurodermitis, Akne, chronisches Fieber, Uteruserkrankungen, Wechseljahrsbeschwerden, Vaginalentzündungen, Verstopfung, Appetitstörungen, Blähungen	balanciert alle drei Doshas
Amla-Frucht Amalaki *Emblica officinalis*	Diabetes, Husten, Atemnot, Gelbsucht, Nierensteine, Koliken, Erbrechen, Hautkrankheiten, Hämorrhoiden, Augenschwäche	besänftigt Vata, Pitta und Kapha
Asafoëtida Hingu *Asa foetida*	Magen-Darm-Störungen, Übelkeit, Brechreiz, Durchfall, Bauchschmerzen, Gelenkschmerzen	beruhigt Vata, vermehrt Pitta
Basilikum Tulsi *Ocimum basilicum*	Husten, Bronchitis, Fieber, Entzündungen, Magen-Darm-Störungen, Stress, depressive Verstimmungen	verringert Vata und Kapha, vermehrt Pitta
Bockshornklee Methi *Trigonella foenum-graecum*	Fieber, chronischer Husten, Nervosität, Menstruationsbeschwerden, Magenschleimhautentzündungen, Magengeschwüre, zur allgemeinen Stärkung nach Krankheiten	verringert Vata und Kapha, vermehrt Pitta
Fenchel Madhurika *Foeniculum vulgare*	Fieber, Erkältungskrankheiten, Husten, Bauchschmerzen, Augenerkrankungen, Blähungen, Verstopfung	verringert Vata und Kapha, vermehrt Pitta
Galgant Malayavaca *Alpinia galanga*	Magen- und Darmbeschwerden, Verdauungsschwäche, rheumatische Beschwerden, nervöse Herzbeschwerden, nervöse Schwächezustände	beruhigt Vata, verringert Kapha
Granatapfel Dadimah *Punica granatum*	Durchfall, Darmentzündungen, Anämie, Bronchialerkrankungen, Augen- und Ohrenschmerzen, Milzerkrankungen	verringert Vata, Pitta und Kapha
Hibiskusblüten Japa *Hibiscus rosa-sinensis*	Nasenbluten, Zwischenblutungen, Durchfall, Hämorrhoiden, Nervosität, Konzentrationsschwäche, Schmerzen, Fieber, Herzschwäche	verringert Pitta und Kapha
Indisches Wassernabelkraut Brahmi *Bacopa monnieri*	Stressfolgen, nervöse Störungen, Krampfleiden, Nervenkrankheiten, Herzschwäche, Asthma bronchiale, Erkältungskrankheiten, Appetitlosigkeit, Verstopfung, Blähungen	beruhigt Vata und verringert Kapha

Ingwer Sunthi, Ardraka *Zingiber officinale*	Verdauungsbeschwerden, Übelkeit, Erbrechen, Sodbrennen, Blähungen, Durchfall, Verstopfung, Kreislaufbeschwerden, erhöhtes Cholesterin, Entzündungen	verringert Vata und Kapha
Kardamom Ela *Elettaria cardamomum*	Atemnot, Husten, Bronchitis, Verdauungsbeschwerden, Blähungen, Appetitlosigkeit, Übelkeit, Erbrechen, Kopfschmerzen	verringert Vata und Kapha
Koriander Dhanyaka *Coriandrum sativum*	Störungen im Magen- und Darmbereich, Nervosität, Diabetes, Harnwegsentzündungen, Bindehautentzündung	verringert Pitta, gleicht Vata und Kapha aus
Kreuzkümmel Jiraka *Carum carvi*	Fieber, Durchfall, Erbrechen, Entzündungen im Innenohr, Blähungen, Darmkrämpfe, Menstruationsschmerzen, Nervosität	verringert Vata und Kapha, vermehrt Pitta
Kurkuma, Gelbwurz Haridra *Curcuma longa*	Lebererkrankungen, Gelbsucht, Übelkeit, Magenschmerzen, Verdauungsbeschwerden, Allergien, Entzündungen, erhöhtes Cholesterin	verringert Pitta, vermehrt Vata
Langkornpfeffer Pippali *Piper longum*	Verdauungsbeschwerden, Blähungen, Fieber, Husten, Hauterkrankungen, Diabetes, Rheuma, Milzerkrankungen	verringert Vata und Kapha, vermehrt Pitta
Muskatnuss Jatiphala *Myristica fragrans*	Schlafstörungen, Magen-Darm-Beschwerden, Durchfall, Erbrechen, Übelkeit, Blähungen, Zahnschmerzen	verringert Vata und Kapha, vermehrt Pitta
Safran Nagalkeshara *Crocus sativus*	Fieber, Husten, Asthma, Menstruationsbeschwerden, Blutarmut, Schmerzen, depressive Verstimmungen	verringert Vata, Pitta und Kapha
Weihrauch Sallaki *Boswellia serrata*	Warzen, Herpes, Wunden, Juckreiz nach Insektenstichen, Erkältungskrankheiten	verringert Pitta und Kapha
Wilder Spargel Shatavari *Asparagus racemosus*	Stress, Müdigkeit, allgemeine Schwäche, sexuelle Dysfunktion, Infertilität, drohender Abort, Wechseljahrsbeschwerden, chronische, erschöpfende Krankheiten, Husten, Entzündungskrankheiten des Magen-Darm-Trakts	verringert Vata und Pitta, vermehrt Kapha
Winterkirsche Ashwagandha *Withania somnifera*	Nervöse Erschöpfung, Schlafstörungen, Gedächtnisschwäche, Sterilität von Mann/Frau, Uteruserkrankungen, Entzündungen, Rheuma, Infektanfälligkeit	verringert Vata und Kapha, wirkt auf alle Doshas

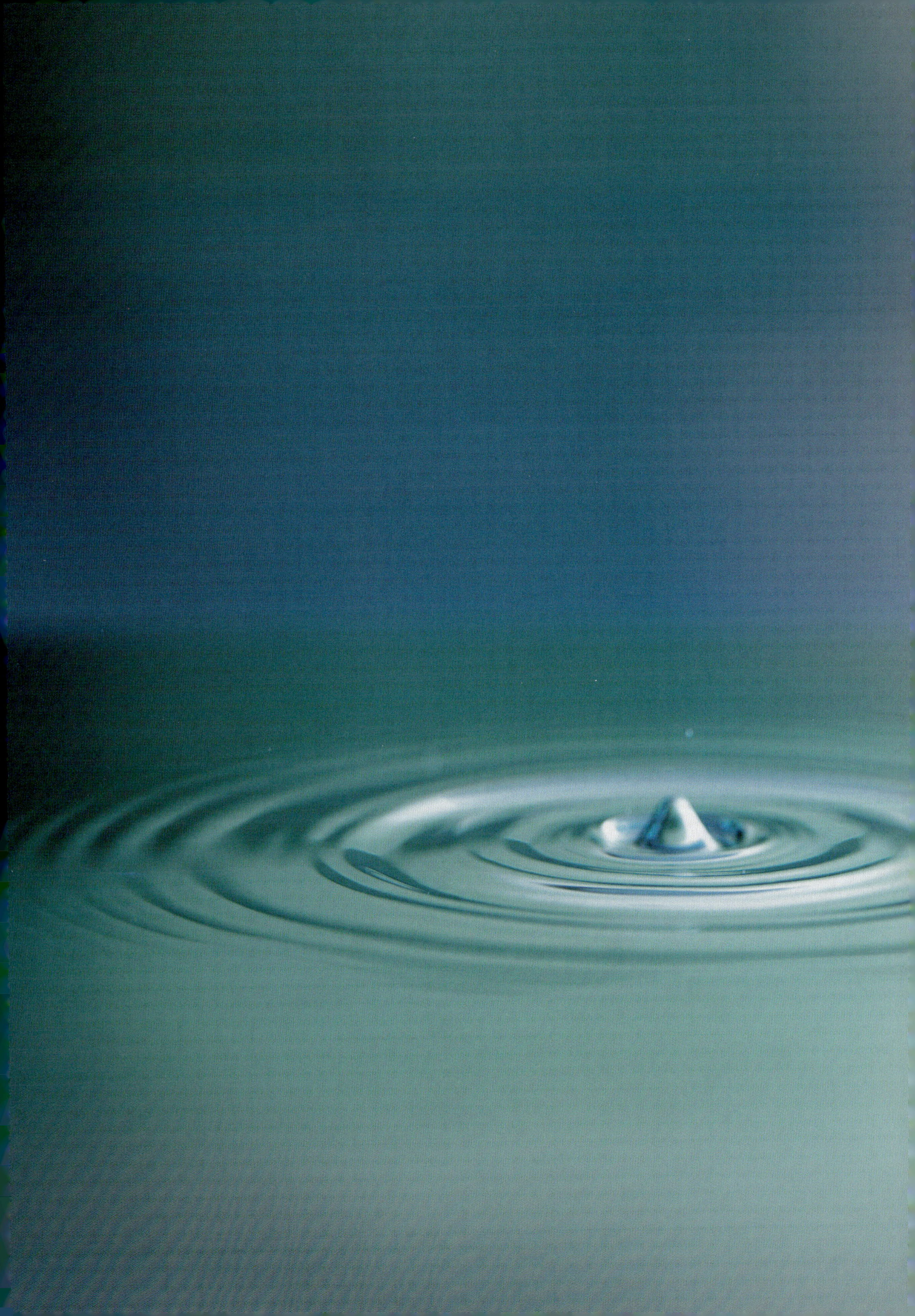

YOGA, PRANAYAMA UND MEDITATION

»Ungeteilt bin ich, ungeteilt meine Seele,
Ungeteilt mein Sehen und ungeteilt mein Hören,
Ungeteilt mein Einatmen, prana,
Ungeteilt mein Ausatmen, apana,
Ungeteilt mein verteilender Atem, vyana,
Ungeteilt das Ganze von mir.«

(Attharva Veda 19.51.1)

Körperliche Aktivität in Form von regelmäßiger Bewegung ist neben typgerechter Ernährung und Entspannung eine wichtige Säule unserer Gesundheit. Eine gesunde Form von Bewegung, die Körper und Geist in die Balance bringt, sind Yoga-Übungen. Sie sind fester Bestandteil der Gesundheitsvorsorge im Ayurveda, denn sie wirken harmonisierend auf alle drei Doshas und schenken Energie, ohne zu ermüden.

Yoga ist ein Jahrtausende altes philosophisches System, das wie der Ayurveda dem Veda entstammt. Die frühen schriftlichen Belege über yogische Techniken in den Veden, den ältesten klassischen Schriften Indiens, weisen darauf hin, dass Yoga ursprünglich vor allem als Weg der geistigen Entwicklung gesehen wurde. Im *Bhakti-Yoga* beispielsweise verbindet sich der Mensch mit dem Göttlichen in tiefer Liebe. Unter *Jnana-Yoga* versteht man den Weg der (Selbst-)Erkenntnis und Bewusstwerdung. Der Weg des *Karma-Yoga* beinhaltet den selbstlosen Dienst am Mitmenschen. *Raja-Yoga* betont die vollkommene Beherrschung des Geistes und des Körpers durch Meditation. Heute stehen, besonders im Westen, die körperlichen Übungen im Vordergrund *(Hatha-Yoga)*. Dennoch behält der ganzheitliche Aspekt Gültigkeit, das heißt, die Yoga-Stellungen *(Asanas)* haben bei regelmäßigem Üben sehr positive Wirkungen auf Körper *und* Geist.

REGENERATION UND VERTIEFUNG DER KÖRPERWAHRNEHMUNG

Yoga-Asanas fördern die Erweiterung von Bewusstsein und setzen konkret im Bereich der Körperwahrnehmung an. Kraft, Balance, Koordination und Ausdauer werden gestärkt. Neben Muskulatur und Gelenken profitieren die inneren Organe sowie das Nerven- und Hormonsystem von regelmäßigen Yoga-Übungen. Die Stellungen wirken regenerierend auf den ganzen Körper, dieser wird sozusagen von innen her gesund erhalten.

Die körperliche Entspannung wirkt sich auch auf das seelische Gleichgewicht aus und führt zu innerer Beruhigung und Konzentration. Ein besonders entspannender Effekt liegt darin, dass der Geist – die Aufmerksamkeit – während des Übens auf den Körper, vor allem auf den Bereich der Dehnung während der Ausführung der Asanas und in der ruhenden Endstellung, gerichtet wird. Der Geist kommt dadurch zur Ruhe. Genießen Sie diesen Augenblick, da er die Phase ist, in der sich Ihre »Akkus« wieder mit neuer Energie aufladen und Körper und Geist sich regenerieren und erneuern. Die so genannten *Marmas* – besondere Vitalpunkte und -zonen an der Körperoberfläche – werden dadurch geöffnet, entspannt und ihre Energie zum Fließen gebracht. Es gibt Tausende von Marmas, verbunden durch so genannte *Nadis,* Energiekanäle. Viele von ihnen sind identisch mit den Akupunkturpunkten und Meridianen der traditionellen chinesischen Medizin. Dies verwundert nicht, denn nach Auffassung der Vaidyas, der Ayurveda-Ärzte Indiens, wurde das Wissen von den Marmas und Nadis in der Frühzeit der vedischen Kultur über den Himalaja nach China gebracht und dort im Laufe der Zeit zu dem bekannten System der Akupunktur spezialisiert.

NADIS ALS KLANGKANÄLE

Die Marmas und die Energiekanäle, durch die sie verbunden sind, gelten im Maharishi Ayurveda als sehr empfindsame Strukturen, die in gewisser Weise als Nahtstellen zwischen Bewusstsein und Körper anzusehen sind. Die Marma-Punkte und die Nadis sind Bereiche, in denen die Intelligenz des Körpers, der Veda, konzentriert, wach und gegenwärtig ist. Man könnte fast sagen, in den Marma-Punkten »summt« der Veda, der vibrierende Bauplan des menschlichen Körpers. Die Energiekanäle heißen daher auch Nadis, wobei dieser Ausdruck den engen Bezug der Energiekanäle zu Klang und Schwingung aufzeigt: Das Sanskrit-Wort *Nada* bedeutet »Klang«.

YOGA FÜR JEDEN

Yoga ist einfach! Die hier vorgestellten Übungen kann jeder machen – unabhängig von Alter, Kondition oder Fitness. Vor dem Üben sollten Sie jedoch einiges beachten:

- Die hier beschriebene »Yoga-Gymnastik«, der Sonnengruß und die Yoga-Asanas, sind Endstellungen, die Sie als Anfänger nicht sofort schaffen müssen. Empfehlenswert ist es, die Übungen unter der Anleitung eines guten Yoga-Lehrers zu erlernen, der nach dem System des Maharishi Ayurveda arbeiten.
- Üben Sie in einem ruhigen, ungestörten und gut gelüfteten Raum.
- Eine gute Zeit zum Üben ist morgens vor dem Frühstück oder abends vor dem Abendessen. Üben Sie jedoch nie mit vollem Magen; je nach Verdaulichkeit der Nahrung sollten Sie ein bis vier Stunden vor dem Üben nichts essen.
- Üben Sie in bequemer, lockerer Kleidung und auf einer rutschfesten Unterlage.
- Frauen sollten während der Menstruation keine Yoga-Asanas praktizieren.
- Führen Sie die Übungen langsam und in Ruhe aus und richten Sie Ihre Wahrnehmung dabei auf den Körper, vor allem auf den Bereich der Dehnung.
- Versuchen Sie niemals, eine Übung zu erzwingen, sondern achten Sie auf Ihren Körper und gehen Sie nur so weit, wie es Ihnen im Augenblick möglich und vor allem angenehm ist. Versuchen Sie aber andererseits auch, Ihre derzeitigen Grenzen vorsichtig zu erweitern, indem Sie bei jedem Üben die Grenze ein wenig tiefer ausloten und ein kleines bisschen weitergehen – was dann mühelos und vor allem wohltuend und heilsam geschieht, wenn Sie in der Endstellung ruhen und mit der Aufmerksamkeit im Bereich des gedehnten Körperbereichs verweilen.
- Folgen Sie den Übungsanweisungen Schritt für Schritt und achten Sie darauf, dass Sie die beschriebenen Stellungen möglichst genau und korrekt ausführen.
- Beenden Sie Ihren Übungszyklus stets mit einer Entspannungshaltung, zum Beispiel zugedeckt flach auf dem Rücken liegend (Savasana), und führen Sie anschließend gegebenenfalls Pranayama und Meditation durch.
- Versuchen Sie, den besonderen Zustand, den Yoga in Körper und Geist geschaffen hat, auf diese Weise genussvoll nachklingen zu lassen.

YOGA-ASANAS

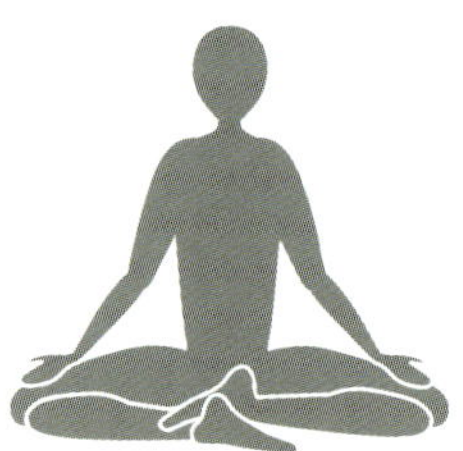

1. BEWUSSTWERDUNG

Setzen Sie sich bequem, aufrecht und entspannt in den Schneidersitz. Schließen Sie für eine Minute die Augen, lassen Sie Ihren Körper und Geist zur Ruhe kommen. Nach dieser Sammlung beginnen Sie mit einer Belebungs- und Rollübung und dann mit den eigentlichen Yoga-Stellungen.

2. BELEBUNGSÜBUNG – SAMVAHANA

Mit dieser Übung nehmen Sie Kontakt mit Ihrem Körper auf, beleben und erfrischen ihn. Setzen Sie sich bequem hin. Nun führen Sie sanfte Knetmassagen jeweils in Richtung des Herzens durch. Stellen Sie sich dabei vor, dass Sie Lymphe oder Blut mit abwechselnd zunehmendem und abnehmendem Druck in Richtung Herz bewegen. Dabei bleiben Ihre Hände immer in Kontakt mit dem Körper.

- Legen Sie beide Hände an die Stirn und gleiten Sie wohltuend massierend über Gesicht und Hals zur Brust und zum Herzen.
- Beginnen Sie jetzt am vorderen Haaransatz und massieren Sie mit beiden Händen vom Scheitel über den Hinterkopf zum Nacken und dann nach vorn bis zur Brust.
- Jetzt folgen die Arme, die Sie von den Fingerspitzen über den Handrücken zum Oberarm und über die Schulter zum Herzen, zuerst an der Außenseite, dann an der Innenseite, massieren.
- Die Beine umfasst man für die Massage mit beiden Händen, beginnt bei den Zehen und Vorfüßen und arbeitet sich über die Hüfte bis zur Taille hoch. (Reihenfolge wie bei den Armen.)
- Abschließend folgen Bauch und Rücken. Legen Sie beide Hände seitlich zueinander auf den Unterleib und massieren Sie sanft über den Bauch zur Brust. Ähnlich verfahren Sie mit Gesäß und Rücken. Beginnen Sie am unteren Gesäßteil und gehen Sie mit flach anliegenden Händen den Rücken so weit wie möglich hoch.

Wirkung: Ihr Körper ist jetzt geschmeidig, beweglich und erfrischt. Durch die anschließende Rollübung wird dieser Effekt noch verstärkt.

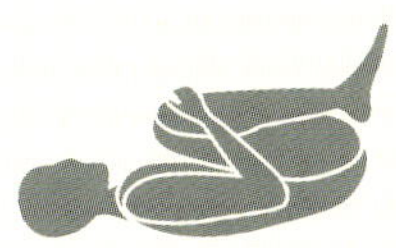

3. ROLLÜBUNG – VELLAN

Legen Sie sich auf den Rücken und umschließen Sie mit beiden Händen Ihre Knie. Der Kopf sollte dabei am Boden liegen bleiben. Rollen Sie sich dann auf Ihre rechte Körperseite ab, bis die Handgelenke den Boden berühren. Der Kopf rollt dabei auf dem Boden mit. In dieser Stellung verweilen Sie jetzt fünf Sekunden.

Danach rollen Sie wieder in die Ausgangsstellung zurück und weiter auf Ihre linke Körperseite. Auch hier halten Sie die Position fünf Sekunden.

Wiederholen Sie diesen Zyklus zweimal. Anfangs kann es schwierig sein, aus der Seitenlage wieder zurück in die Gegenlage zu rollen. Achten Sie dabei auf den unten liegenden Arm. Indem Sie ihn aktiv beugen und sich am Oberarm abstützen, gelangen Sie gleichmäßig ohne Ruck in die Ausgangsstellung zurück. Rollen Sie jeweils dreimal zu jeder Seite.

Wirkung: Diese Übung entspannt das Becken und den unteren Rücken.

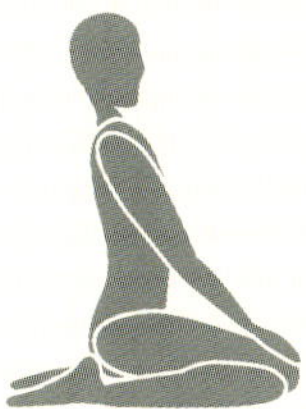

4. DER DIAMANTSITZ – VAJRASANA

Setzen Sie sich so auf den Boden, dass Ihr Gesäß auf den Fußsohlen zwischen den beiden Fersen ruht. Die linke große Zehe liegt dabei bei der Frau auf der rechten auf. Beim Mann genau umgekehrt, also die rechte große Zehe auf der linken. Ihre rechte Hand liegt in der linken im Schoß. Achten Sie darauf, dass Sie Kopf, Nacken und Wirbelsäule gerade halten. In diesem »Diamantsitz« verweilen Sie für einige Atemzüge.

Danach erheben Sie sich langsam, ohne dabei die aufrechte Haltung Ihrer Wirbelsäule aufzugeben, bis Sie aufrecht knien. Verharren Sie in dieser Stellung für einige Sekunden und kehren Sie anschließend wieder in die Ausgangsposition zurück. Wiederholen Sie diese Übung zwei- bis dreimal.

Dann beugen Sie sich aus der aufrecht knienden Stellung hintenüber und stützen sich dabei mit den Händen auf den Fersen ab. Drücken Sie das Becken durch, lassen Sie den Kopf locker hängen und machen Sie drei bis fünf entspannte Atemzüge. Gehen Sie wieder in den Diamantsitz zurück.

Ausgehend vom Diamantsitz strecken Sie jetzt Ihre Arme über dem Kopf aus und beugen sich langsam nach vorn, bis Stirn und Hände auf dem Boden aufliegen. In dieser Stellung verweilen Sie fünfzehn Sekunden.

Wirkung: Die Übung stärkt den Beckenbereich, beseitigt Spannungen in Knien und Fußgelenken und gibt dem Rücken einen guten Halt. Wichtig ist das Aufrichten der Wirbelsäule im Sitzen.

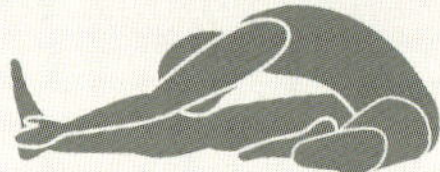

5. DIE VORWÄRTSBEUGE IM SITZEN (KOPF-AUF-KNIE-STELLUNG) – JANU SIRASANA

Auf dem Boden sitzend, strecken Sie die Beine nach vorn, halten Sie den Oberkörper dabei aufrecht. Beugen Sie das linke Knie und führen Sie die Fußsohle an die Innenseite des rechten Oberschenkels. Die Zehen des gestreckten Beins zeigen in Richtung Kopf. Atmen Sie ein und strecken Sie die Arme vom oberen Rückenbereich aus geradeaus nach oben über den Kopf. Drehen Sie den Oberkörper und, so gut es geht, den Hüft- und Lendenbereich über die Mitte des rechten, unbewegten Beins.

Mit dem Ausatmen neigen Sie den Oberkörper nach vorn und strecken die Arme vor, wobei Sie Wirbelsäule und Hals gerade halten. Greifen Sie nun mit den Händen um Ihren rechten Fuß oder die Zehenspitzen, atmen Sie ein und ziehen Sie den Oberkörper mit den Armen am Fuß nach vorn. Den Rücken dabei nur leicht runden und den Brustkorb vorwärts dehnen. Die Schultern entspannen. Üben Sie nur sanft, erzwingen Sie keine schmerzhafte Dehnung! Wiederholen Sie die Übung mit dem anderen Bein.

Tipp: Wenn Ihnen das Sitzen auf dem Boden Schwierigkeiten macht, legen Sie eine gefaltete Decke oder ein festes Kissen unter das Gesäß.

Wirkung: Diese Bewegungsübung stärkt und entspannt die Wirbelsäule, kräftigt Unterleib, Leber und Milz und fördert die Verdauung.

Achten Sie darauf, die Wirbelsäule gerade und das gestreckte Bein gedehnt zu halten. Versuchen Sie, in der Dehnung nach vorn Richtung Zehenspitzen Ihren Bauch so nahe wie möglich an den Oberschenkel zu bringen.

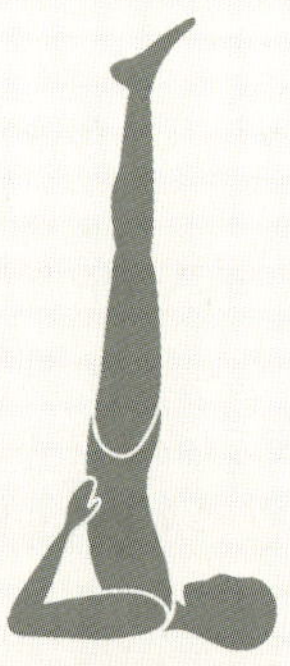

6. DER SCHULTERSTAND – SARVANGASANA

Legen Sie sich so auf den Rücken, dass der Kopf auf dem Boden, Schultern und Arme auf der Unterlage liegen. Die Arme liegen dicht am Oberkörper; die Beine sind

gestreckt. Achten Sie darauf, dass der untere Rücken den Boden berührt, also kein Hohlkreuz entsteht, wenn Sie die Übung ausführen.
Atmen Sie aus und heben Sie den Oberkörper und die gestreckten Beine langsam und gleichmäßig zur Senkrechten – in die »Kerze«. Stützen Sie den Rücken an den hinteren Rippen mit beiden Händen, die Schulterblätter liegen dabei nahe aneinander. Strecken Sie die Beine und den Oberkörper weiter, bis der Brustkorb das Kinn berührt. Schieben Sie dabei die Hände im Rücken immer tiefer und drücken Sie den Oberkörper von hinten so weit wie möglich nach vorn. Ruhen Sie in der Endstellung auf den Schultern und nicht auf dem Nacken. Am Hals und an der Kehle sollte keine Spannung entstehen.
Atmen Sie ruhig und gleichmäßig. Der Bewegungsablauf von der Ausgangs- bis zur Endstellung sollte fließend und nicht unterbrochen sein. Verweilen Sie einige Minuten in dieser Position und führen Sie diese Stellung dann in die Pflugstellung (7.) über.
Tipp: Diese Übung erfordert eine kräftige Bauchmuskulatur, die sich unter Umständen erst ausbilden muss. Anfangs können Sie daher, zur Erleichterung, die Beine aufstellen und aus dieser Position heraus in den Schulterstand gehen.
Wirkung: Der Schulterstand verjüngt und belebt den ganzen Körper. Er regt das gesamte endokrine Drüsensystem an, erhöht die Durchblutung der Schilddrüse, lindert geistige Müdigkeit, macht die Wirbelsäule gelenkig und hat einen allgemein beruhigenden Einfluss auf den Körper.
Versuchen Sie, Ihren Körper immer sanft zu strecken, in der Umkehrhaltung aufzurichten. Halten Sie die Beine gestreckt und winkeln Sie die Füße an. Atmen Sie dabei ruhig und gleichmäßig.

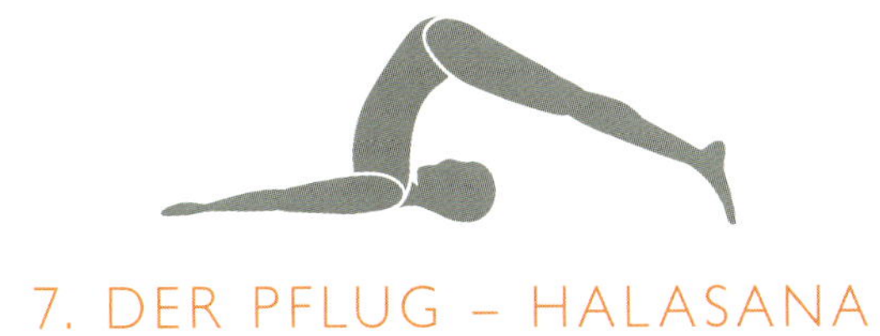

7. DER PFLUG – HALASANA

Während Sie ausatmen, senken Sie die Beine langsam und gleichmäßig aus dem Schulterstand nach hinten, bis die Zehen den Boden berühren. Ziehen Sie dabei die Füße an und strecken Sie Ihre Wirbelsäule. Achten Sie darauf, dass nicht zu viel Spannung in der Halswirbelsäule entsteht.
Bringen Sie nun die Arme gestreckt hinter den Kopf und berühren Sie mit den Fingerspitzen die Zehenspitzen. Verweilen Sie einige Atemzüge lang in dieser Position.
Um diese Stellung wieder zu verlassen, heben Sie ruhig und gleichmäßig die Beine. Kehren Sie langsam in die Rückenlage zurück, indem Sie langsam Wirbel für Wirbel den Rücken abrollen. Lassen Sie die Beine dabei gestreckt und stützen Sie sich mit den Händen an den Hüften ab. Achten Sie darauf, dass der Rücken flach bleibt und kein Hohlkreuz entsteht.

Wirkung: Die Pflugstellung stärkt und entspannt Rücken, Nacken und Schultern. Sie unterstützt die Funktion von Leber und Nieren und beseitigt Müdigkeit. Sowohl der Schulterstand als auch die Pflugstellung stimulieren und normalisieren die Funktion der Schilddrüse. Bleiben Sie nach dem Abrollen einige Atemzüge lang entspannt liegen.

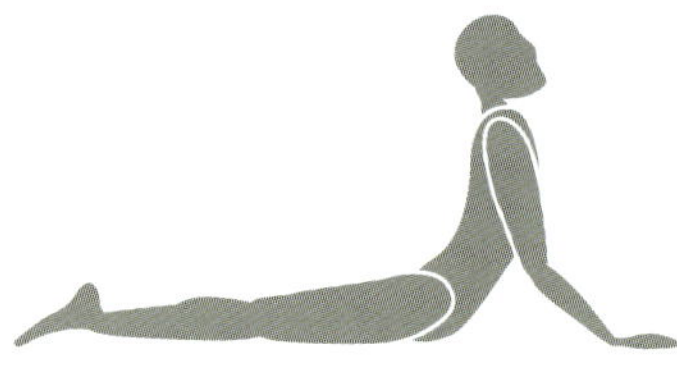

8. DIE KOBRA – BHUJANGASANA

Legen Sie sich mit geschlossenen Beinen auf den Bauch und setzen Sie die Handflächen unter den Schultern auf. Die Stirn liegt dabei auf dem Boden. Beim Einatmen heben Sie den Kopf, wobei zuerst Nase, dann Kinn den Boden berühren. Dann heben Sie, ohne Zuhilfenahme der Hände, langsam Kopf und Brust an. Die Augen blicken nach oben, das Kinn führt die Bewegung. Diese Stellung halten Sie drei bis fünf Atemzüge. Wichtig ist dabei, dass die Arme vollkommen entspannt bleiben. Kehren Sie dann in gleicher Weise zur Ausgangsstellung zurück. Wiederholen Sie die Übung zweimal.

Anschließend wiederholen Sie noch einmal das Hochkommen, doch benutzen Sie diesmal Ihre Hände, um den Oberkörper hochzudrücken. Heben Sie sich jetzt weiter, indem Sie das ganze Gewicht auf die Hände legen und dabei den Rücken entspannen. Drücken Sie sich weiter hoch, bis Sie sich aus der Mitte der Wirbelsäule beugen. Heben Sie den Kopf ein wenig aus den Schulterblättern hoch und blicken Sie waagerecht nach vorn. Dabei entspannen Sie alle Muskelpartien, die im Moment nicht aktiv sind. In dieser Stellung verweilen Sie fünf bis zehn Atemzüge. Danach kommen Sie langsam wieder in die Ausgangsstellung zurück.

Wirkung: Im Bhujangasana sind Kopf und Oberkörper anmutig aufgerichtet, so wie eine Kobra ihr Haupt erhebt. Diese Übung stärkt die Rückenmuskulatur, streckt die Muskeln im Unterleib und hilft bei Gebärmutter- und Eierstockproblemen. Die Übung wirkt auch gut bei Menstruationsbeschwerden, zudem befreit sie von Verstopfung.

Achten Sie darauf, die Schultern zurückzunehmen, halten Sie die Ellbogen nahe am Körper und entspannen Sie Ihr Gesicht.

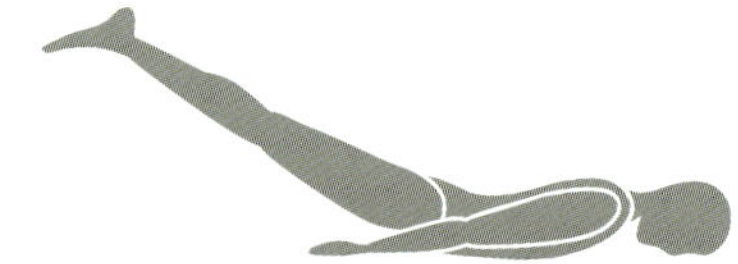

9. DIE HEUSCHRECKE – SHALABHASANA

Bleiben Sie auf dem Bauch liegen. Die Arme sollten dabei dicht neben dem Körper mit den Handflächen zum Boden liegen.

Im ersten Teil dieser Übung heben Sie langsam das linke Bein gestreckt hoch, das andere Bein bleibt entspannt am Boden liegen. In dieser Position verharren Sie für zwei bis drei Atemzüge. Die Hüfte behält dabei Bodenkontakt, der Fuß ist gestreckt. Danach legen Sie das Bein langsam wieder ab.

Wiederholen Sie diese Übung mit dem anderen Bein.

Im zweiten Teil drücken Sie beide Beine gestreckt und langsam hoch. Die Kraft dazu entwickeln Sie aus der Muskulatur des unteren Rückens. In der Endphase unterstützen die flach liegenden Hände die Stellung, ohne dass Sie dabei die Schultern anheben. Achten Sie auf natürlichen Atem, halten Sie nicht die Luft an.

Wirkung: Diese Übung stärkt den Kreuzbereich, fördert die Verdauung und unterstützt Blase, Prostata, Gebärmutter und Eierstöcke.

Im Gegensatz zu den meisten anderen Asanas wird die Heuschrecke mit einem plötzlichen Schwung erreicht. Ihre Wirkungsweise ergänzt die der Kobra; während diese den oberen Teil des Körpers beansprucht, wirkt die Heuschrecke mehr auf den unteren Teil, strafft Bauch, unteren Rücken und Beine.

Mehr Hebelkraft erreichen Sie möglicherweise durch eine andere Handstellung: zum Beispiel die Hände zu Fäusten geballt oder leicht gewölbt mit den Handflächen nach oben unter die Oberschenkel legen.

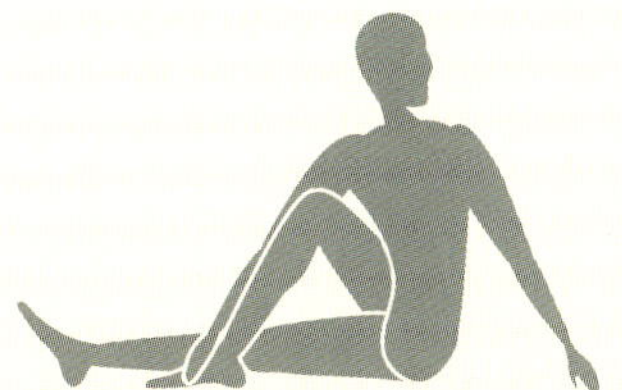

10. DER DREHSITZ – MATSYENDRASANA

Setzen Sie sich auf den Boden. Beide Beine sind nach vorn ausgestreckt. Ziehen Sie jetzt das rechte Bein an und setzen Sie dabei den rechten Fuß an die Außenseite des linken Knies. Führen Sie den linken Arm an der Außenseite des rechten angezogenen Beins vorbei. Die linke Hand umfasst Sohle und Fußrücken des rechten Fußes.

Drehen Sie nun den aufgerichteten Oberkörper und den Kopf so weit wie möglich nach rechts. Der linke Arm dient dabei als »Hebel« und drückt gegen das aufgestellte rechte Bein. Mit der rechten Hand greifen Sie weit hinter sich und stellen die Fingerspitzen auf den Boden auf. Drehen Sie Ihren Oberkörper weit in Richtung Ihrer aufgestellten rechten Hand.

So verweilen Sie für fünf bis zehn Atemzüge. Atmen Sie normal, während Sie die Stellung halten, und drehen Sie sich bei jeder Ausatmung noch ein wenig mehr. Mit jeder Einatmung richten Sie sich von der Wirbelsäule her in der Drehung auf.

Kehren Sie langsam wieder in die Ausgangsstellung zurück, indem Sie die Drehung sanft auflösen.

Im Anschluss wiederholen Sie diese Übung noch einmal in die andere Richtung, indem Sie das linke Bein anziehen und den rechten Arm an der Außenseite des linken Knies vorbeiführen.

Wirkung: Diese Haltung verstärkt die Durchblutung der Unterleibsorgane, lockert Spannungen in den Schultern und im oberen Rückenbereich, strafft die Haut und stimuliert Nebennieren, Leber und Nieren.

Der Drehsitz fördert auch die Beweglichkeit des Rückgrats. Achten Sie darauf, den Rücken gerade aufzurichten, bevor Sie die Drehung beginnen, und richten Sie sich in der Drehung mit jedem Einatmen immer wieder von innen her auf.

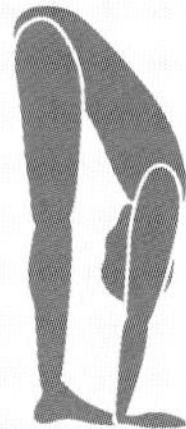

11. DIE VORWÄRTSBEUGE IM STEHEN – UTTANASANA

Stehen Sie auf und stellen Sie die Füße in Hüftbreite gerade nebeneinander; das Gewicht ruht gleichmäßig auf beiden Füßen. Legen Sie die Hände aneinander, haken Sie die Daumen leicht ein und strecken Sie beide Arme nach vorn und oben über den Kopf, während Sie einatmen.

Mit dem Ausatmen beugen Sie sich aus der Taille heraus mit gestreckter Wirbelsäule und gestreckten Armen zum Boden. Dehnen Sie sich sanft nach unten, so weit Sie auf angenehme Weise kommen. Entspannen Sie die Beine, aber beugen Sie sie nicht. Es ist nicht entscheidend, den Boden zu berühren. Die Wirkung dieser Übung kommt durch die wohltuende Ruhestellung in der entspannten Endposition.

Wenn Sie schon beweglich genug sind, nähern Sie Ihr Gesicht den Knien und lassen die Hände den Fußboden flach berühren.

Bleiben Sie einige Atemzüge lang in dieser Stellung. Mit dem Einatmen heben Sie die Arme vom oberen Rückenbereich aus an, während Sie den Oberkörper nach vorn und aufwärts öffnen. Richten Sie sich vollständig auf, die Arme über den Kopf gestreckt. Atmen Sie aus und lassen Sie die Arme seitlich herabsinken.

Wirkung: Die Vorwärtsbeuge entspannt den Rücken, verbessert Konzentration und Gedächtnis und wirkt harmonisierend auf die Unterleibsorgane.

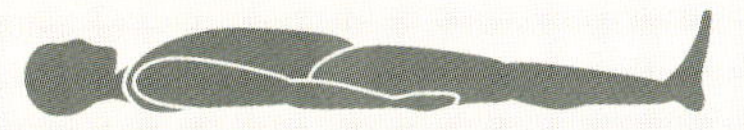

12. DIE RUHESTELLUNG – SAVASANA

Legen Sie sich flach und entspannt auf den Rücken, die Füße etwas auseinander, die Fußspitzen fallen dabei sanft nach außen, die Arme liegen mit den Handflächen nach oben, seitlich etwas vom Körper abgespreizt. Die Schultern sind entspannt.

Schließen Sie nun die Augen und erlauben Sie Ihrem Körper, sich vollständig zu entspannen. Nehmen Sie die Vorgänge in Ihrem Körper, das Loslassen jedes Muskels, als stiller Beobachter wahr. Ruhen Sie mehrere Minuten, ohne sich zu bewegen, atmen Sie dabei natürlich und leicht.

Wirkung: Die Ruhelage kräftigt und erfrischt Körper und Geist, beseitigt Müdigkeit und wirkt auf das gesamte Geist-Körper-System besänftigend.

Am Ende einer Reihe von Asanas sollten Sie immer einige Minuten für die Schlussentspannung verwenden. Während dieser Zeit entspannen Sie jeden Körperteil, Sie lassen einfach jegliche Muskelanspannung los. Am Ende der Entspannung bewegen Sie zuerst sanft Finger und Zehen, atmen tief und strecken sich. Dann rollen Sie sich auf die Seite, stützen sich mit einer Hand auf und richten sich über die Seite langsam wieder auf.

DER »SONNENGRUSS« – SURYA NAMASKAR

Der so genannte Sonnengruß ist eine anmutige fließende Folge von zwölf Positionen, die entweder relativ zügig oder sehr bewusst, jeweils mit einigen Sekunden angehaltenem Atem zwischen den Positionen, geübt werden. Eine Runde des Sonnengrußes besteht aus zwei Zyklen; im ersten setzt man zuerst den rechten Fuß nach hinten (Position 4) oder vorn (Position 9), im zweiten Zyklus bringt man den linken Fuß nach hinten bzw. vorn. Versuchen Sie, Ihre Bewegungen mit dem Atem fließen zu lassen. Atmen Sie ein, wenn Sie die Wirbelsäule strecken, den Körper aufrichten oder vollständig durchstrecken. Atmen Sie aus, wenn Sie den Körper beugen oder die Wirbelsäule krümmen. Der Sonnengruß lockert und erwärmt den ganzen Körper und bereitet auf die Yoga-Asanas vor. Er kann aber auch ganz unabhängig zur Erfrischung, Stärkung und Regeneration während des Tages oder vor und nach Sport ausgeübt werden. Selbst wenn Sie morgens nur zehn Minuten Zeit übrig haben, ist Surya Namaskar ein wunderbarer Start in den Tag.

DIE 12 POSITIONEN DES SONNENGRUSSES

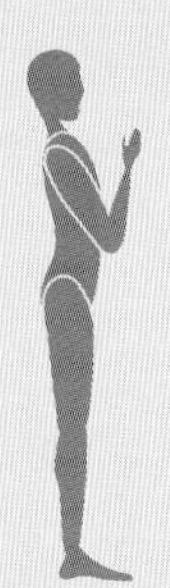

1. Der Berg – Tadasana

Beginnen Sie in aufrechter Haltung, das Gewicht ist gleichmäßig auf beide Füße verteilt. Legen Sie die Handflächen gegeneinander vor die Brust. Stehen Sie vollkommen aufrecht und schauen Sie geradeaus. Atmen Sie aus.

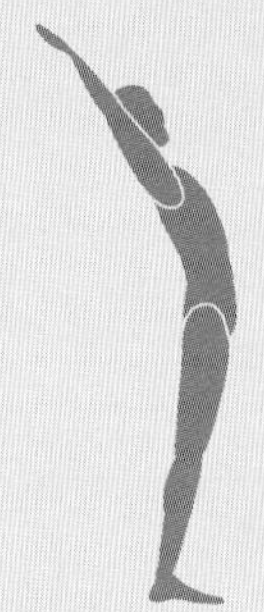

2. Der Berg mit erhobenen Armen

Mit dem Einatmen strecken Sie die Arme über den Kopf nach oben aus. Spannen Sie Bauch, Gesäß und Oberschenkel an und beugen Sie sich aus der Taille so weit zurück, wie es für Sie angenehm ist.

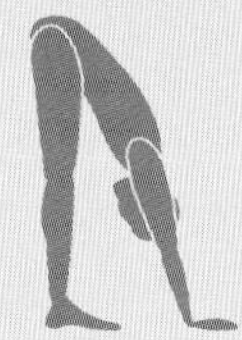

3. Die Vorwärtsbeuge – Uttanasana

Mit dem Ausatmen beugen Sie sich aus der Taille heraus nach vorn. Dehnen Sie sich nach unten, so weit Sie kommen. Lassen Sie die Beine nach Möglichkeit gestreckt und berühren Sie mit den Fingerspitzen oder Handflächen den Boden. Bei Rückenproblemen können Sie die Knie leicht beugen.

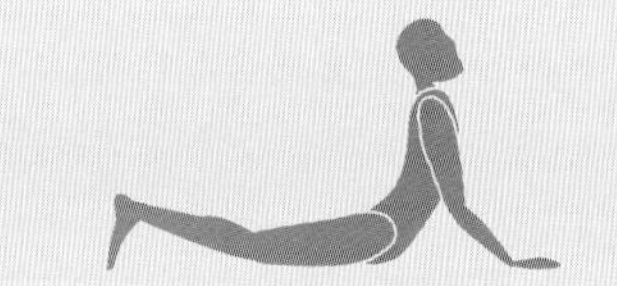

7. Der aufwärts gerichtete Hund – Urdhva mukha svanasana

Mit dem Einatmen strecken Sie die Zehen nach hinten aus und kommen mit dem Oberkörper nach oben, den Sie, gestützt auf die Arme, zurückbeugen. Ziehen Sie die Schultern nach unten und in Richtung Füße, lassen Sie das Becken sinken. Dehnen Sie den Brustkorb nach vorn und legen Sie den Kopf sanft in den Nacken.

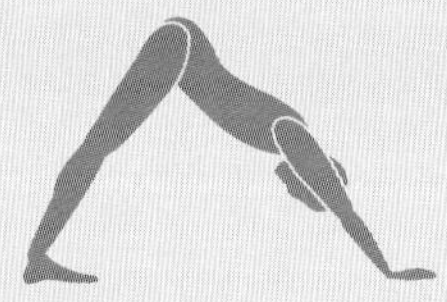

8. Der Hund – Adho mukha svanasana

Wiederholen Sie Position 5: Stellen Sie die Zehen wieder auf und heben Sie mit dem Ausatmen das Gesäß nach oben und hinten. Pressen Sie die Hände auf den Boden. Arme, Beine und Rücken sind gerade. Versuchen Sie, die Fersen zum Boden zu bringen. Entspannen Sie Kopf und Hals.

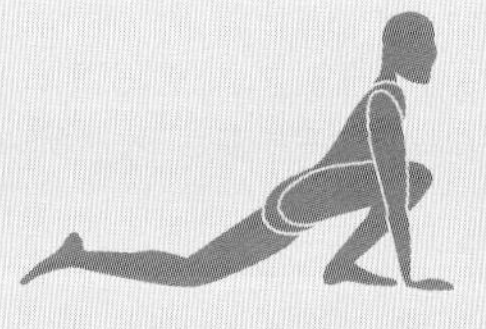

9. Die Reiterstellung – Ashwa sanchalanasana

Wiederholen Sie Position 4: Mit dem Einatmen bringen Sie den rechten (oder linken) Fuß nach vorn zwischen die Hände. Das linke (oder rechte) Bein bleibt nach hinten gestreckt, das linke (oder rechte) Knie ruht flach auf dem Boden. Dehnen Sie die Wirbelsäule und den Brustkorb nach vorn, schauen Sie nach oben.

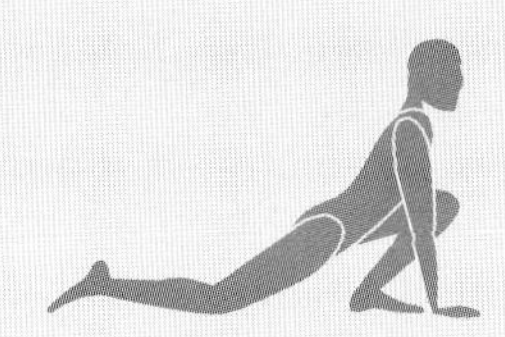

4. Die Reiterstellung – Ashwa sanchalanasana

Mit dem nächsten Einatmen strecken Sie das rechte (oder linke) Bein weit nach hinten und senken das Knie zum Boden. Der linke (oder rechte) stützende Fuß, der vorn bleibt, steht dabei flach auf dem Boden. Öffnen Sie den Brustkorb nach vorn, legen Sie den Kopf so weit in den Nacken wie angenehm und schauen Sie nach oben.

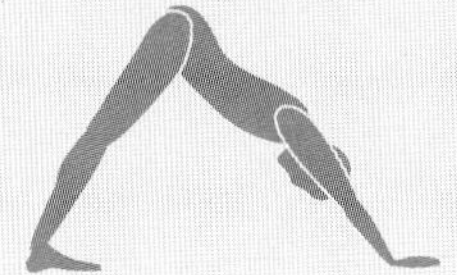

5. Der Hund – Adho mukha svanasana

Halten Sie den Atem an und nehmen Sie auch das andere Bein zurück. Die Füße stehen jetzt in Hüftbreite nebeneinander, die Hände sind in Schulterbreite. Während Sie Gesäß und Hüften anheben, pressen Sie die Hände auf den Boden. Strecken Sie die Wirbelsäule und die Rückseite der Beine, lassen Sie die Fersen in Richtung Boden sinken. Lockern und entspannen Sie Kopf und Hals.

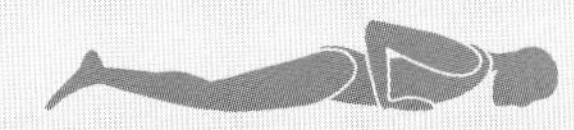

6. Die Acht-Punkte-Stellung – Ashtanga namaskar

Mit dem Ausatmen setzen Sie behutsam erst die Knie, dann Brust und Kinn am Boden ab, das Becken bleibt angehoben. An acht Punkten – Zehen, Knie, Brust, Hände und Kinn – berührt der Körper den Boden. Verharren Sie kurz in dieser Stellung und gehen Sie dann zur nächsten über.

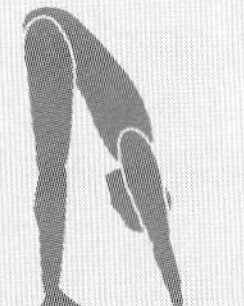

10. Die Vorwärtsbeuge – Uttanasana

Wiederholen Sie Position 3: Mit dem Ausatmen bringen Sie das andere Bein nach vorn und heben dabei langsam das Gesäß nach oben, bis beide Beine und die gesamte Wirbelsäule gestreckt sind. Arme und Kopf bilden mit der Wirbelsäule eine Linie. Beide Handflächen oder die Fingerspitzen berühren den Boden. Entspannen Sie die Knie, lassen Sie die Schultern entspannt.

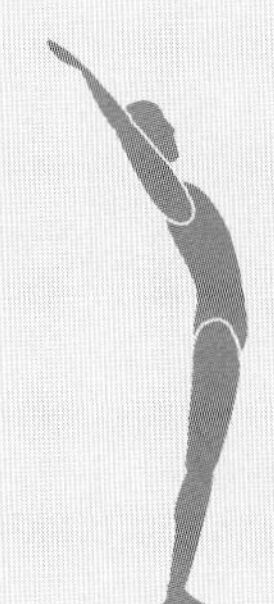

11. Der Berg mit erhobenen Armen

Wiederholen Sie Position 2: Mit dem Einatmen kommen Sie mit geradem Rücken nach oben und strecken die Arme erst nach vorn, dann nach oben und über den Kopf nach hinten aus. Beugen Sie den Oberkörper, so weit wie angenehm, nach hinten.

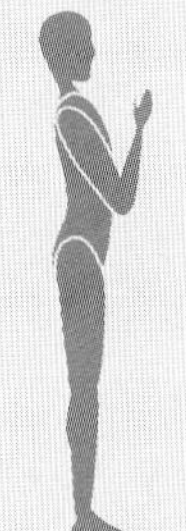

12. Der Berg – Tadasana

Wiederholen Sie Position 1: Atmen Sie aus, während Sie die Arme senken, und führen Sie die Handflächen vor der Brust zusammen. Stehen Sie aufrecht und entspannt in *Tadasana* – der Berg.

PRANAYAMA – BEWUSSTES ATMEN

Die bewusste Yoga-Atmung – Pranayama – belebt und schenkt Klarheit, Geisteskraft, Ruhe und Konzentration. Pranayama bedeutet aber zugleich die Stärkung der universellen Lebensenergie *Prana,* die wir auch über die Atmung aufnehmen. Prana ist die feinstoffliche Energie, die in den Meridianen und Marma-Punkten des Körpers fließt, eine alles verbindende, vibrierende Intelligenz, die Körper und Geist wach, energievoll und vital erhält.

»LEICHTES ATMEN«

Die hier vorgestellte einfache Atemübung wird *Sukha-Pranayama* genannt – leichtes Atmen. Sie schafft einen Ausgleich zwischen linker und rechter Gehirnhälfte und koordiniert so die unterschiedlichen Funktionen von Körper und Geist. Diese Atemtechnik ist eine gute Einstimmung auf die Meditation, da sie die Aufmerksamkeit nach innen lenkt und den Atem beruhigt. Wenn Sie Sukha-Pranayama durchführen, werden Sie eine angenehme Leichtigkeit im Körper sowie geistige Klarheit bemerken und spüren, wie sich Ihre Nervenenergien wieder aufladen.

So wird's gemacht: Setzen Sie sich bequem auf einen Stuhl oder in entspannter, aufrechter Sitzhaltung auf den Boden oder ein Meditationskissen. Wichtig ist, dass Sie mit geradem Rücken bequem, aber aufrecht sitzen können. Schließen Sie zunächst für einen Moment die Augen und lassen Sie Ihren Geist etwas zur Ruhe kommen. Legen Sie dann den Daumen Ihrer rechten Hand an den rechten Nasenflügel. Beginnen Sie nun die Atemübung, indem Sie beim Ausatmen die rechte Nasenöffnung mit sanftem Druck verschließen und durch die linke Nasenöffnung ausatmen. Danach atmen Sie ganz natürlich durch die linke Nasenöffnung wieder ein.

Jetzt verschließen Sie die linke Nasenöffnung mit Mittel- und Ringfinger der rechten Hand und atmen rechts aus. Anschließend atmen Sie durch die rechte Nasenöffnung wieder sanft ein. Atmen Sie auf diese Weise etwa fünf Minuten im Wechsel. Atmen Sie ruhig und natürlich, lassen Sie den Atem von allein kommen und gehen. Die Haltung Ihrer rechten Hand ist die ganze Zeit über entspannt und natürlich.

Anschließend senken Sie den Arm und setzen sich mit geschlossenen Augen ein bis zwei Minuten lang bequem zurück, falls Sie diese Übung zwischendurch anwenden, um sich zu entspannen oder zu sammeln. Wenn Sie im Anschluss an die Atemübung meditieren möchten, können Sie unmittelbar nach Sukha-Pranayama damit beginnen.

Hinweis: Wichtig ist, dass Sie immer mit dem Ausatmen beginnen und dann erst einatmen. Beginnen Sie mit dem Ausatmen auf der linken Seite; beenden Sie die Atemübung, indem Sie ebenfalls durch die linke Nasenöffnung ausatmen. Bei manchen Menschen verändert sich bisweilen der Atemrhythmus. Das ist normal und ein gutes Zeichen dafür, dass Sie zu einer ausgewogenen Atmung gefunden haben.

MEDITATION – DER WEG ZUM EIGENEN SELBST

»Lebe jeden gegenwärtigen Moment vollständig,
und die Zukunft wird für sich selbst sorgen.
Genieße die Schönheit
und das Wunder jedes Augenblicks.«

(P. Yogananda)

Im Mittelpunkt der vedischen Lehre von Yoga steht Meditation. Sie ist daher ein wesentliches Element der ayurvedischen Medizin und Lebenslehre. Denn *Dhyana,* so der Sanskrit-Name für den Vorgang des Meditierens, ist der Weg zum eigenen Selbst. Und nur wer im eigenen Selbst gegründet ist *(Swasthya),* kann aus vollkommener Gesundheit schöpfen und sein gesamtes Potenzial genießen. Meditation ist der Weg zur eigenen Mitte.

Eine geistige Technik, die aus der gleichen vedischen Tradition stammt, die auch den Ayurveda ans Licht gebracht hat, ist die Transzendentale Meditation (TM) nach Maharishi Mahesh Yogi. Sie ist eine einfache und natürliche Methode, tiefe Ruhe und Entspannung zu erfahren. TM wird zweimal täglich etwa 15 bis 20 Minuten, morgens und abends, bequem im Sitzen und bei geschlossenen Augen ausgeübt. Der Weg nach innen, zur Stille, zur Transzendenz, ist bei dieser Meditation mühelos. Denn diese Meditation beruht weder auf Konzentration noch auf Kontemplation. Auch ist es nicht nötig, ja sogar hinderlich, Gedanken zu verdrängen oder in irgendeiner anderen Form angestrengt zu versuchen, den Geist zu beruhigen. In der Praxis ist oft das Argument zu hören: »Meditieren, das kann ich nicht. Ich kann einfach nicht abschalten.« Genau für denjenigen ist die TM die geeignete Meditationsmethode. Sie beruht auf der natürlichen Tendenz des Geistes, sich zu einem Bereich größeren Glücklichseins hingezogen zu fühlen. Wenn Sie konzentriert über einer Arbeit sitzen und aus dem Nebenraum schöne Musik erklingt, dann wird Ihre Aufmerksamkeit automatisch davon angezogen. Die Musik ist für den Geist zumindest einige Augenblicke lang angenehmer als die Beschäftigung. Ähnlich ist es in der Meditation. Die tieferen Schichten des Bewusstseins sind angenehmer, beruhigender, friedvoller. Transzendenz, innere Stille, ist reines Seligkeitsbewusstsein. Der Geist muss nur erfahren, welche Richtung er einnehmen muss, um zu diesem, seinem eigenen Ursprung zu finden. Denn die Ebene der Transzendenz ist höchst erfüllend. Sie ist das eigene Selbst, die Quelle und Heimat unseres Denkens, Fühlens und Handelns.

Das Medium dieser Meditation ist ein Klangwort, ein Mantra, das keine inhaltliche Bedeutung hat, den Geist also nicht auf der Bedeutungsebene bindet.

Transzendentale Meditation kann praktisch überall ausgeübt werden, wo es möglich ist, ungestört und bequem zu sitzen – also auch auf Reisen, im Hotel oder unterwegs im Zug oder Flugzeug. TM ist leicht erlernbar und einfach in der Anwendung, erfordert aber eine persönliche Anleitung durch einen ausgebildeten Lehrer.

Meditation bedeutet die Erfahrung eines Zustands reiner, innerer Wachheit ohne gedankliche Aktivität. Dabei kommen die Gedanken zunehmend zur Ruhe bis hin zur Erfahrung unendlicher Stille und Unbegrenztheit.

DIE WIRKUNGEN DER TRANSZENDENTALEN MEDITATION

TM ist die weltweit am besten wissenschaftlich untersuchte Meditationstechnik. Ihre positiven gesundheitlichen Auswirkungen, vor allem was die Senkung von zu hohem Blutdruck betrifft, werden seit Jahren vom National Health Institute, der nationalen Gesundheitsbehörde der USA, mit Millionen Dollar Subventionen gefördert. Als besonders hilfreich erweist sich TM außerdem bei psychosomatischen Erkrankungen, Schlafstörungen, Erschöpfungszuständen, Konzentrationsstörungen oder geistiger wie körperlicher Verspannung, Über- und Untergewicht, Depressionen sowie Angstzuständen und Neurosen.

Die geistige Ruhe in der Meditation hat viele körperliche Entsprechungen: ruhigerer Atem, Verlangsamung des Herzschlags, höherer Hautwiderstand als Ausdruck der Entspannung, Harmonisierung der Gehirnaktivitäten, messbar im EEG, oder Abbau von Stresshormonen.

GLEICHKLANG DER GEHIRNFUNKTIONEN

Aufsehen erregend sind die hirnphysiologischen Untersuchungen, bei denen während des Transzendierens eine hohe Synchronisation der Gehirnaktivität festgestellt wurde. Es kommt dabei zu einer Integration der Gehirnfunktionen, einer Art Gleichklang zwischen der linken und rechten Hirnhemisphäre, den man vergleichbar während Glückserfahrungen oder in besonders kreativen Momenten findet. Die regelmäßige Erfahrung dieses Grundzustands unserer Bewusstheit scheint eine der wichtigsten Voraussetzungen für Zellerneuerung, körperliche und geistige Regeneration und für die Entfaltung geistiger Fähigkeiten zu sein.

Langzeitstudien konnten außerdem nachweisen, dass TM-Ausübende körperlich und psychisch gesünder sind als Menschen vergleichbaren Alters, Berufs, Lebensstils und vergleichbarer Ernährung.

LÄNGER JUNG MIT TM

Bemerkenswert sind auch Untersuchungen, die zeigen, dass es bei längerer und regelmäßiger Ausübung der TM zu einer Verlangsamung oder gar Umkehrung des Alterungsprozesses kommt. Personen, die TM regelmäßig ausübten, waren biologisch wesentlich jünger, als es ihrem tatsächlichen Alter entsprach. Der entscheidende Grund dafür wird in der tiefen Ruhe und Entspannung durch die Meditation gesehen, die es dem Körper ermöglicht, sich tief greifend zu erneuern und zu regenerieren. Aus Sicht des Ayurveda gehören altersbedingte Beschwerden nicht zwangsläufig zum Älterwerden. Ein gesundes Leben ist vielmehr bis ins hohe Alter möglich. Zunehmende gesundheitliche Störungen mit den Jahren sind oft das Resultat unvollständiger Regeneration, der Ansammlung unverarbeiteter Lebenseindrücke und körperlicher Überforderung.

DIE WICHTIGSTEN ERGEBNISSE ÜBER DIE WIRKUNGEN DER TM

- TM ermöglicht einen natürlichen Zugang zum inneren Reservoir an Energie und Kreativität und hilft, sich von Stress und Anspannungen zu befreien.
- TM führt zum Abbau von Ängsten und anderen seelischen Störungen und lässt uns mehr inneres Glück und größere psychische Stabilität erfahren.
- Regelmäßiges Anwenden von TM führt zu mehr Energie und Lebensfreude, erhöht die positive Selbsteinschätzung sowie die Wertschätzung anderer.
- Der Alterungsprozess wird durch TM verlangsamt oder sogar umgekehrt, der Körper erhält eine vertiefte und erweiterte Möglichkeit zur Regeneration und Erneuerung.
- Wer TM ausübt, erfährt vielfältige positive Auswirkungen auf seine Gesundheit, die sich in deutlich weniger Krankheiten und selteneren Arztbesuchen niederschlagen.
- Auch zahlreiche Aspekte des alltäglichen Lebens lassen sich durch TM verbessern – das geistige Potenzial ebenso wie Toleranz, Kontaktfreude und das Zusammenleben mit anderen Menschen.

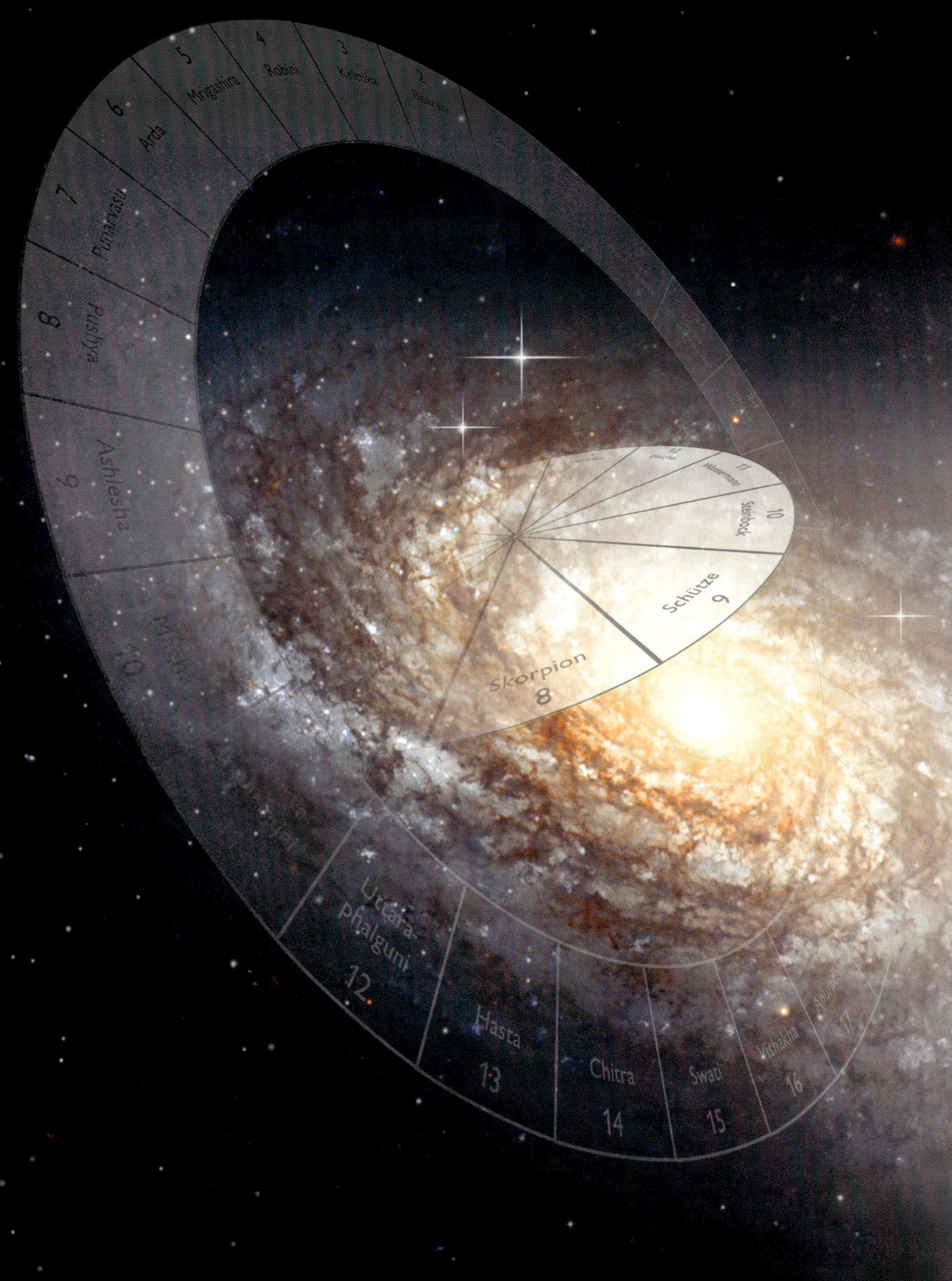

5
Mrigashira
4
Rohini
3
Krittika
2
6
Arda
7
Punarvasu
8
Pushya
Ashlesha
9
10
Uttara-
phalguni
12
Hasta
13
Chitra
14
Swati
15
Vishakha
16
17
10
Steinbock
11
Wassermann
Schütze
9
Skorpion
8

JYOTISH, DIE VEDISCHE ASTROLOGIE

»Der Schöpfer ist in allen Dingen und die gesamte Schöpfung ist in ihm.«

(Maharishi Parashara, Brihat Hora Shastra, I, 21-24)

Immer wieder fragen sich die Menschen, warum etwas geschieht oder welche Dinge ihnen im Leben bevorstehen. Der Wunsch, die Gesetzmäßigkeiten zu ergründen, die die Zeit regieren, ist uralt. Dank der seit Jahrtausenden bewährten vedischen Astrologie nach *Maharishi Parashara* verfügen wir über ein zuverlässiges Instrument, unser Leben in Hinsicht auf seine Anlagen zu verstehen. Mit Hilfe des Geburtsmoments kann man das mitgegebene Potenzial analysieren und außerdem die sich verändernden Zeitqualitäten beleuchten, das heißt, errechnen, wann im Leben eines Menschen welcher Einfluss vorherrscht. *Jyotish,* der Name der vedischen Astrologie, bedeutet »Licht«. Es ist das Licht des Bewusstseins, welches den gesamten Lebensplan sieht – Vergangenheit, Gegenwart und Zukunft.

WIE INNEN, SO AUSSEN

Nach vedischem Verständnis bilden Mensch, Natur und Kosmos eine untrennbare Einheit. Alles im Universum Existierende steht in Wechselbeziehung zueinander, alles ist auf subtile Weise miteinander verbunden. Jede Bewegung im Kosmos hat Einfluss auf das gesamte Universum. Ein Gleichnis aus der indischen Mythologie verdeutlicht diesen Zusammenhang: *»Es heißt, dass es im Himmel Indras ein Netz von Perlen gibt, die so geordnet sind, dass man alle anderen sich in einer einzigen von ihnen spiegeln sieht.«*

Da keine Trennung zwischen Mikro- und Makrokosmos, zwischen Mensch und Universum besteht, spiegelt auch die innere Intelligenz unseres Körpers die Ordnung des Kosmos wider. Die vedischen Weisen erkannten den menschlichen Körper als vollkommenes Abbild der Natur. Von den Rishis stammt der Ausspruch *»yat pinde, tat brahmande«,* was sinngemäß bedeutet, dass es nichts in diesem Universum gibt, was nicht zugleich im Menschen zu finden wäre.

ZEITPUNKT UND ORT DER GEBURT ENTSCHEIDEN

Nach diesem Prinzip nutzt Jyotish den Kosmos (Makroebene) – genauer gesagt den Sternenhimmel mit Sonne, Mond und sichtbaren Planeten – als Abbild der inneren Struktur des Menschen (Mikroebene). Aus dem, was auf der Makroebene (Kosmos) abgebildet wird, können Schlüsse über eine Einzelheit auf der Mikroebene (individueller Mensch) gezogen werden. Ausgangspunkt für das Erstellen und Lesen eines individuellen vedischen Horoskops ist jeweils der Geburtsort und die genaue Geburtszeit einer Person. Der vedische Astrologe – *Jyotishi* genannt – wird dann die genauen Positionen der 9 Planeten in den 12 Sternbildern sowie 27 Nakshatras (Mondhäuser) berechnen. Das, was berechnet wird, ist auch tatsächlich am Himmel zu beobachten. Daher wird die vedische Astrologie auch als siderische Astrologie bezeichnet, da sie die wirkliche Stellung der Planeten in den Sternbildern, die den Tierkreis bilden, nutzt.

BASISWISSEN:
DER ASZENDENT, DIE HÄUSER, DIE PLANETEN

DER ASZENDENT

Wird ein Mensch geboren, berechnet man als Erstes das aufsteigende Zeichen im Osten, den Aszendenten. Anhand der astronomisch genauen Daten wird dann ein Schaubild erstellt, das den Stand der mit den Augen sichtbaren Planeten Merkur, Venus, Mars, Jupiter und Saturn zusammen mit Sonne und Mond sowie den Mondknoten Rahu und Ketu im Fixsternhimmel zeigt. Wenn man sagt: »Der Jupiter befand sich im Löwen«, so hat man ihn dort im Moment der Geburt tatsächlich am Himmel sehen können.

DIE HÄUSER – BHAVAS

Anschließend werden mit dem Aszendenten beginnend die 12 Häuser – *Bhavas* genannt – zugeordnet. Häuser sind die Segmente im Horoskop, die die verschiedenen Lebensbereiche darstellen. Durch die Analyse der Interaktion zwischen diesen Häusern und den Planeten kann man Aufschluss über alle Bereiche des menschlichen Lebens erhalten: die Konstitution eines Menschen, seine Fähigkeiten, seine physiologischen Schwachpunkte, seine berufliche Entwicklung, die Beziehung zu seinen Kindern, Eltern oder andere soziale Bezüge.

DIE PLANETEN – GRAHAS

Bezogen auf die Konstitution einer Person, berücksichtigt Jyotish auch die sieben sichtbaren Planeten, die *Grahas,* sowie die zwei so genannten Mondknoten, *Rahu* und *Ketu.* Die Mondknoten sind hinsichtlich ihrer Bedeutung genauso wichtig wie die sieben anderen Planeten und nehmen ebenfalls Einfluss auf die Konstitution eines Menschen.

DIE PLANETENEINFLÜSSE

Die Wirkungen der Planeten müssen immer im Zusammenhang aller Aspekte und Kräfte im Horoskop betrachtet werden. Es sind also auch die *Rashis* (Tierkreiszeichen) und *Nakshatras* (Mondhäuser) in der Analyse zu berücksichtigen.

BEDEUTUNG DES MONDES

Die vedische Astrologie wird auch als Mondastrologie bezeichnet. Der Mond als schnellster und besonders gut zu beobachtender Himmelskörper war für die Menschen schon immer von außerordentlichem Interesse. Durch die Umlaufbewegung des Mondes um die Erde in circa 27,5 Tagen ergibt sich eine ganz besondere Einteilung des Himmelskreises in 27 Abschnitte: die 27 Nakshatras oder Mondhäuser mit je 13°20' Ausdehnung. Die Mondhäuser oder Nakshatras sind eine weitere Unterteilung des Fixsternhimmels entlang der Ekliptik. Sie werden bereits in den ältesten vedischen Schriften erwähnt, und man leitet von ihnen Eigenschaften und Energien ab, die den dort befindlichen Planeten einen bestimmten Einfluss zusprechen. Sie unterstützen die Interpretation und machen sie reichhaltiger und präziser. In jedem Tierkreiszeichen befinden sich drei solche Nakshatras, denn Tierkreiszeichen und Nakshatras sind untrennbar miteinander verbunden (→ Abb. S. 117).

Planet	Dosha-Konstitution	Sanskrit-Name
Sonne	Pitta-dominiert	Surya
Mond	Kapha-Vata-dominiert	Chandra
Mars	Pitta-dominiert	Mangal
Merkur	Vata-Pitta-Kapha-dominiert	Budha
Jupiter	Kapha-dominiert	Guru
Venus	Vata-Kapha-dominiert	Sukra
Saturn	Vata-dominiert	Sani
Rahu	Vata-dominiert	Rahu
Ketu	Vata-dominiert	Ketu

(Referenz: Maharishi Parashara)

ENTSCHLÜSSELUNG DER ZEITQUALITÄT

Die enge Verbindung zwischen den Planeten in den Sternbildern und Nakshatras gibt der vedischen Astrologie die Möglichkeit, das tiefer liegende Potenzial einer Person sehr präzise zu beschreiben. Außerdem erlaubt Jyotish einen detaillierten Aufschluss über die Zeitqualität, die so genannten *Dashas* oder Zeitphasen, in denen bestimmte Planeten die Zeit »regieren«. Dauer und Qualitäten dieser Zeitphasen definieren sich aus dem Horoskop und lassen sich genau berechnen. Somit kann man errechnen, wann welche Ereignisse auftreten und wie lange eine bestimmte Phase im Leben andauert. Deshalb lässt sich auch bestimmen, wann der beste Zeitpunkt für wichtige Unternehmungen ist, damit diese zum Erfolg führen.

GEBURTSZEITKORREKTUR

Da der Mond sich im Vergleich zu den anderen Himmelskörpern sehr schnell bewegt und die Sternzeichen kontinuierlich am östlichen Horizont aufsteigen, ist die Genauigkeit der Geburtszeit für die Berechnung des Horoskops von großer Bedeutung. Die vedische Astrologie kennt Verfahren, die es einem erfahrenen Experten ermöglichen, die Geburtszeit anhand wichtiger Lebensereignisse im Nachhinein exakt zu überprüfen und zu korrigieren. Auf der Basis der genauen Geburtsminute kann der Jyotishi dann mit Hilfe der hier erwähnten Grundkomponenten und einer Vielzahl weiterer vedischer Analysetechniken die Funktionsweisen der Natur mit all ihrer Komplexität im Leben eines Menschen beschreiben.

DAS GEBURTSHOROSKOP

Erklärt am Beispiel
Willy Brandt

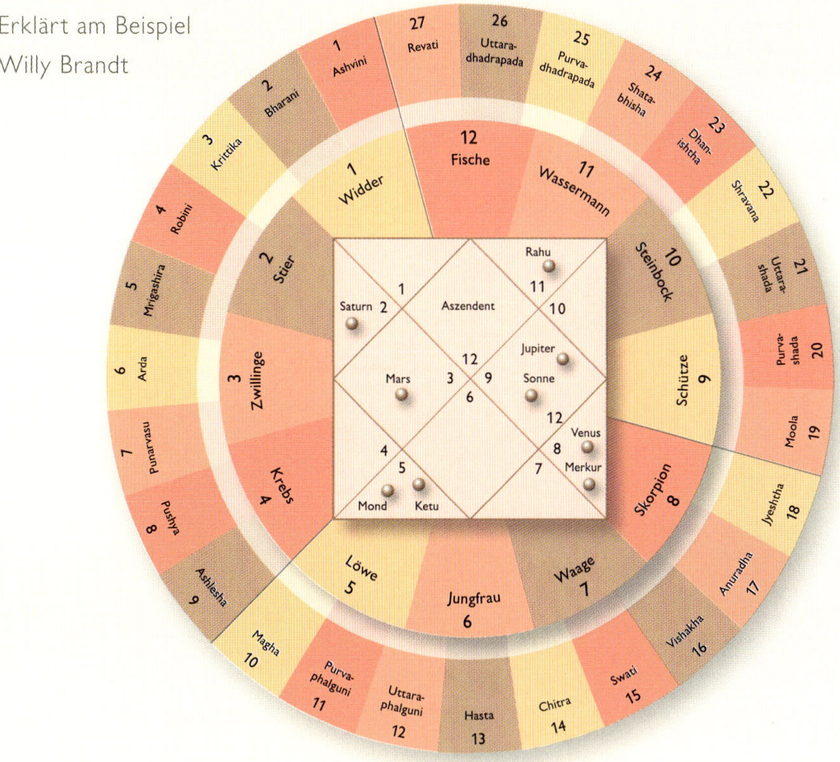

Das Schaubild, das wir zum Lesen des vedischen Horoskops nutzen, ist rechteckig. Die verschiedenen Häuser oder Lebensbereiche sind vom oberen, mittleren Viereck, dem Aszendenten und 1. Haus, entgegen dem Uhrzeigersinn zu lesen. Die Planeten werden in ihren Sternzeichen berechnet, die dann jeweils ein bestimmtes Haus besetzen. Dort werden die Planeten eingetragen und gelesen.

VEDISCHE ASTROLOGIE IST LEBENSNAH

Wer sich mit vedischer Astrologie ernsthaft befasst, erkennt ihren praktischen Wert. Sie fördert die Selbsterkenntnis und bietet die Chance, bewusst mit den Stärken und Schwächen im eigenen Leben umzugehen. Dank der Möglichkeit, die Dashas (Zeitqualitäten) zu berechnen, kann Problemen entsprechend begegnet werden.

Kennt ein Mensch zum Beispiel aufgrund seines vedischen Horoskops die Schwachstellen in seiner Physiologie, kann er von vornherein auf eine für seine Konstitution gesunde Lebensführung achten und schädigenden Einflüssen vorbeugen, bevor sich diese als Krankheiten niederschlagen. Da Vorbeugung das bestimmende Thema im Ayurveda ist, ergänzt sich die vedische Astrologie auch sehr gut mit den unterstützenden Maßnahmen aus dem Ayurveda und ermöglicht eine gesündere und erfüllendere Lebensgestaltung.

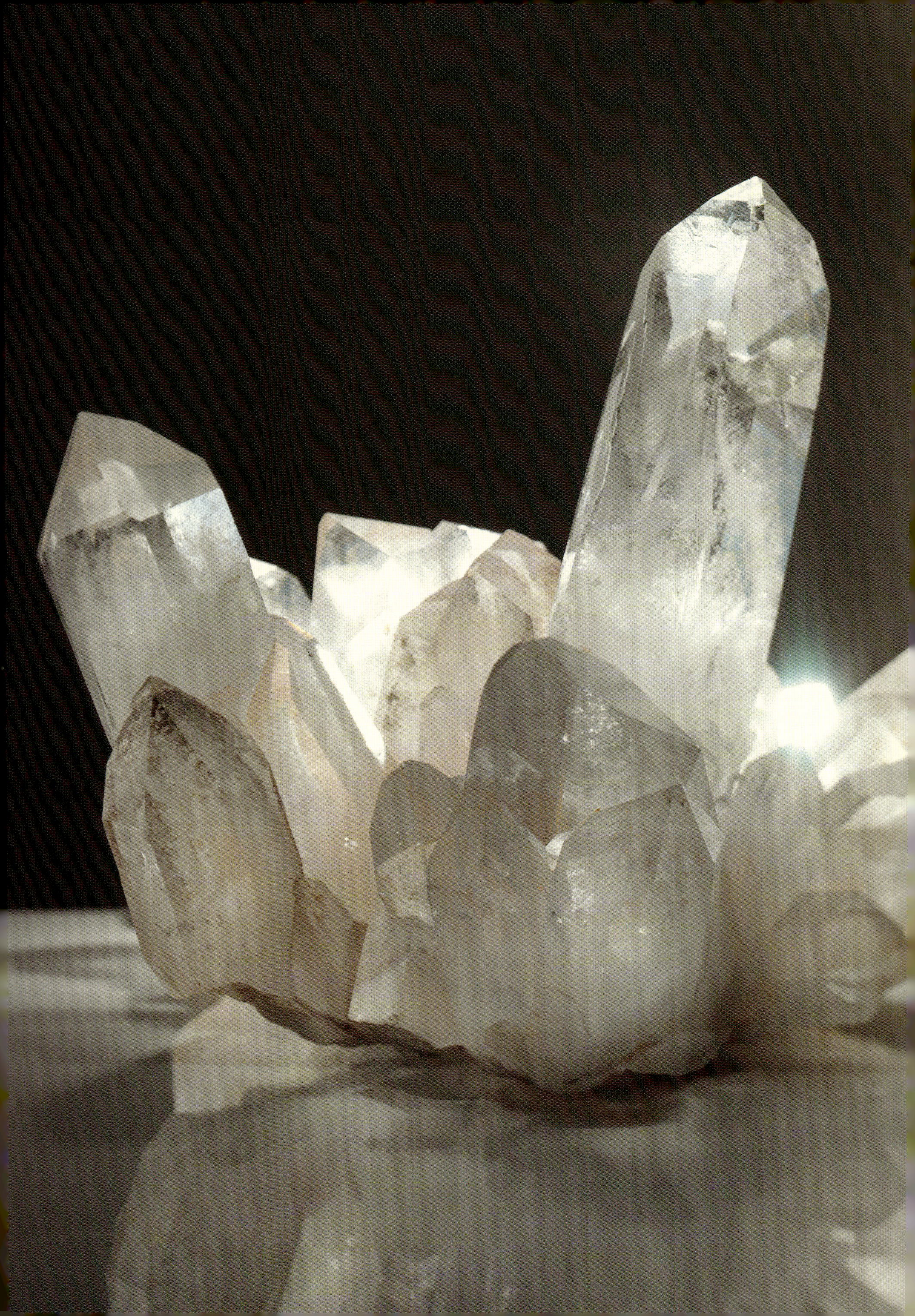

DIE HEILKRAFT EDLER STEINE

»Ein Edelstein, frei von allen Unreinheiten
und strahlend in seinem charakteristischen inneren Leuchten,
sollte als Glücksbringer betrachtet werden.
Ein Stein, der gebrochen ist, Risse hat,
nicht leuchtet oder rau oder sandig erscheint,
sollte keinesfalls benutzt werden.«

(Agni-Purana, Kapitel 246, 7-8)

Das Licht edler Steine und das innere Licht des Menschen stehen in besonderer Beziehung zueinander. In der vedischen Astrologie werden die *Ratnas,* die Edelsteine, nach der Konstellation der Planeten gezielt verordnet, um das innere Licht des Trägers zu stärken und damit seine positiven und speziellen Qualitäten zu unterstützen. Die Steine sollen ihn mit den kosmischen Entsprechungen seiner Physiologie in Einklang bringen. Das Leuchten der Sonne, das im Rubin feurig funkelt, der kühlende und fruchtbare Einfluss des Mondes, der in der Perle Ausdruck findet, oder die Glück bringenden Eigenschaften von Jupiter, die im goldenen Glanz des gelben Saphirs leuchten, haben Entsprechungen in den Steinen, aber auch im Körper des Menschen und in seiner Aura.

EDELSTEINE, AURA UND PLANETEN

Wie und was ein Mensch ausstrahlt, ist Ausdruck seines Agni, seiner Lebensflamme, die von Geburt an in ihm leuchtet und mit dem Tod erlischt. Die individuellen Schattierungen seines Leuchtens, die seherisch begabte Menschen als die verschiedenen Farben seiner Aura, seines Energiefeldes, erkennen, sind Ausdruck seiner Konstitution und Persönlichkeit (Prakriti), seiner Emotionen und seiner gesundheitlichen Verfassung.
Ob Sie es wirklich mit Ihren Augen sehen oder nur unbewusst wahrnehmen: Ein wütender Mensch hat eine tiefrote Aura. Glückliche, gesunde Personen leuchten in hellem, fast weißem oder goldenem Licht. Abhängig von der Aktivität bestimmter Agnis im Organismus, der Dhatu-Agnis – das sind die Feuer des Stoffwechsels in den sieben ayurvedischen Körpergeweben –, strahlen wir unterschiedliches Licht ab. Edelsteine stärken diese Agnis, die in einer kosmischen Beziehung zu den Planeten des Sonnensystems stehen (→ S. 115). Die Ausstrahlung, die wir besitzen, trägt im täglichen Leben entscheidenden Anteil an unserem Glück und Erfolg. Edle Steine sind in dieser Hinsicht Glücksbringer.

DIE GRAHAS UND DIE NAVA RATNAS

Jedem der neun Planeten *(Grahas)* der vedischen Astrologie ist ein bestimmter Edelstein zugeordnet. Diese werden *Nava Ratnas* genannt – die neun kostbaren Steine. Jeder dieser Edelsteine beeinflusst die Lebensbereiche, denen ein Planet zugeordnet wird, positiv. Darüber hinaus kommt jedem dieser Nava Ratnas eine spezielle individuelle Bedeutung für den einzelnen Menschen zu, und zwar abhängig von der Stellung des jeweiligen Planeten im Geburtshoroskop dieses Menschen. So kann sich ein Stein günstig auf verschiedenste Lebensbereiche auswirken, wie zum Beispiel Gesundheit, Spiritualität, Beruf, Partnerschaft oder materielle Sicherheit. Ist beispielsweise die Sonne, die unter anderem für Gesundheit und Physis eines Menschen steht, im Geburtshoroskop schwach gestellt, so könnte dieser Mensch einen in Gold gefassten Rubin am Finger tragen, um den Einfluss der Sonne zu stärken. Gold unterstützt die Wirkung der Edelsteine und vermittelt sie.

Planet	Stein	Eigenschaften, die bei guter Stellung im Horoskop gefördert werden	Finger
Sonne	Roter Rubin	Würde, Macht, Führerschaft, Zuversicht, Spiritualität, Stärke, Leidenschaft	Ringfinger
Mond	Weiße Perle	Sensibilität, gute Gewohnheiten, Stabilität, Gesundheit, Wohlstand, Respekt und Anerkennung	Ringfinger
Mars	Rote Koralle	Positive Energie, Stärke, Mut, Leidenschaft, Tatkraft, Bildung, Bekanntheit, hoheitsvolles Wesen	Ring- oder Zeigefinger
Merkur	Grüner Smaragd	Rationales Denken, Geschick, weltliches Denken, glückliches Naturell, Glück, gutes Reden, Respekt	Kleiner Finger
Jupiter	Gelber Saphir	Großzügigkeit, Fürsorge, Spiritualität, Optimismus, Glaube und Vertrauen, Weisheit, Macht, Respekt, Gerechtigkeit	Zeigefinger
Venus	Diamant	Attraktivität, edles Wesen, Grazie, Muse, Eleganz, Sanftheit, wohltätiges Wesen, Langlebigkeit, allgemein gute Eigenschaften	Mittelfinger
Saturn	Blauer Saphir	Disziplin, Realismus, Ausdauer, Verantwortungsbewusstsein, Langlebigkeit, großzügiges, wohltätiges Wesen	Mittelfinger
Rahu	Hassonit	Originalität, Inspiration, Einsicht, Einzigartigkeit, Wohlstand, Glück	Mittelfinger
Ketu	Katzenauge	Spiritualität, Intuition, Universalität, Subtilität, Sensitivität, Wohlstand, Schutz vor Negativem	Mittelfinger

QUALITÄT IST WICHTIG

Voraussetzung für die positiven Wirkungen der Nava Ratnas ist aber nicht nur die Wahl des persönlich richtigen Steins, sondern auch, dass der entsprechende Stein Maharishi-Jyotish-Qualität besitzt. Ein solcher Standard ist durch besonders hohe Qualitätskriterien definiert, angefangen von der größtmöglichen Reinheit des Steins, der Farbqualität, der Brillanz usw. Edelsteine dieser überragenden Qualität sind allerdings sehr selten. Von den schleifwürdigen Rohsteinen erfüllt nur ein Bruchteil der Steine die hohen Anforderungen für die Verwendung im Maharishi Jyotish. Es sind kostbare Unikate, deren Farbe, natürliche Reinheit, Ausstrahlung und Brillanz einzigartig sind.

LICHT STIMULIERT ÜBER DIE HAUT

Besonders wichtig ist, den Stein richtig zu fassen. Die Einfassung sollte nach unten offen sein, damit der Stein Kontakt mit der Haut hat und sein Licht darauf scheint. Die Haut ist ein photosensibles Organ, das heißt, sie kann Licht und Farben wahrnehmen, unterscheiden und über Rezeptoren dem Nervensystem melden. Darauf beruhen die wissenschaftlich bewiesene Wirkung von Farblicht sowie die Farbakupunktur. Jeder Stein stimuliert auf diese Weise durch seine Farbe und das Licht, das aus seiner kristallinen Struktur leuchtet, bestimmte Energiesysteme des Körpers. Auch die Nadis und Marmas (→ Kapitel »Yoga, Pranayama und Meditation«), die feinstofflichen Energiekanäle des Körpers mit ihren Vitalpunkten als Schaltstellen, spielen hier herein und werden, je nach Art des Steins, angeregt oder beruhigt.

An welcher Körperstelle einer der Nava Ratnas getragen werden sollte, ist im Jyotish, in der vedischen Astrologie, genau festgelegt. Trägt man ihn als Ring am Finger, dann ist es wichtig zu wissen, dass jedem Finger ein Element zugeordnet ist und eine spezielle feinstoffliche Energiebahn, also ein Meridian oder Nadi, dort beginnt oder endet. Es macht offenbar einen Unterschied, ob ein Smaragd am Ringfinger oder kleinen Finger getragen wird, wo er als Ring empfohlen wird. Die Zuordnung der Planeten und Edelsteine zu den Fingern ist in der Tabelle auf Seite 121 dargestellt.

DAS LEBEN DER STEINE

Die Farben der Edelsteine spiegeln ihre Eigenart. Daran können Sie ihr Leben, ihre Eigenschaften und Wirkungen erkennen, ja oft sogar fühlen, wenn Sie einen Stein betrachten oder in der Hand halten. Gute Steine teilen sich mit. Sie sprechen Sie an und bekunden ihre Sympathie oder auch Ablehnung. Der rote Rubin funkelt feurig leidenschaftlich und ist der Sonne zugeordnet, seine Farbe verrät viel Pitta-Kraft und -Energie. Weiße Perlen schimmern sanft und verhalten; sowohl die Farbe Weiß als auch der Planet Mond korrespondieren mit dem Kapha-Dosha. Das magisch leuchtende Blau des Saphirs entspricht wie der Planet Saturn dem Vata-Urprinzip. Die Farbe eines bestimmten Steins unterstützt immer auch das korrespondierende Dosha seines Trägers und die damit in Zusammenhang stehenden körperlichen und

geistigen Funktionen und Qualitäten. Wie jeder der ayurvedischen Therapieansätze wirkt auch Edelsteinbehandlung ganzheitlich, auf allen Ebenen des menschlichen Seins. Die wertvollen Steine sollten daher – nicht nur weil sie teuer sind – mit Bedacht und nur nach Empfehlung eines erfahrenen Jyotishi, eines vedischen Astrologen, getragen werden.

DIE NAVA RATNAS

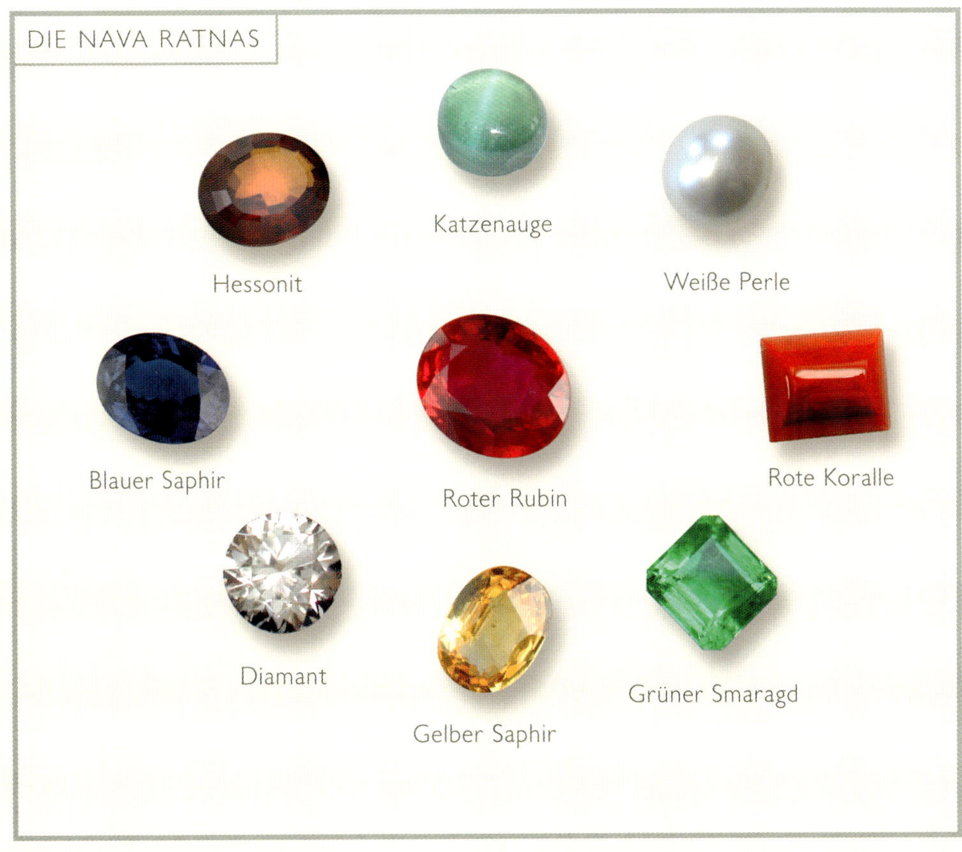

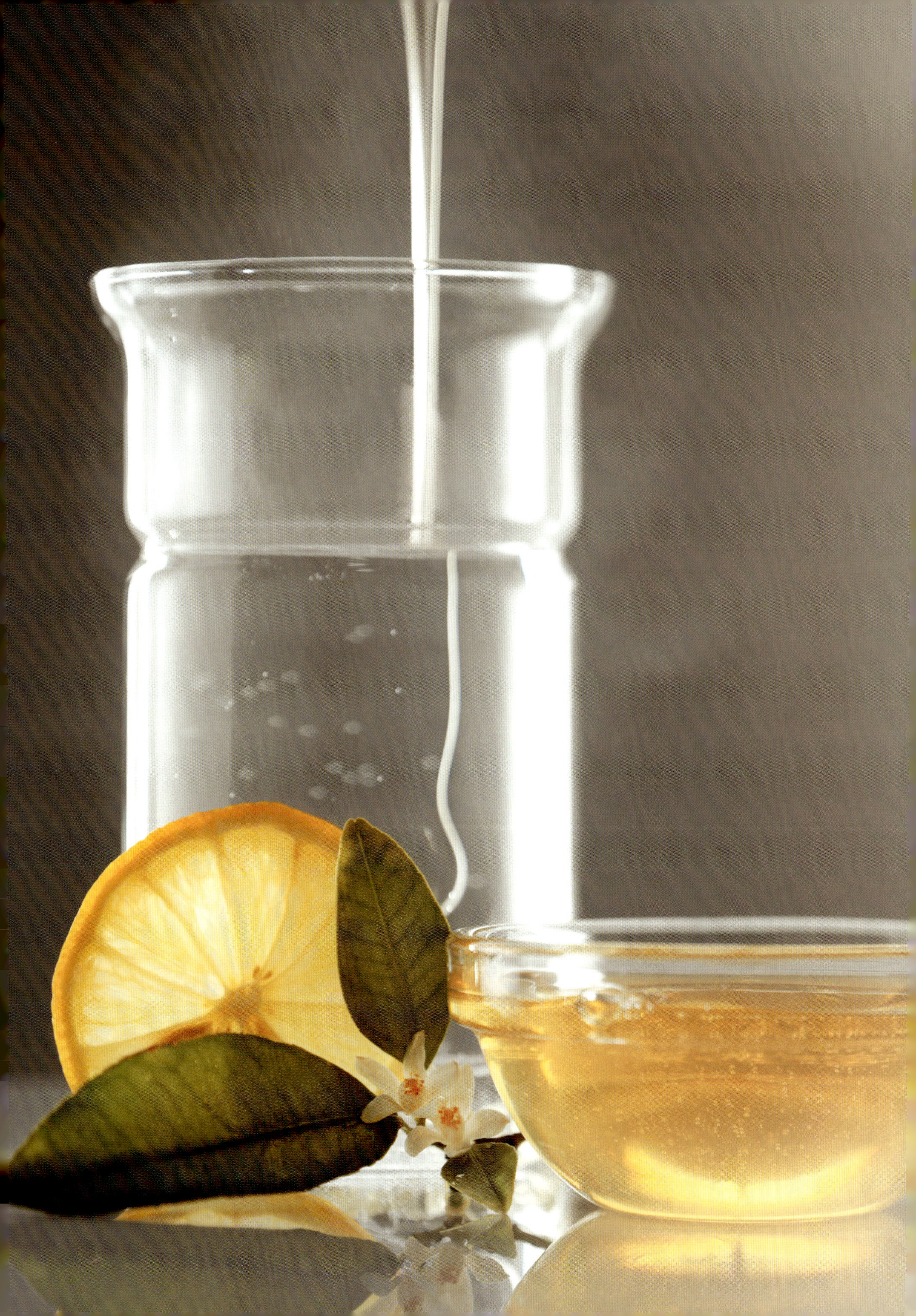

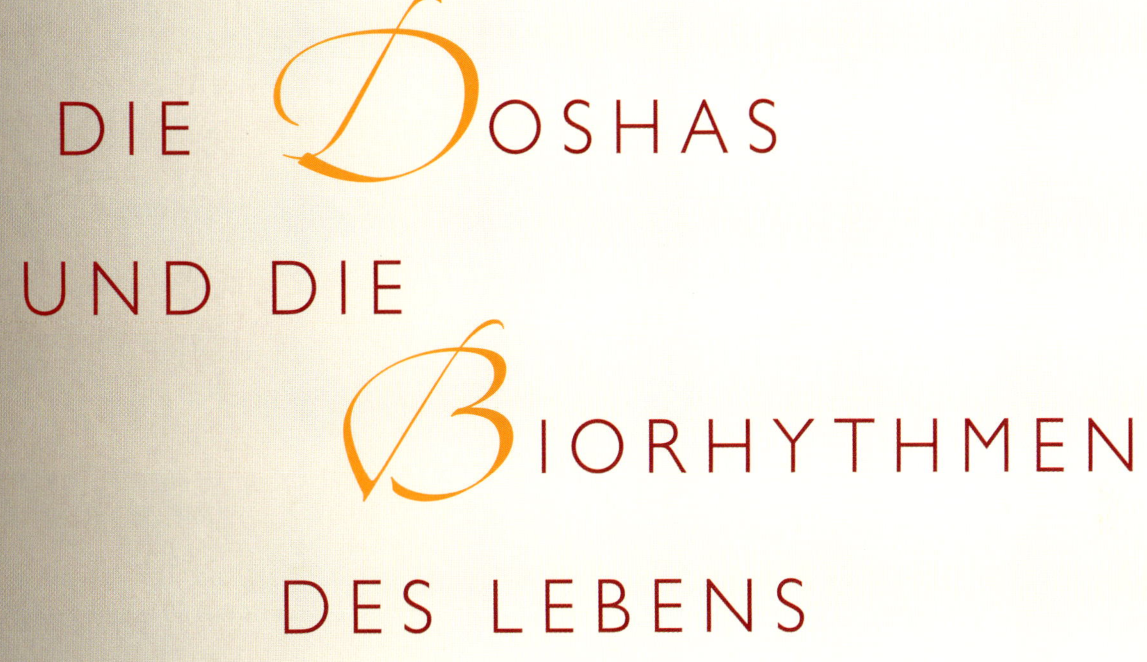

Die Doshas und die Biorhythmen des Lebens

*»Was immer den Menschen in seiner Verschiedenheit ausmacht,
formt auch das Universum,
und die Teile, die das Universum ausmachen,
formen auch den Menschen.«*

(Charaka)

Seit Urzeiten kreiert und gebiert die Natur in einem ewigen Wandlungsprozess Neues und transformiert zugleich Altes. Dieser ewige Zyklus von Werden und Vergehen vollzieht sich an der Schwelle zwischen manifester und unmanifester Welt. In diesen unaufhörlichen Wandel der Natur ist auch der Mensch eingebunden. Er ist Teil der Natur und steht mit ihr in untrennbarer Wechselwirkung. Denn Mensch, Natur und Kosmos sind eins.

DIE RHYTHMIK DER DOSHAS

Die Lehre von den drei Doshas ist der Schlüssel zum Verständnis der biologischen Rhythmen und Zyklen des Lebens, den Tages- und Jahreszeiten und den unterschiedlichen Lebensphasen eines Menschen. Sie kann uns helfen, die Wechselbeziehung mit allem Leben, das uns umgibt, zu verstehen und harmonisch – eben in *Ein-Klang* mit der äußeren und unserer inneren Natur – zu gestalten. Denn mit den Naturrhythmen sich zu bewegen und mit ihnen im Einklang zu leben ist eine der wichtigsten Voraussetzungen für Gesundheit, Glück und langes Leben. Wenn wir mit den Pendeln des Lebens schwingen, profitieren wir von der Unterstützung der Natur. Wir segeln sozusagen im Rückenwind der Natur. Andernfalls erleben wir ihren Widerstand als Anstrengung und Kampf, und das Leben wird zu Kummer und Leid. »Bewahre das Gleichgewicht« oder »Lebe im Einklang mit der Natur« heißt daher auch der bestimmende Leitsatz des Maharishi Ayurveda.

DIE TAGESRHYTHMEN

MUSSE AM MORGEN

Gönnen Sie sich, wann immer es Ihnen möglich ist, zum Sonnenaufgang eine Mußestunde in freier Natur. Genießen Sie die transzendente Stimmung, die unverwechselbare Atmosphäre in der Natur und das beeindruckende Spiel der Farben am Horizont. Die aufsteigende Sonne bestrahlt uns mit Licht aus allen sieben Regenbogenfarben, was eine stimulierende Wirkung auf die verschiedensten Funktionen in unserem Körper hat. Horchen Sie auf den Klang der Stille, den geheimnisvollen Ton des Universums, der alle Geräusche in sich vereinigt.

DER FRÜHE MORGEN

Wer das Glück hat, in freier Natur mit allen Sinnen die Geburt eines neuen Tages zu erleben, dem eröffnet sich ein magischer Augenblick: Kurz bevor die Sonne aufgeht, herrscht eine erwartungsvolle Stille. Es ist die Stimmung der Transzendenz, des Übergangs von der Nacht in den Tag. Dieser Übergang wird vollzogen von Vata, dem Dosha von Wachheit und Aktivität. Wenn wir auf die biologische Uhr blicken, die Uhr der Doshas, sehen wir, dass es seine Zeit ist. Sie reicht von 2 Uhr nachts bis 6 Uhr morgens. Erhebt sich dann die Morgensonne am Horizont, erleben wir alle Farben dieser einzigartigen Minuten des Tages: Violett, die Farbe der Transzendenz, des Phasenübergangs, und Orange, der Farbklang der jugendlichen Energie. Es ist auch die Stunde von Gandharva-Veda. Die vedische Musik wird angeschlagen zu dieser besonderen Stunde des Tages, um einen sanften Übergang zu schaffen. Die Vaidyas und Pundits der vedischen Tradition singen jetzt ihre Sanskrit-Hymnen, damit der Tag harmonisch beginnt. Denn alle Übergänge sind kritisch. Das Alte endet, und das Neue ist noch nicht da. Das gilt für die Übergänge in den Lebensphasen – Pubertät und Wechseljahre – wie für die Jahreszeiten – Frühjahr und Herbst – und natürlich auch für die Tagesphasen. Dies ist der Grund, warum im Ayurveda so viel Wert auf Dinacharya, die tägliche Routine zur Reinigung und Pflege von Körper und Geist, gelegt wird. Die frühen Morgenstunden sind angereichert mit neuer Lebensenergie, Kraft der Jugend und des Wachstums. Wenn wir diese besondere Zeit des Morgens nutzen, bringt sie uns Gesundheit und Glück.

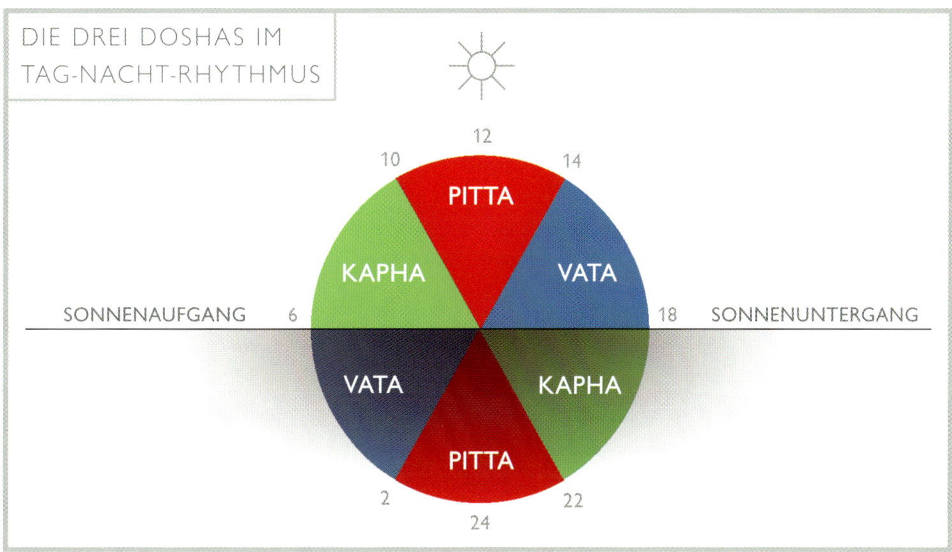

DINACHARYA – GESUNDE ROUTINE FÜR DEN MORGEN

Starten Sie in jeden neuen Tag mit einer geregelten Abfolge von Reinigung und Pflege:

- Jeder Morgen beginnt mit einem Gang auf die Toilette, um Darm und Blase zu entleeren. Wenn Sie morgens noch nicht gleich Stuhlgang haben, können Sie ein Glas lauwarmes Wasser trinken, das über einen Reflex des Magens den Darm anregt. Ebenso wirkungsvoll, aber erfrischender und noch reinigender ist ein Glas Wasser mit einem Teelöffel Honig und einem Schuss frisch gepresstem Zitronensaft.
- Beim anschließenden Zähneputzen sollten Sie die Zunge von Belägen reinigen. Dazu empfiehlt sich eine weiche Zahnbürste oder ein Zungenschaber.
- Spülen Sie danach eine Minute lang den Mund mit gereiftem, also einmal kurz erhitztem Sesamöl. Das kräftigt das Zahnfleisch, beseitigt Restgifte aus der Mundhöhle und stärkt die Immunorgane des Rachens.

- Nun folgt Abhyanga, die morgendliche Ölmassage. Ihr kommt im Maharishi Ayurveda ein hoher Stellenwert zu, da sie reinigt, belebt, harmonisiert, die Haut pflegt, die inneren Organe anregt und die Seele verwöhnt. Sie benötigen nur ein paar Minuten Zeit, die Sie sich für Ihr Wohlbefinden gönnen sollten. Wie ein Abhyanga durchzuführen ist, steht auf Seite 166. Verwenden Sie dazu gereiftes Sesamöl oder, je nach Ihrem Haut- und Konstitutionstyp, ein anderes pflanzliches Öl, etwa Oliven-, Kokos- oder auch süßes Mandelöl. In der Wirkung intensiver und im Duft angenehmer sind die typgerechten medizinierten Vata-, Pitta- und Kapha-Massageöle. Bei fettiger Haut, trägem Stoffwechsel oder Übergewicht sollten Sie sich nicht täglich einölen. Wenden Sie stattdessen Trockenmassagen an (am besten mit Handschuhen aus Bourrette-Seide, die eigens dafür hergestellt und deshalb nur im Fachhandel für Ayurveda-Produkte erhältlich sind); sie beleben den Stoffwechsel und aktivieren den Kreislauf.
- Nach der Massage lassen Sie das Öl etwa fünf bis zehn Minuten lang in die Haut einziehen und duschen anschließend warm oder nehmen ein Bad.
- Für eine vollständige Morgenroutine empfiehlt der Maharishi Ayurveda regelmäßige Körperübungen in Form von leichter Gymnastik und Yoga (→ S. 97), um den Körper jugendlich und elastisch zu halten. Diese dienen auch, in Verbindung mit sanften Atemübungen (→ S. 108), der Vorbereitung zur Meditation (→ S. 109).
- Falls Sie die Transzendentale Meditation (TM) praktizieren, ist jetzt, nach der körperlichen Reinigung und Vorbereitung, der richtige Augenblick dafür.

Vielleicht erscheint Ihnen dieser Tagesbeginn zunächst als zu intensiv. Kein Problem: Es ist ein wesentliches ayurvedisches Prinzip, Veränderungen nicht plötzlich, sondern ganz natürlich und allmählich einzuführen. Versuchen Sie nach und nach einige der empfohlenen Anwendungen in Ihre Morgenroutine zu integrieren. Beginnen Sie mit etwas, das Ihnen spontan einfach vorkommt oder Freude macht. Sie werden erleben, dass die investierte Zeit mit einem Mehr an Gesundheit, Glück und Lebensfreude belohnt wird.

DAS AYURVEDISCHE FRÜHSTÜCK

Da zwischen 6 und 10 Uhr das Kapha-Dosha dominiert und die Verdauungssäfte noch schwach sind, muss sich das Frühstück an Ihrem Typ, dem zu der Zeit vorherrschenden Dosha, Ihren nachfolgenden Aktivitäten und vor allem an Agni, dem Verdauungsfeuer, orientieren. Das ayurvedische Frühstück ist meist nur eine kleine und leichte Mahlzeit, bestehend zum Beispiel aus gekochten Getreideflocken und gedünsteten Früchten. Kapha-Typen, bei denen sich der Hunger erst am späten Vormittag einstellt, genügt etwas Obst oder nur Tee oder frischer Saft. Vata-Typen, die auf eine gute »Erdung« angewiesen sind und eine nahrhafte Grundlage für den Tag brauchen, und Pitta-Menschen mit ihrer starken Verbrennung können dagegen eher ein kräftiges Frühstück mit Milchbrei, Getreideflocken oder Müsli zu sich nehmen. Eine schmackhafte Frühstücksvariante sind eingeweichte Datteln (oder Aprikosen und Rosinen) mit Sahne, drei bis fünf ein-

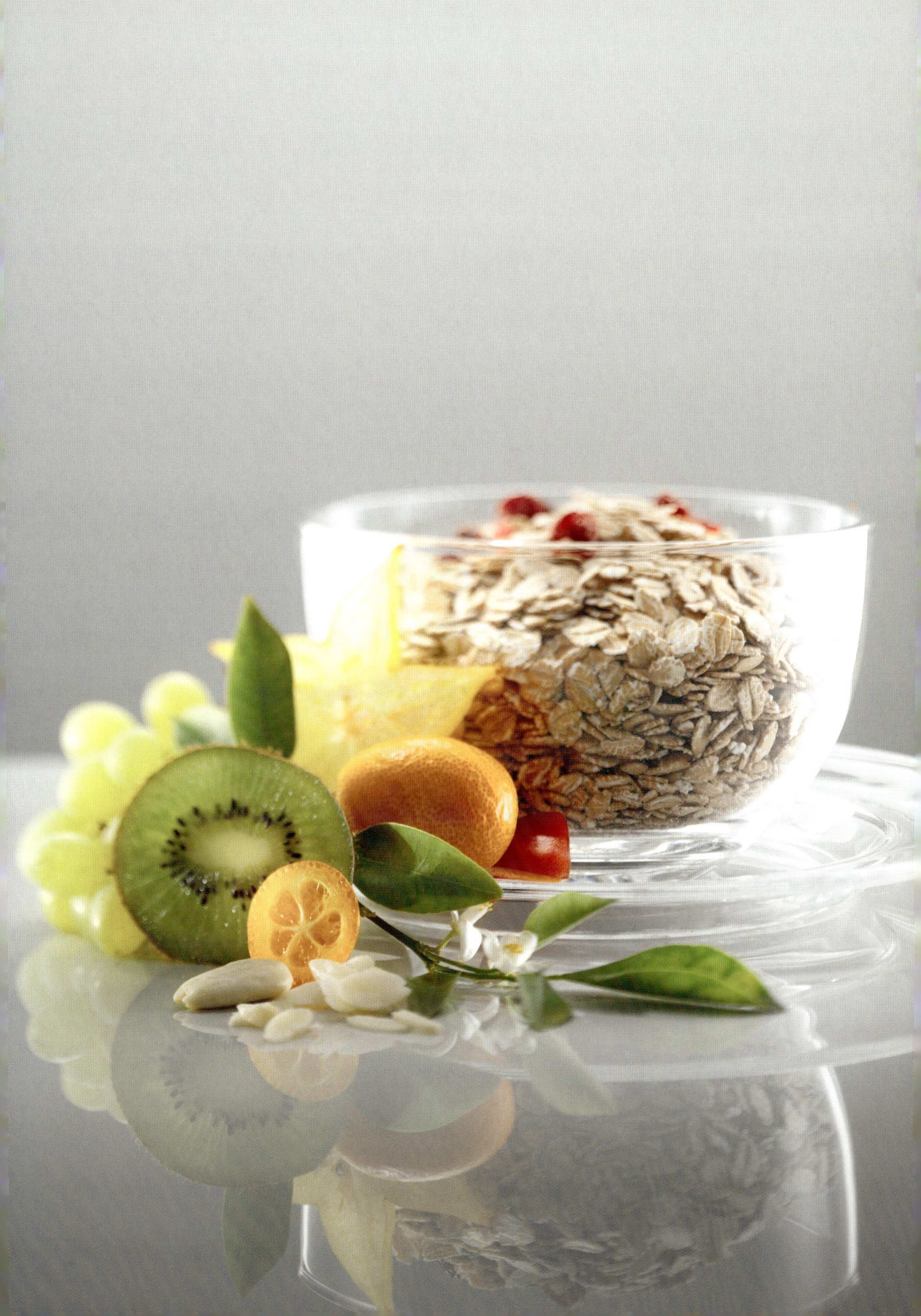

geweichte Mandeln und frisches Obst, nach Belieben verfeinert mit Gewürzen wie Ingwer, Kardamom, Zimt, Gelbwurz oder Vanille.
Vor dem Frühstück empfiehlt sich ein heißes Getränk, um den Stoffwechsel anzuregen. Vor allem Vata-belastete Personen sollten jedoch schwarzen Tee oder Kaffee vermeiden, da diese Getränke Vata intensiv anregen und das Nervensystem belasten. Der anfänglichen Euphorie folgt bei empfindlichen Personen deshalb oft eine depressive Nachphase. Sehr gut hingegen sind am Morgen ein bis zwei Tassen heißes Wasser (→ S. 59) oder ein bis zwei Tassen Ingwertee (→ S. 60). Wer Kapha-belastet ist, zum Beispiel vor allem morgens an Verschleimung leidet, der profitiert von ein bis zwei Tassen Kapha-Kräutertee.

REZEPT MILCHBREI

Ein nahrhaftes Frühstück für den Vata-Typ, das aber auch besonders geeignet ist bei Vata-Störungen, Untergewicht und für kleine Kinder.

Zutaten pro Person: 3 - 5 Datteln | 1 EL gewaschene, ungeschwefelte Rosinen | 3 - 5 Mandeln | 2 - 3 gehäufte EL Haferflocken (Weizen- oder Dinkelflocken) | 1/4 l Vollmilch | 1 gehäufter TL Kokosflocken | 1/2 EL Sonnenblumenkerne | Zimt, Kardamom, Kurkuma, Ingwer | 1 TL Ghee | 1 - 2 TL Sharkara (ayurvedischer Zucker)

■ Datteln, Rosinen und Mandeln über Nacht einweichen, mit den Haferflocken in die Milch einrühren und aufkochen. Kokosflocken, Sonnenblumenkerne, die Gewürze und Ghee dazugeben, nach Geschmack mit Sharkara (oder mit Vollrohrzucker oder Ahornsirup) süßen.

DER MITTAG

Wenn die Sonne hoch über den Himmel wandert und das Leben so richtig pulsiert, regiert Pitta – für viele Menschen die produktivste Zeit des Tages. Die Dosha-Uhr zeigt 10 Uhr vormittags bis 14 Uhr nachmittags an. In der Pitta-Zeit ist unser Verdauungsfeuer, Agni, am aktivsten, sodass wir als Mittagessen ein nährendes, vollwertiges und vielseitiges Menü genießen können, das die größte Mahlzeit des Tages sein sollte. Gegen 12 Uhr, wenn die Sonne im Zenit steht, hat auch Agni seinen Höhepunkt erreicht. Jetzt ist die optimale Zeit für das Mittagsmahl.
In der modernen Arbeitswelt wird diese gesunde Tradition leider oftmals durch kleine Snacks und Fast Food verdrängt, während die Hauptmahlzeit auf den Abend verlegt wird. Ein gehaltvolles Essen wird jedoch am Abend nur schwer verdaut. Es belastet den Schlaf und beeinträchtigt die nächtliche Erholung der Verdauungsorgane. Als Folge entstehen Stoffwechselfehlprodukte und Giftstoffe, die längerfristig zu einer Vielzahl von Beschwerden und Erkrankungen führen können. Daher empfiehlt sich eine Umstellung auf leichte Kost am Abend, eine Hauptmahlzeit mittags und der Verzicht auf Zwischenmahlzeiten.
Nach dem Mittagessen sollten Sie Ihrem Magen einige Stunden Pause gönnen und ihm die Zeit geben, das eingenommene Mahl vollständig zu verarbeiten. Das Einhalten der

Verdauungszeiten gilt im Ayurveda als eine der wichtigsten Maßnahmen gegen die Bildung von Schlackenstoffen (Ama) und Verdauungsstörungen.

TIPP Für Berufstätige ist die Kochkiste (→ S. 57), in der man das Mittagessen zu Hause vorbereitet und dann mit zur Arbeit nimmt, eine gute Lösung. Gönnen Sie sich nach dem Mittagessen fünf bis zehn Minuten Entspannung, bevor Sie sich wieder Ihren Tätigkeiten zuwenden. Ein kleiner Verdauungsspaziergang kann die Mittagspause harmonisch abrunden.

DER NACHMITTAG

Die Sonne sinkt nun allmählich, und von 14 Uhr bis 18 Uhr erlebt der Organismus erneut eine Vata-Phase, die Veränderung herbeiführt und in der wir neuen Schwung bekommen, wenn unsere Doshas in Ordnung sind. Andernfalls fühlt man sich müde oder kann sich nur schlecht konzentrieren. Der Grund dafür liegt nicht an der Vata-Zeit, die ja eher belebend wirkt, sondern an schwacher oder überforderter Verdauungskraft, einem belasteten Agni. Die Ursachen können sein: zu schwer verdauliches oder ungesundes Mittagessen; Arbeiten, Lesen, zu viel Reden während des Essens oder hektisches Essen; ein Bier zum Essen, das müde macht; Essen in ungesunder Umgebung; eine nicht wirklich sättigende Mahlzeit. Die Verdauungskraft muss gepflegt werden wie das Feuer im Ofen. Weder zu wenig noch zu viel Holz werden das Feuer stärken, und auch zu spätes Nachschüren – analog: zu spätes Essen mittags – wird es schwächen. Eine späte Mahlzeit liegt schwer im Magen.

MACHEN SIE ÖFTER MAL PAUSE!

Übermäßige und permanente Aktivität führt zu typischen Stresssymptomen, denn sie stört unsere natürlichen Rhythmen. Forschungen haben ergeben, dass wir im Tagesverlauf 90 bis 120 Minuten dauernde Aktivphasen durchleben, denen in der Regel ein Tiefpunkt von 20 Minuten Dauer folgt. Machen Sie deshalb immer mal wieder Pause und nutzen Sie den natürlichen Tiefpunkt des Ruhe-Aktivitäts-Zyklus, um sich körperlich und geistig zu regenerieren. Eine Pause von 15 Minuten, beispielsweise bei einer Tasse Tee, ist eine gute Gelegenheit, neue Energie zu tanken.

DAS AYURVEDISCHE ABENDESSEN

Ab etwa 18 Uhr übernimmt wieder Kapha die Führung unseres inneren Rhythmus. Der Tag kommt nun langsam zur Ruhe, das geschäftige Treiben legt sich, und die sinkende Sonne verbreitet eine besonders stimmungsvolle Atmosphäre. Es ist erneut die Zeit für Yoga, Atemübungen und Meditation. Danach fühlen Sie sich regeneriert, haben die Eindrücke des Tages verarbeitet und freuen sich auf Ihre Abendmahlzeit. Sie sollte klein und leicht verdaulich sein, aber dennoch nahrhaft, damit Sie wieder Kapha, biologische Stärke, aufnehmen und den Körper in einen entspannten Ruhezustand führen.

ABENDS LEICHT UND WARM ESSEN

Aus ayurvedischer Sicht sind abends alle leichten und wärmenden Speisen besonders gut geeignet, beispielsweise eine warme, cremige Suppe, leichtes Getreide oder Nudeln und mild gewürztes Gemüse.

Am Abend, nach einem hektischen Tag oder wenn man sich angespannt fühlt, ist man besonders anfällig für Ernährungsfehler. Viele Menschen überfallen dann wahre Heißhungerattacken, und sie versuchen ihren Mangel an Ruhe, Harmonie und Ausgeglichenheit mit Süßigkeiten oder salzigen Knabbereien zu kompensieren. Dadurch verhindert man jedoch körperliche Erneuerung und Regeneration.

DER ABEND GILT DER ERHOLUNG

Lassen Sie nach dem Essen den Abend erholsam und entspannend ausklingen – im Kreise Ihrer Familie, bei Freunden oder bei leichtem Sport und Spiel. Der Abend ist die Zeit der Erholung, nicht der geistigen Schwerstarbeit vor dem Computer oder bei der Steuererklärung fürs Finanzamt.

Einige Minuten Gandharva-Veda-Musik tragen zu Entspannung und innerer Balance nach den Anstrengungen des Tages bei, falls Sie innerlich nicht zur Ruhe finden und nicht abschalten können.

DIE NACHT

Ab 22 Uhr abends bis etwa 2 Uhr morgens dauert die nächtliche Pitta-Phase, die für die Zellerneuerung und den Gewebeaufbau von größter Wichtigkeit ist. Die optimale Zeit, sich zur Ruhe zu begeben, ist gemäß dem Ayurveda gegen Ende der Kapha-Phase des Abends, also gegen 22 Uhr. Jetzt hat der Körper eine gute »Bettschwere«, und im Schlaf vor Mitternacht findet der Organismus ein Höchstmaß an erneuernder und verjüngender Kraft.

Wenn man früh zu Bett geht, fällt der größte Teil des Schlafs in die Tiefschlafphase; die Nacht dient in diesem Fall vollständig der Erholung. Die nächtliche Pitta-Energie sollte also nicht für nach außen gerichtete Aktivität, sondern für die erforderliche Regeneration im Schlaf genutzt werden.

Der Morgen enthält die Kraft der Jugend. Später Abend und lange Nächte fördern dagegen den Prozess des Alterns. Genießen Sie daher ausgeruht den Jungbrunnen eines frühen Morgens und starten Sie voller neuer Lebensenergie und Vitalität in den Tag. Ein solcher Tag ist erfüllend, und abends verspüren Sie nicht den Mangelzustand der Erschöpfung. So können Sie sich an beidem erfreuen: an der Tatkraft des Tages und an einem erholsam ausklingenden Abend.

FRÜH ZU BETT UND FRÜH HERAUS

Der tägliche Dosha-Rhythmus beginnt wieder mit der frühmorgendlichen Vata-Phase von 2 Uhr bis 6 Uhr, in der die gewonnene Lebensenergie im Organismus verteilt wird und die entstandenen Abfallprodukte verdichtet und für die Ausscheidung vorbereitet werden. Wenn es Ihnen gelingt, frühzeitig schlafen zu gehen, werden Sie von der Heilkraft des Schlafs profitieren und sich am Morgen ausgeruht fühlen. Auch das frühe Aufstehen während der Vata-Phase ist dann sicherlich kein Problem.

NACH INNEN SPÜREN

Wichtig für einen harmonischen Tagesrhythmus ist Ihr eigenes Gespür für die wechselnden Rhythmen und Zyklen des Tages. Deshalb: Spüren Sie in sich hinein, achten Sie auf Ihre sich über den Tag verändernden Bedürfnisse und leben Sie nach Ihrer eigenen »inneren Uhr«. Erleben Sie die Doshas als natürliche Zeit- und Taktgeber, werden Sie sensibel für feinste Veränderungen der Qualität der Tageszeiten.

DIE DOSHAS IM JAHRESZYKLUS

»Nur wer seine Ernährung und sein Verhalten den Jahreszeiten anpasst, erwirbt Stärke und Ausstrahlung.«

(Charaka, Sutrasthana, VI, 3)

In den klassischen Schriften des Ayurveda wird das Jahr in sechs Jahreszeiten aufgeteilt, denen die Eigenschaften von Vata, Pitta und Kapha zugeordnet werden (→ Abb. S. 134). Dieser Zyklus der Doshas wiederholt sich, wie in den 24 Stunden des Tages, zweimal. Obwohl diese Abfolge vor allem den saisonalen Bedingungen des indischen Subkontinents entspricht, lässt sie sich auch trefflich auf die verschiedenen Jahreszeiten unter den klimatischen Bedingungen unserer Breiten anwenden. Der Turnus der einzelnen saisonalen Phasen beeinflusst fast gesetzmäßig unser geistiges und körperliches Befinden, verlangt eine erhebliche Anpassung unserer Doshas und erklärt das gehäufte Auftreten von Krankheiten zu bestimmten Zeiten des Jahres.
Traditionell teilt der Ayurveda den Jahreslauf in zwei Hälften: *Adana Kala,* der erste Jahreszyklus, ist die Zeit der Dehydration. Die relative Luftfeuchte nimmt in dieser Phase des Jahres ab, denn diese unterliegt mit der Wintersonnwende dem zunehmenden Einfluss der Sonne, die im Sommer ihren höchsten Stand erreicht. Sie bringt durch ihre Nordwärtsbewegung in Richtung Zenit zunehmend Wärme – in der Sprache des Ayurveda: Agni – und entzieht so der Natur zunehmend Feuchtigkeit. In dieser Zeit herrschen in Indien vermehrt trockene Winde.
Visarga Kala, der zweite Jahreszyklus, der aus ayurvedischer Sicht mit dem ersten Julivollmond und der Sommersonnwende eintritt, ist gekennzeichnet durch Hydration, das heißt durch eine Zunahme der relativen Luftfeuchte in der Natur. Sie unterliegt nach Sichtweise des Ayurveda vermehrt dem Einfluss des Mondes, der seine besänftigend kühlen Strahlen auf die Erde schickt.

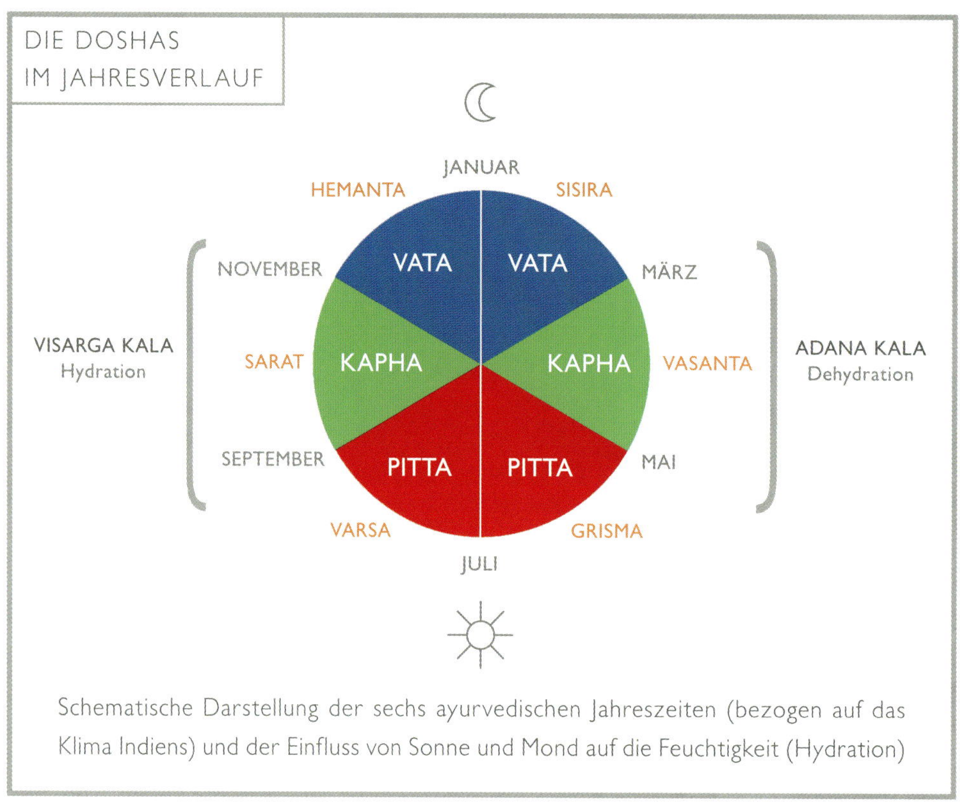

Schematische Darstellung der sechs ayurvedischen Jahreszeiten (bezogen auf das Klima Indiens) und der Einfluss von Sonne und Mond auf die Feuchtigkeit (Hydration)

DER ATEM DER NATUR

Diese beiden Zyklen sind Ausdruck des großen Ein- und Ausatmens der Natur. Und das Spiel der Doshas spiegelt sich in den jeweils drei Jahreszeiten innerhalb der beiden großen Zyklen wider. Die trockene Kälte von Vata herrscht von Januar bis März, es folgt feuchtes Kapha in den Monaten März bis Mai, und der erste Zyklus endet mit Pitta von Mai bis Juli. Die zweite Jahreshälfte setzt sich fort mit Pitta in den Monaten Juli bis September, Kapha von Oktober bis November und endet schließlich wieder mit Vata von Ende November bis Anfang Januar. Somit herrscht Vata den ganzen Winter über, Pitta dominiert den gesamten Sommer, und Frühjahr und Herbst sind hauptsächlich von Kapha geprägt.

Natürlich folgt diese Zeitgebung nur einem Schema, und welches Dosha jeweils wirklich vorherrscht, hängt vor allem von den aktuellen klimatischen Bedingungen ab. Aber der ayurvedische Jahreszeitenkalender differenziert die rhythmischen Abläufe der Natur nach tatsächlich wirkenden Prinzipien. Wenn wir den Jahresverlauf mit den vier Jahreszeiten genauer betrachten, begegnet uns nämlich ebenfalls diese Abfolge, auch wenn die einzelnen Phasen unterschiedlich lang sind.

GUT DURCH DIE JAHRESZEITEN KOMMEN

In der Regel ist die Jahreszeit, in der Sie am meisten auf die Bedürfnisse Ihres Körpers achten sollten, jene, die Ihrem Konstitutionstyp entspricht: der Sommer für Pitta-Menschen, der Winter für Vata-Menschen und der Frühling (auch der Frühherbst) für Kapha-Menschen. Unsere jeweiligen Doshas registrieren die klimatischen und jahreszeitlichen Veränderungen und reagieren darauf. Ayurveda empfiehlt daher *Ritucharya,* die schützenden und reinigenden Verhaltensmaßnahmen für die verschiedenen Zeitabschnitte des Jahres, um sich den rhythmischen Abläufen in der Natur anzupassen und im Wechsel der Jahreszeiten in der Balance zu bleiben.

FRÜHLING

Das Frühjahr steht für Aufbruch und Neubeginn. Himmel und Erde scheinen wieder geboren zu werden, die kosmische Energie schafft neues junges Leben. Der Frühling stellt für Mensch und Natur gleichermaßen eine Zeit des Neuanfangs dar. Nicht nur die äußere Natur öffnet sich und erblüht, sondern auch unsere innere Natur entfaltet sich – Hoffnung, Optimismus und Lebensfreude werden geweckt. Die ersten warmen Sonnenstrahlen locken uns hinaus vor die Tür, und neue Pläne und Ideen sprießen auf geistiger Ebene wie die Krokusse draußen im Garten. Der Frühling ist die Zeit von Kapha, nachdem Vata, das Dosha der Veränderung, die neue Jahreszeit mit den ersten Frühjahrswinden eingeläutet hat.
In unserem Körper haben sich über die Wintermonate hinweg Stoffwechselschlacken und Giftstoffe (Kapha-Überschuss) angesammelt. Als Folge davon sind wir anfällig für Frühjahrsmüdigkeit und Erkältungen. Deshalb empfiehlt es sich, das Frühjahr für Entschlackung und Reinigung zu nutzen, um den Körper zu entlasten und zu entgiften. Bei schweren Ama-Zuständen, wenn der Organismus durch Schlackenstoffe und Körpergifte stark belastet ist, sind einige Fastentage mit Reissuppe angeraten (→ S. 136).

Bei weniger starker Verschlackung können Sie sich durch einige einfache Maßnahmen frühjahrsfit machen und Ihr Immunsystem stärken:

- Essen Sie leichte Gerichte, die nicht belasten, sowie frische Kräuter, Salate und Blattgemüse. Die meisten Frühjahrspflanzen enthalten reichlich Bitterstoffe und fördern durch ihre zusammenziehenden Wirkstoffe den Reinigungsprozess.
- Führen Sie zwei bis drei Wochen lang die Heißwasser-Trinkkur durch (→ S. 59).
- Eine wertvolle Unterstützung sind die Anwendungen des Pancha Karma (→ S. 159).
- Trinken Sie täglich ein bis zwei Tassen Kapha-Tee.
- Zur Mobilisierung Ihrer Abwehrkräfte nehmen Sie über mehrere Wochen hinweg täglich ein bis zwei Esslöffel Amrit Kalash (→ S. 170) ein.
- Der Frühling ist auch eine gute Zeit für Dehnungsübungen, um Sehnen und Muskeln zu lockern. Wenn Sie Yoga (→ S. 97) noch nicht in Ihre tägliche Routine integriert haben sollten, so ist dies ein günstiger Zeitpunkt, um damit anzufangen.

FASTENKUR IM FRÜHJAHR

Bei der Reisschleimdiät essen Sie drei Tage lang zu den drei Mahlzeiten – morgens, mittags und abends – eine Reissuppe und trinken viel heißes Wasser.

Für die Reissuppe (für eine Person) geben Sie jeweils 2 EL Basmatireis und Mungbohnen in ½ l Wasser und lassen dies eine Stunde lang leicht köcheln. Je nach Geschmack können Sie mit etwas Salz, Kreuzkümmel, Ingwer- oder Gelbwurzpulver würzen. Sie können die Wassermenge auch variieren und die Reissuppe auf diese Weise dicker oder dünner zubereiten. Sollten Sie Reis nicht vertragen oder nicht mögen, so können Sie auch auf eine leichte Gemüse- oder Gerstensuppe ausweichen.

Bewegen Sie sich ausgiebig an der frischen Luft und schlafen Sie ausreichend. Am vierten Tag nehmen Sie morgens Rizinusöl zum Abführen des »gereiften« Amas – der Schlacken- und Giftstoffe – ein. Dazu geben Sie 1 EL Rizinusöl in eine halbe Tasse Wasser, fügen den Saft einer halben Zitrone, eine Prise Salz und ¼ TL Ingwerpulver hinzu, verrühren alles und trinken es. Diese Zubereitung ist angenehmer als reines Rizinusöl.

Das erste Gericht nach dem Abführen am vierten Tag sollte Lassi (→ S. 60) oder wieder eine Reissuppe sein. Danach steigen Sie langsam und vorsichtig auf leichte, warme und vegetarische Speisen um.

SOMMER

Der Sommer ist die Jahreszeit des Reifeprozesses, eine Zeit, die von Tatkraft und Lebenslust durchdrungen ist. In den Sommermonaten herrschen Überfluss und Fülle, Pflanzen und Früchte reifen und gedeihen im Übermaß, die Natur schwelgt in üppigem Grün. Auch der Mensch spürt diese verschwenderische Heiterkeit und Dynamik der Natur, seine Lebensenergie fließt frei. Im Sommer fühlen wir uns meist besonders vital, wir sind aktiv und genießen die langen, hellen Tage. Dies ist die Jahreszeit des Feuers und des Herzens, sie wird von Pitta dominiert.

Unser inneres Feuer, Agni, brennt jetzt auf Sparflamme, um die Wärmebildung im Körper möglichst gering zu halten. Aus diesem Grund werden in heißen Ländern die Speisen schärfer gewürzt, um die schwächere Verdauung anzuregen. Die scharfen Gerichte wirken zugleich keimabtötend. So werden Magen-Darm-Probleme verhindert, die typisch für diese Jahreszeit sind.

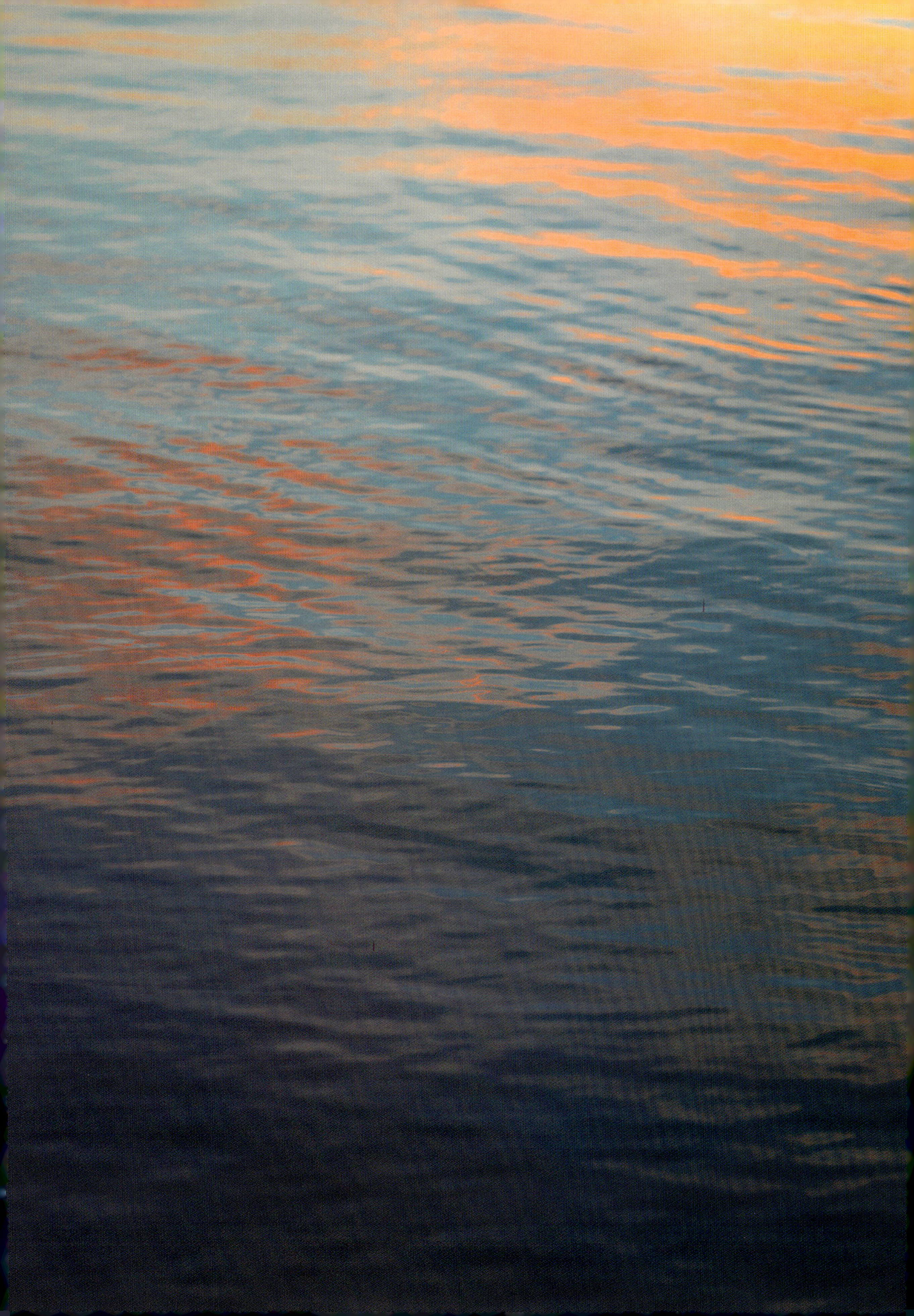

SO KOMMEN SIE GUT DURCH DEN SOMMER

- Pralle Sonne oder direkte UV-Bestrahlung sollten Sie möglichst meiden. Wenn Sie Sonne »tanken« möchten, genießen Sie die nährenden und milden Sonnenstrahlen des Morgens, also noch in der frühen Kapha-Zeit des Tages. Sie erfrischen, verjüngen und haben eine heilende Wirkung bei Hautkrankheiten wie Akne und Neurodermitis.
- Zum Schutz vor Sonnenallergien, Hautreizungen und Pigmentflecken ist die tägliche Einreibung mit Sesamöl jetzt besonders zu empfehlen. Pitta-Typen sollten für die Massage statt Sesamöl Kokosöl oder ein anderes Pitta-kühlendes Öl verwenden, da Sesamöl zu stark erhitzend wirkt. Gut geeignet und angenehmer aufzutragen als Kokosöl ist das im Handel erhältliche, mit kühlenden Kräutern angesetzte Pitta-Massageöl.
- Trinken Sie bei hohen Temperaturen viel Wasser und meiden Sie übermäßige körperliche Anstrengungen. Greifen Sie jedoch nicht zu kalten oder eisgekühlten Getränken: Diese bringen Sie noch mehr zum Schwitzen, denn der Körper muss zusätzlich Wärme erzeugen, um die kalten Getränke auf Körpertemperatur zu bringen. Stillen Sie Ihren Durst auch im Sommer mit heißem Wasser.
- Darüber hinaus empfiehlt es sich, täglich ein bis zwei Tassen Pitta-Tee zu trinken. An heißen Tagen löschen auch Lassis wunderbar den Durst. Lassi mit frischer Pfefferminze zum Beispiel schmeckt köstlich, belebt und erfrischt (siehe unten).
- Den trägen und erschöpften Sommerstoffwechsel können Sie durch kühlende, saftige, frische und natürlich süße Speisen ausgleichen. Legen Sie bei der Zusammenstellung Ihres sommerlichen Speiseplans besonderen Wert auf Salate und leichte Gemüsegerichte. Sie sind bitter und scharf und regen die Verdauungskraft an.
- Im Spätsommer sammeln sich wieder Stoffwechselschlacken im Körper an. Entsprechend sollten Sie im September einmal pro Woche einen Entlastungstag einlegen, an dem Sie nur Flüssigkeit, wie heiße Suppen, pflanzliche Gemüsebrühen und Tees, zu sich nehmen. Ebenfalls empfehlenswert zu dieser Zeit sind täglich zwei bis drei Tassen Kapha-Tee.
- Zur Stärkung der Abwehrkräfte und des Wohlbefindens nehmen Sie täglich ein bis zwei Teelöffel Amrit Kalash (→ S. 170) ein.
- Zur Mobilisierung Ihres Immunsystems können Sie – wenn Sie es vertragen und Ihr Arzt keine Einwände hat – gelegentlich auch einen Saunabesuch einlegen. Schützen Sie dabei Ihre Augen mit einem feuchten Tuch vor der Hitzeeinwirkung. Entgegen herkömmlichen Empfehlungen sollten Sie sich nach dem Schwitzen nicht zu abrupt abkühlen. Besonders Vata-Menschen tut ein eisiges Tauchbecken oder eine kalte Dusche nicht gut.

PFEFFERMINZ-LASSI

Bereiten Sie ein Lassi nach dem Grundrezept auf Seite 60 zu. Fügen Sie pro Glas einen halben Teelöffel sehr klein geschnittene frische Pfefferminze hinzu (falls keine frische Pfefferminze verfügbar ist, kann man auch getrocknete verwenden).

HERBST

Im Herbst gelangt alles in der Natur zu voller Reife. Das Korn wird geerntet, die Blätter welken nun und fallen, die Ernte wird eingefahren, und auf den kahlen Feldern flattern bunte Drachen im Wind. Das Wetter wird unwirtlicher, die ersten Herbststürme kündigen sich an. Der Mensch spürt diese Veränderungen auch auf emotionaler Ebene. Jetzt ist die Zeit des Vergehens und Sterbens der äußeren Natur, es ist aber auch die Zeit, sich wieder nach innen zu wenden, den Geist zu sammeln, sich auf Weniges zu konzentrieren und innerlich Bilanz zu ziehen.

In den von Kapha geprägten feuchten und kühlen Monaten Oktober und November, die wegen zunehmender Winde auch Vata-Einflüsse aufweisen, sollten Sie sich besonders gut vor Wind und Kälte schützen, denn der Körper ist nun anfällig für Erkältungen:

- Tägliche Massagen mit Sesamöl halten Ihren Körper warm und erleichtern ihm den Übergang zur kalten Jahreszeit.
- Warme und vitaminreiche Nahrung wirkt jetzt schützend und stärkend. Wenn Vata in dieser Zeit vorherrscht – das Wetter vorwiegend windig und kalt ist –, sollten Sie Vata-beruhigende Kost (→ S. 56) essen und mehrmals täglich eine Tasse Vata-Tee trinken. Auch ein Vata-Churna (→ S. 50) tut gut. Ansonsten ist Kapha-Diät angezeigt. Kapha-Tee erwärmt und beugt Kapha-Überschuss vor.
- Laut Ayurveda ist der Herbst, wie auch das Frühjahr, eine Jahreszeit, die sich hervorragend für Reinigungskuren eignet. Besonders der Monat Oktober wird für ayurvedische Pancha-Karma-Kuren (→ S. 159) empfohlen, durch die Sie eine intensive körperliche Erneuerung erfahren.

WINTER

Während der Wintermonate tritt die Natur in eine Phase der Ruhe ein. Seen und Flüsse frieren zu, Schnee fällt und legt sich über alle Dinge. Was immer in der Natur geschieht, vollzieht sich in Dunkelheit und Stille. Der Winter ist auch eine Zeit des Speicherns und Bewahrens. Der Mensch gelangt durch die »Winter seines Lebens« zu Weisheit und Reife. In der Stille und Zurückgezogenheit vollziehen sich notwendige Transformationsprozesse, die uns für einen Neubeginn im Frühjahr, ein erneutes Aufbrechen am Morgen des neuen Jahreszyklus bereit machen.
Der Winter, die Nacht des Jahres, ist im Allgemeinen eine kalte und trockene Jahreszeit, in der die Natur von Vata dominiert wird. Trockene, klirrende Januarkälte ist typisch für dieses Dosha. Bei Schneematsch und Eisglätte vermischt sich Vata mit Kapha.

Mit diesen Maßnahmen trotzen Sie negativen Einflüssen des Winters:

- Der Körper trocknet bei den widrigen Wetterverhältnissen sehr leicht aus. Sanfte und wärmende Massagen mit Sesamöl beugen rauer, spröder und empfindlicher Haut vor.
- Schwere, ölige und wärmende Speisen unterstützen unseren Körper, die nun benötigte

Substanz und Energie zu gewinnen. Während draußen in der Natur Vata bestimmend ist, dominiert in unserem Körperinneren jetzt Pitta in Form von Agni, erhöhtem Wärme- und Verdauungsstoffwechsel. Ähnlich wie in der Pitta-Phase der Nacht heizt Agni unseren inneren Ofen an, um uns vor der Kälte zu schützen. Das Verdauungsfeuer ist in dieser Zeit besonders aktiv. Entsprechend haben wir im Winter auch großen Hunger, denn der Körper braucht bei niedrigen Temperaturen mehr »Brennstoff«. Bevorzugen Sie kohlenhydratreiche und schwere Nahrungsmittel, die gut gewürzt sein sollten, damit sich durch das gehaltvolle Essen keine Schlackenstoffe und Stoffwechselabfälle im Körper ansammeln.

- Trinken Sie ausreichend heißes Wasser (→ S. 59) und andere heiße Getränke. Diese beugen Schmerzen in Gelenken und Knochen vor, die aufgrund von Vata in der Natur bei disponierten Personen um diese Zeit bevorzugt auftreten.
- Bei Schneeschmelze und matschigem Tauwetter, in den Monaten Februar und März, dominiert wieder Kapha und sammelt sich in Form von Gift- und Schlackenstoffen im Körper an. Wie zuvor beschrieben, sollten Sie daher in den ersten Frühlingstagen Ihren Körper von den »Altlasten« des Winters befreien, um fit und gestärkt in das Frühjahr zu starten. Ein neuer Zyklus beginnt.

LEBENSPHASEN UND DOSHAS

Der Mensch als Teil der Natur ist in die kosmische Intelligenz und die Naturgesetze eingebunden, die als unsichtbare Kraft die gesamte Schöpfung lenken. Und so werden auch die großen Lebensabschnitte des Menschen – Kindheit und Jugend, Lebensmitte und Alter – von den drei Doshas Vata, Pitta und Kapha geprägt.

KAPHA-WACHSTUM UND AUFBAU IN DER KINDHEIT

Die Kindheit ist die Kapha-Phase unseres Lebens, eine Zeit, in der Gewebe aufgebaut werden und der junge Körper Struktur erhält. Es ist die Phase des Aufbruchs und Aufkeimens, der Frühling unseres Lebens. Selbst Kinder mit Vata- oder Pitta-Konstitution haben in den ersten Lebensjahren weitaus mehr Kapha-Anteile als später. Die rundliche Gesichts- und Körperform des Kleinkinds, eine ständig laufende Schnupfnase und der kindliche Wunsch nach Sicherheit und Geborgenheit weisen deutlich auf Kapha hin. Das ausgeprägte Kapha-Dosha unterstützt das Wachstum, den Zellaufbau und die gesunde Entwicklung des Kindes.

Ab etwa dem achten Lebensjahr sinkt Kapha merklich, und mit der Pubertät, der Übergangsphase von der Kindheit zum Erwachsenenalter, findet ein großer Wechsel der seelischen und körperlichen Kräfte statt. Eine starke Pitta-Lebensphase wird nun eingeleitet und kommt in unreiner Haut, hitzigem Temperament und inneren Revolten des pubertierenden Jugendlichen zum Ausdruck.

PITTA-ENERGIE UND TATENDRANG IN DER MITTLEREN LEBENSPHASE

Pitta ist die dominierende Grundenergie im Erwachsenenalter, einer äußerst vitalen Lebensphase, die von starker Aktivität und Schaffenskraft geprägt ist. Dieser Lebensabschnitt ist gleichsam der Sommer unseres Lebens, in dem unsere Talente und Anlagen zur vollen Entfaltung drängen, unsere Lebenskräfte ihren Höhepunkt erreichen. Pitta verleiht uns die nötige Energie, um unsere Vorhaben zu verwirklichen und uns im täglichen Leben einzubringen und durchzusetzen.

VATA-REIFE UND WEISHEIT IM HERBST DES LEBENS

In den so genannten Wechseljahren, der Übergangsphase vom Erwachsenenleben zum Alter, wird das vorherrschende Pitta von einer Vata-Dominanz abgelöst. Ab etwa dem 63. Lebensjahr schenkt die luftige und ätherische Energie Vatas dem gereiften Menschen guten Zugang zu den Kräften der geistigen Welt. Altersweisheit, Intuition und heilerische Kräfte können nun verstärkt ausgelebt werden. In vielen alten Kulturen war der weise Rat älterer Menschen als Heiler und Schamanen gefragt. Am Abend unseres Lebens macht sich Vata auch auf der körperlichen Ebene bemerkbar: Die Haut wird trockener und bildet Falten, das Schlafbedürfnis wird geringer, und das Immunsystem ist nicht mehr so stabil. Das Alter ist die Zeit, in der der Mensch sich zunehmend von den äußeren Aktivitäten zurückzieht und nun stärker nach innen blickt, Kontakt aufnimmt mit den feinstofflichen Ebenen des Lebens und auf den Klang zu lauschen beginnt, der ihn heimwärts rufen wird.

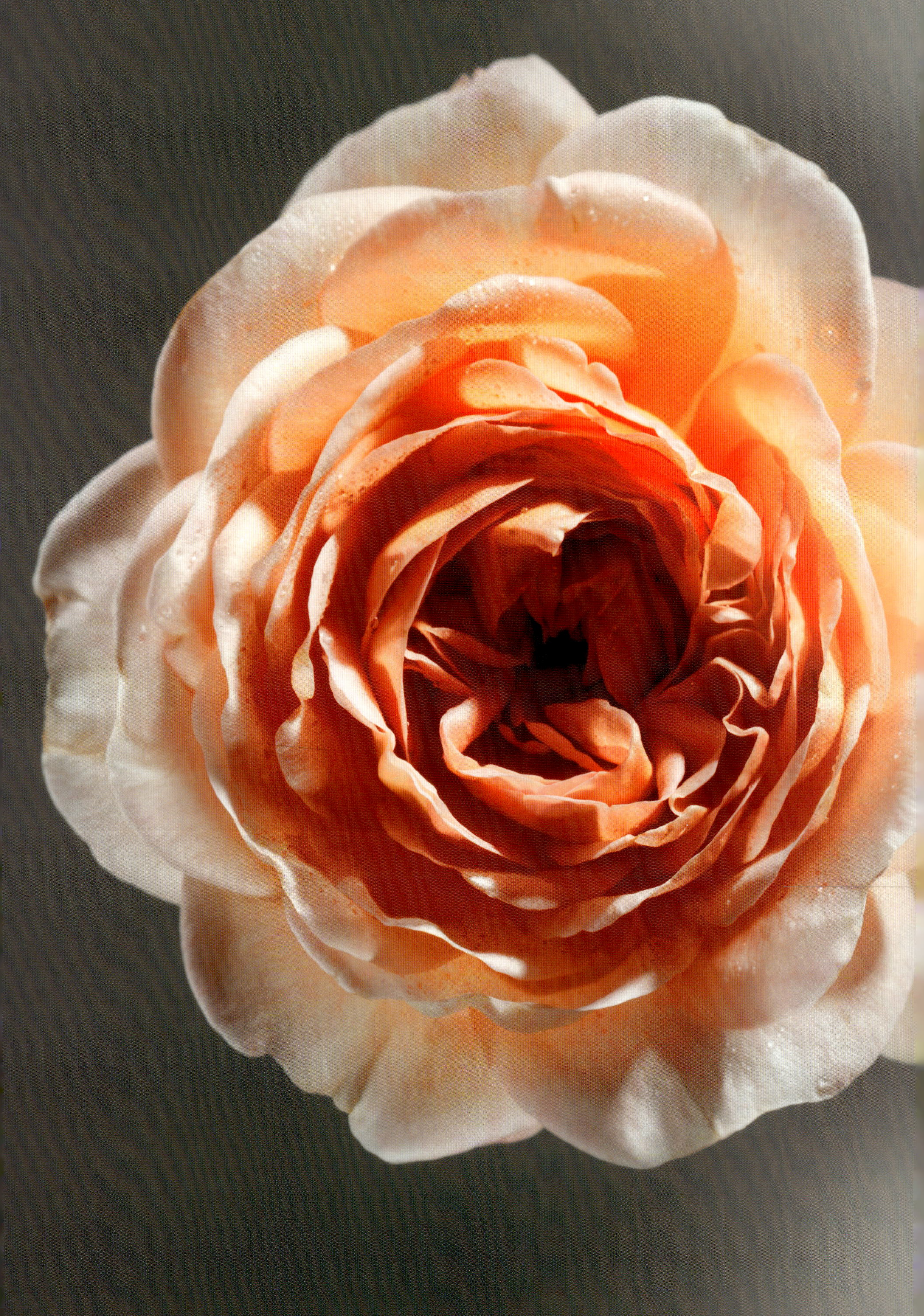

STHAPATYA-VEDA – VEDISCHE BAUKUNST UND BAUBIOLOGIE

»In weiter Ferne sieht man
den Bewohner des Hauses,
das Selbst.«

(Rik Veda 7.1.1)

Sthapatya-Veda bezeichnet das älteste und umfassendste System der Architektur und Städteplanung im Einklang mit den Naturgesetzen. Vedische Baukunst ist keine vom Menschen erdachte Lehre, sondern das in der kosmischen Ordnung selbst enthaltene Wissen, jede Ausdrucksform der Natur – sei es eine Blume, ein Baum, ein Hügel oder ein Bachlauf – so zu gestalten, dass alles im Universum in Harmonie miteinander existiert. Die nach dieser gesunden Bauweise entstandenen Häuser und Gebäude schaffen ideale Lebensbedingungen, durch die die Bewohner Gesundheit, Glück sowie innere und äußere Erfüllung erfahren.

Der Name *Sthapatya-Veda* geht zurück auf das Sanskrit-Wort *sthapan,* das »erstellen« oder »aufbauen« bedeutet; seine indogermanische Wurzel *stha* findet sich in vielen deutschen Wörtern wieder: in Stabilität, Stadt, Statik, Stand usw. *Veda* steht für das vollständige Wissen von der Ordnung, die der gesamten Schöpfung zugrunde liegt, für den unmanifesten, unsichtbaren Bauplan des Kosmos.

ERNEUERUNG ALTEN WISSENS

Maharishi Mahesh Yogi, der in den vergangenen Jahrzehnten nach und nach alle Bereiche der gesamten vedischen Wissenschaft in ihrer Vollständigkeit wieder belebte, begann vor rund fünfzehn Jahren auch die führenden *Sthapatis* (so werden die vedischen Architekten genannt) zusammenzurufen, um das verstreute und fast verloren gegangene Wissen der vedischen Architektur wieder herzustellen und zu erneuern. Sein Verdienst war es, die wichtigsten Gesetzmäßigkeiten vedischer Baukunst herauszuarbeiten und von unwesentlichen, im Laufe der Zeit überkommenen Regeln und Lehrsätzen zu unterscheiden. Dadurch konnte die Wirksamkeit dieses lebensunterstützenden Wissens vom Bauen und Wohnen im Einklang mit der Natur gewährleistet bleiben.

ANORDNUNG IM RAUM

Gesundes Bauen, das die Gesetze des Sthapatya-Veda berücksichtigt, fängt bereits bei der Auswahl des richtigen Grundstücks an. Ein vedischer Architekt verleiht mit seinem Wissen der inneren Intelligenz einer Struktur eine optimale sichtbare Ausdrucksform. Hierzu fühlt er sich ein, wenn er auf ein Grundstück geht, ob dies der optimale Bauplatz, der »ideale Vastu« für sein Bauvorhaben ist. Größe, Form, Ausrichtung, Gefälle, äußere Erschließung, Lage von Gewässern sowie Bebauung der Umgebung müssen genau stimmen. Sthapatya-Veda ist die grundsätzliche Anatomie der Natur. Ein Baum steht an einem bestimmten Ort, weil das Gesetz der Natur ihn dort hat wachsen lassen. Dieses Ordnungsprinzip der Schöpfung gilt es bei der Anordnung eines Gebäudes im Raum zu beachten. Das Haus muss an einem ganz bestimmten Platz stehen, es muss eine ganz bestimmte Ausrichtung nach den Himmelsrichtungen haben, um sich im Einklang nicht nur mit den lokalen Gegebenheiten, sondern mit der Harmonie des Universums zu befinden.

ORDNUNG DER NATUR SCHÜTZT

Sthapatya-Veda stellt das höchstentwickelte System der Formgebung, Anordnung und Ausrichtung dar, denn es entspringt der Natur selbst. Die Effektivität dieses Wissens illustriert das folgende Beispiel: Im Oktober 2003 fiel in Südkalifornien eine Fläche von 3.000 Quadratkilometer Wald verheerenden Waldbränden zum Opfer, 3.000 Gebäude brannten nieder. Die stärksten Feuer wüteten im Bezirk San Diego. Das Feuer verwüstete hier über 100.000 Hektar Land, ein ganzes Dorf mit 800 Gebäuden ging in Flammen auf. In Ramona, einem Ort im Epizentrum des Feuers von San Diego, stehen sechs Maharishi-Sthapatya-Veda-Gebäude. Keines der Gebäude wurde durch das Feuer beschädigt. Die Flammen zogen aus scheinbar unerklärlichen Gründen an den Gebäuden vorbei.

DIE HEILKRAFT DES RAUMS

Sthapatya-Veda-Gebäude verkörpern eine Art Miniatur des Kosmos. In ihnen ist der Einfluss von Sonne, Mond und den anderen Planeten auf die Erde berücksichtigt; deshalb kann das in ihnen lebende Individuum auch sehr leicht Einklang und Harmonie mit der kosmischen Ordnung finden. Vedische Gebäude sind eine Manifestation von kosmischen Klängen, den Klängen des Veda, denen Form und Ausdruck verliehen wird in Stein und Holz. Diese harmonischen Schwingungen sind tatsächlich auch körperlich spürbar. Ein nach den Gesetzmäßigkeiten des Sthapatya-Veda gebautes Haus bringt seine Bewohner in Resonanz mit der natürlichen Ordnung des Universums, seine Struktur harmoniert mit der Gesamtstruktur des Kosmos. Von solchen Häusern und Gebäuden gehen fühlbar ordnende und heilende Wirkungen auf die menschliche Physiologie aus.

DIE GESETZE GESUNDEN WOHNENS

Die fünf wichtigsten Prinzipien, die die Intelligenz des Naturgesetzes verkörpern und die hohe Lebensqualität in Sthapatya-Veda-Gebäuden gewährleisten, sind:

- Orientierung eines Gebäudes nach Osten
- Richtige Anordnung der Zimmer
- Einrichten eines Brahmasthans
- Auswahl des günstigen Zeitpunkts
- Ideale vedische oder kosmische Proportionen

DIE ORIENTIERUNG VEDISCHER ARCHITEKTUR NACH OSTEN

Die Sonne ist die Quelle für alles Leben auf dieser Erde. Sie verleiht Menschen, Tieren und Pflanzen Energie – ohne Sonnenlicht gäbe es kein Leben auf unserem Planeten. Außerdem sorgt sie in der Natur für Ordnung: Die Erde kreist um die Sonne, und die Rhythmen von Tages- und Jahreszeiten werden maßgeblich von der Sonne bestimmt. Sie ist das stärkste

Naturgesetz auf der Erde, das beim Bauen und Wohnen berücksichtigt werden sollte. Die Sonne geht frühmorgens im Osten auf, ihre Leben spendenden Strahlen künden vom Anbruch eines neuen Tages, von neuer Hoffnung und neuem Anfang. Jedes Haus sollte nach Osten ausgerichtet oder orientiert sein, in Richtung der aufgehenden Sonne. Die Orientierung nach Osten ist hier wörtlich zu verstehen. Das Wort »Orientierung« entstammt dem Wortstamm *Orient* – das Morgenland, aus dem die Weisen zu uns kamen und dem ewige Weisheitslehren entspringen. Vedische Astrologen berücksichtigen bei ihrer Horoskopberechnung die Sternenkonstellation, die zum Zeitpunkt der Geburt genau am östlichen Horizont aufgeht (→ S. 115). Die alten Kirchenbaumeister des Abendlandes, unserer Kultur, richteten die Apsis, Altar- und Choranlage einer Kathedrale so aus, dass die Kirchenbesucher während der Messe genau nach Osten, in Richtung der aufgehenden Sonne schauten. Förster berichten, dass Vogelhäuser mit nach Osten gerichteter Einflugöffnung von Vögeln besser angenommen und häufiger frequentiert werden als in andere Himmelsrichtungen ausgerichtete Vogelhäuser.

EIN KOMPASS IM MENSCHEN

Die Ausrichtung nach Osten entspricht offensichtlich einem Naturgesetz, der Ordnung, die der Natur selbst innewohnt. Auch die neuesten Ergebnisse der Gehirnforschung sprechen für eine Orientierung nach Osten. Sie zeigen, dass die Funktionsweise unseres Gehirns und damit aller Körperfunktionen durch die Blickrichtung beeinflusst wird. Wenn wir in Richtung Osten schauen, arbeitet unser Gehirn anders, als wenn wir nach Norden, Süden oder Westen blicken. Das liegt daran, dass bestimmte Zellen des Thalamus, die in der Mitte unseres Gehirns sitzen, sehr sensibel auf Richtung und Orientierung reagieren.

MORGENLICHT HEILT UND MOTIVIERT

Wollen wir im Einklang mit dem Naturgesetz leben, dann sollten wir auch unseren Schreibtisch und das Kopfende des Bettes nach Osten ausrichten. Jeder Mensch kennt die Freude, die es bedeutet, morgens von den ersten nährenden und belebenden Strahlen der aufgehenden Sonne geweckt zu werden. Das Licht der Morgensonne gilt aufgrund seines idealen Anteils an ultraviolettem Licht als besonders förderlich für den Menschen. Mediziner fanden heraus, dass Patienten, die in Krankenhauszimmern mit Richtung Osten lagen, schneller gesund wurden und früher entlassen werden konnten als die übrigen. Die morgendliche Lichteinstrahlung hinter den Ostfenstern wirkte wie eine intensive Lichttherapie. Gesunde Menschen motiviert das morgendliche Sonnenlicht, bei Kranken fördert es den Heilungsprozess.

Aber auch das Haus sollte seinen Eingang im Osten haben. Statistiken zeigen, dass Menschen, die in Häusern mit Osteingang leben, mehr Lebenskraft und Lebensfreude besitzen und beruflich erfolgreicher sind. Nach Osten ausgerichtete Häuser sind wie ein äußerer Kompass, der auch unseren inneren biologischen Kompass in Gleichklang mit der uns umgebenden Natur bringt.

RICHTIGE ANORDNUNG DER ZIMMER ENTSPRECHEND DER VEDISCHEN GEOMETRIE

Die Sonne strahlt an einem Tag, während sie von Ost nach West über das Firmament zieht, unterschiedliche Qualitäten von Licht aus, die spezifische Wirkungen in den einzelnen Bereichen eines Hauses erzeugen. Deshalb sind Maharishi-Sthapatya-Veda-Gebäude so angelegt, dass die verschiedenen Lichtenergien der Sonne im Tagesverlauf jeweils den Aktivitäten entsprechen, die in den verschiedenen Räumen eines Hauses vollzogen werden.

Aus vedischer Sicht ist es die Aufgabe der Architektur, Räume unterschiedlicher Qualitäten für die verschiedenen Bereiche und Funktionen des Lebens zu schaffen. Schlafen und Arbeiten zum Beispiel unterliegen unterschiedlichen Einflüssen und Energien. Deshalb sollten im Schlafzimmer andere Kräfte wirken als im Arbeitszimmer, um deren jeweilige Funktionen optimal zu unterstützen. Dabei ist es grundlegend wichtig, dass jede Funktion in einem Gebäude ihren richtigen Platz hat, denn sonst werden seine Bewohner etwa im Esszimmer schläfrig. Viele Menschen wissen nicht, dass Gesundheitsprobleme und Leiden aller Art aus falscher Orientierung und falscher Anordnung der Räume entstehen können, die das Naturgesetz verletzen. Eine falsche Platzierung der Küche beispielsweise schwächt das Verdauungssystem, die falsche Platzierung des Schlafzimmers kann zu Schlaflosigkeit und chronischer Müdigkeit führen.

DER NORDOSTEN – IDEAL FÜR MEDITATION

Wenn frühmorgens die Sonne ihren Lauf über das Firmament im Nordosten beginnt, ist nach Auffassung des Ayurveda der beste Zeitpunkt zum Aufstehen und Reinigen des Körpers (→ S. 127). Dies ist auch die günstigste Zeit für Meditation und geistige Entspannungstechniken. Das Meditationszimmer ist daher im Nordosten eines Gebäudes richtig platziert.

HAUSEINGANG IM OSTEN

Wenn die Sonne im Osten über dem Horizont aufgeht und das Gebäude mit ihren ersten Strahlen erleuchtet, verlässt man das Haus für einen Morgenspaziergang oder geht zur Arbeit. Folgerichtig sollte der Haupteingang im Osten liegen.

KÜCHE IM SÜDOSTEN

Am Vormittag, wenn in der Küche bereits die Speisen für das Mittagessen zubereitet werden, wandert die Sonne über den südöstlichen Teil des Firmaments. Nach der vedischen Geometrie sollte die Küche daher im Südosten eines Gebäudes liegen.

ESSZIMMER IM SÜDEN

Nach dem Kochen folgt das Essen, daher sollte das Esszimmer in Bezug auf den Lauf der Sonne nachgelagert sein. Der Ayurveda empfiehlt, die Mittagsmahlzeit um 12 Uhr zu sich zu nehmen, wenn die Verdauungskraft am größten ist (→ S. 130). Um diese Zeit steht die Sonne im Zenit, die richtige Lage des Esszimmers ist folglich die Südlage.

WOHNZIMMER IM WESTEN

Am Nachmittag und Abend sollte Zeit sein für das Familienleben, für den Austausch mit Freunden oder einfach für Mußestunden. All dies findet gewöhnlich im Wohnzimmer statt. Die Sonne nimmt um diese Zeit ihren Lauf nach Westen, wo sie auch untergehen wird; der Wohnraum ist daher im Westen ideal platziert.

Die unterschiedlichen energetischen Qualitäten der Sonne im Tagesverlauf steuern die innere biologische Uhr, die der Taktgeber für die Biorhythmen ist. Ein nach dem Verständnis des Sthapatya-Veda gebautes Haus unterstützt unseren Biorhythmus und unsere natürlichen biologischen Zyklen, da wir als Bewohner des Hauses zu jeder Tageszeit die passenden Qualitäten des Sonnenlichts aufnehmen.

»Da der Mensch seinem Wesen nach kosmisch ist,
sollte alles, was das Leben des Menschen betrifft,
in vollkommener Harmonie mit dem kosmischen Leben stehen.

Maharishi-Sthapatya-Veda hat das Wissen,
den Gebäuden Proportionen und Ausrichtungen zu geben,
welche dem Individuum kosmische Harmonie
und Unterstützung bringen – für seinen
Frieden, seinen Wohlstand und seine gute Gesundheit –,
ein Leben, jeden Tag in Einklang mit den Naturgesetzen –
ein Leben, jeden Tag in eine evolutionäre Richtung.«

(Maharishi Mahesh Yogi)

DAS EINRICHTEN EINES BRAHMASTHANS

Der *Brahmasthan* ist der zentrale Ort eines Hauses – die »energetische Mitte«. Um ihn ordnen sich alle Räume gemäß ihrer jeweiligen Funktion an. Der Brahmasthan repräsentiert den Ort *(Sthan)* der Ganzheit oder Gesamtheit *(Brahm)*, der alle Teilbereiche eines Gebäudes nährt. Da der Brahmasthan das energetische Zentrum eines Hauses ist, sollte er nicht verstellt werden, damit die Energien frei in alle Richtungen fließen können.

Als energetische Mitte ist der Brahmasthan vergleichbar mit der Sonne im Mittelpunkt unseres Sonnensystems, welche die Quelle allen Lebens auf der Erde und den anderen Planeten in diesem Teil des Universums ist. Genauso verbindet der Brahmasthan in der Mitte des Gebäudes alle Räume und seine Bewohner mit Intelligenz und Energie.

Zugleich bewahrt er die Einheit von Haus und Grundstück. Er verknüpft die Teile mit ihrer Ganzheit und verbindet das Individuum letztlich mit dem Kosmos; deshalb sollte der Brahmasthan in jedem Haus, auf jedem Grundstück und in jeder Stadt geehrt und gepflegt werden.

In den vedischen Schriften wird der Schöpfergott *Brahma* auch als der ursprüngliche Architekt des Universums bezeichnet. Er residiert im Zentrum aller Himmelsrichtungen und führt den vollkommenen Ausgleich aller Energien herbei. Aus diesem Grund sollte der Mittelpunkt eines Hauses nicht bebaut werden, sondern für Luftzirkulation und Lichteinstrahlung offen und frei bleiben.

Architektonisch lässt sich der Brahmasthan zum Beispiel sehr schön als zentraler Innenhof gestalten. Nach oben offen oder mit einem Glasoberlicht geschlossen, wirkt ein solcher zentraler Lichtraum harmonisierend auf alle Hausbewohner, weil er sie an ihre eigene Mitte erinnert und ihnen hilft, aus dieser Mitte heraus zu leben.

Traditionell gibt es in jedem Dorf einen zentralen Platz, auf dem sich die Menschen treffen. Jede Blüte wächst und entfaltet sich immer aus ihrer Mitte. Bei Einrichtung eines Brahmasthans haben die Bewohner eines Hauses immer einen Bezugspunkt und wissen zu jeder Zeit, wo sie sich im Bezug zum Brahmasthan gerade befinden, genauso wie die Planeten immer »wissen«, wo sie im Bezug zur Sonne stehen. Der menschliche Geist findet Ruhe und ein Gefühl von Sicherheit, wenn ein Brahmasthan im Haus geschaffen wird. Das Haus erhält Energie und Vitalität, und es entsteht eine Atmosphäre, in der zugleich friedvolle Balance und Harmonie, Glück und Erfolg gedeihen können.

AUSWAHL DES GÜNSTIGEN ZEITPUNKTS

In einem guten Anfang liegt ein gutes Gelingen. Maharishi-Sthapatya-Veda beinhaltet auch das Wissen vom richtigen Zeitpunkt, der für den Beginn eines Bauvorhabens gewählt werden sollte. Der jeweils günstige Termin für Baubeginn und Einzugstermin wird nach der Geburtszeit des Hausbesitzers berechnet. Denn der Zeitpunkt, wann mit der Konstruktion begonnen wird, trägt den Samen der Zukunft des Gebäudes in sich. Aus dem Zeitpunkt des Beginns, der »Geburt« eines Projekts, kann auf den weiteren Verlauf dieser Angelegenheit geschlossen werden. Da alles im Leben seine Zeit hat, wird auch ein Haus geboren, wächst, reift und zerfällt irgendwann. Durch Sthapatya-Veda kann es über einen langen Zeitraum erhalten werden.

IDEALE VEDISCHE ODER KOSMISCHE PROPORTIONEN

Maharishi-Sthapatya-Veda verwendet lebensunterstützende Maße und Proportionen für jedes Grundstück und Haus und ebenso für jedes Zimmer und Büro, um die Entfaltung des vollen menschlichen Potenzials zu fördern. In der Natur und im Kosmos ist alles richtig proportioniert. Da auch der Mensch ein Teil des Kosmos ist, ist jedes Organ im menschlichen Körper nicht nur richtig platziert, sondern auch richtig proportioniert. Jede Abweichung kann ein Ungleichgewicht und Probleme im gesamten Organismus hervorrufen.

Die im Sthapatya-Veda verwendeten Maße sind ideale, Glück und Erfolg bringende Maße und Maßverhältnisse. Sie stehen im Einklang mit der Natur, ihre Proportionen spiegeln sich auch im Aufbau und in der Struktur des menschlichen Körpers wider.
Ideale Wohnungsformen beispielsweise sind quadratisch bzw. rechteckig und weisen regelmäßig geformte ganzzahlige Proportionen zum Beispiel im Verhältnis 3:4 auf. Dies entspricht einer Quarte – Architektur wird so zu »gefrorener Musik«. Die Qualität eines solchen Verhältnisses kann man als reinigend bezeichnen. Und über diese harmonischen Proportionen entstehen dann auch harmonische Wohnstrukturen.
Das Haus, in dem wir leben, kann als Erweiterung unseres Körpers, unseres Selbst verstanden werden. Wohnraum zu schaffen bedeutet, ein Universum zu schaffen. Gesunde Proportionen fördern ein an den Naturgesetzen ausgerichtetes harmonisches Wohnumfeld und können dazu beitragen, eine dauerhafte Verbindung zwischen Mensch und Kosmos zu etablieren.

DIE EIGENE WOHNSITUATION OPTIMIEREN

Einige der grundlegenden Prinzipien des gesunden Wohnens lassen sich vielleicht mit geringem Aufwand auch in Ihrem Haus oder Ihrer Wohnung verwirklichen. Überprüfen Sie zunächst die Orientierung Ihres Gebäudes oder Ihres Wohnraums mit Hilfe eines Kompasses oder anhand eines Stadtplans. Nutzen Sie, falls Sie frei wählen können oder dies durch bauliche Maßnahmen leicht möglich ist, nur den Ost- oder Nordeingang Ihres Hauses. Schließen Sie Süd- und Westeingänge. Auch Eckeingänge sollten vermieden werden.
Schlafen Sie mit dem Kopf Richtung Osten (Glück, Lebensfreude, Fortschritt) oder Süden (Gesundheit, langes Leben). Schlafen Richtung Norden (frühes Altern) sollten Sie auf jeden Fall unterlassen.
Die beste Arbeitsrichtung ist Osten. Richten Sie Ihren Arbeitsplatz deshalb so aus, dass Sie nach Osten schauen.

FAKTOREN, DIE GUTE UND SCHLECHTE EINFLÜSSE BESTIMMEN

Bei der Grundstücksauswahl

- Freier Blick zum Sonnenaufgang
- Richtung des Grundstücksgefälles
- Form des Grundstücks
- Lage von Flüssen und Seen
- Unmittelbare Umgebung, wie Mobilfunkstationen, Hochspannungsleitungen, Friedhöfe

Beim Gebäudeentwurf

- Ausrichtung des Gebäudes und Position des Eingangs
- Anordnung der Zimmer
- Vedische Maße und Proportionen
- Berücksichtigung eines Brahmasthans

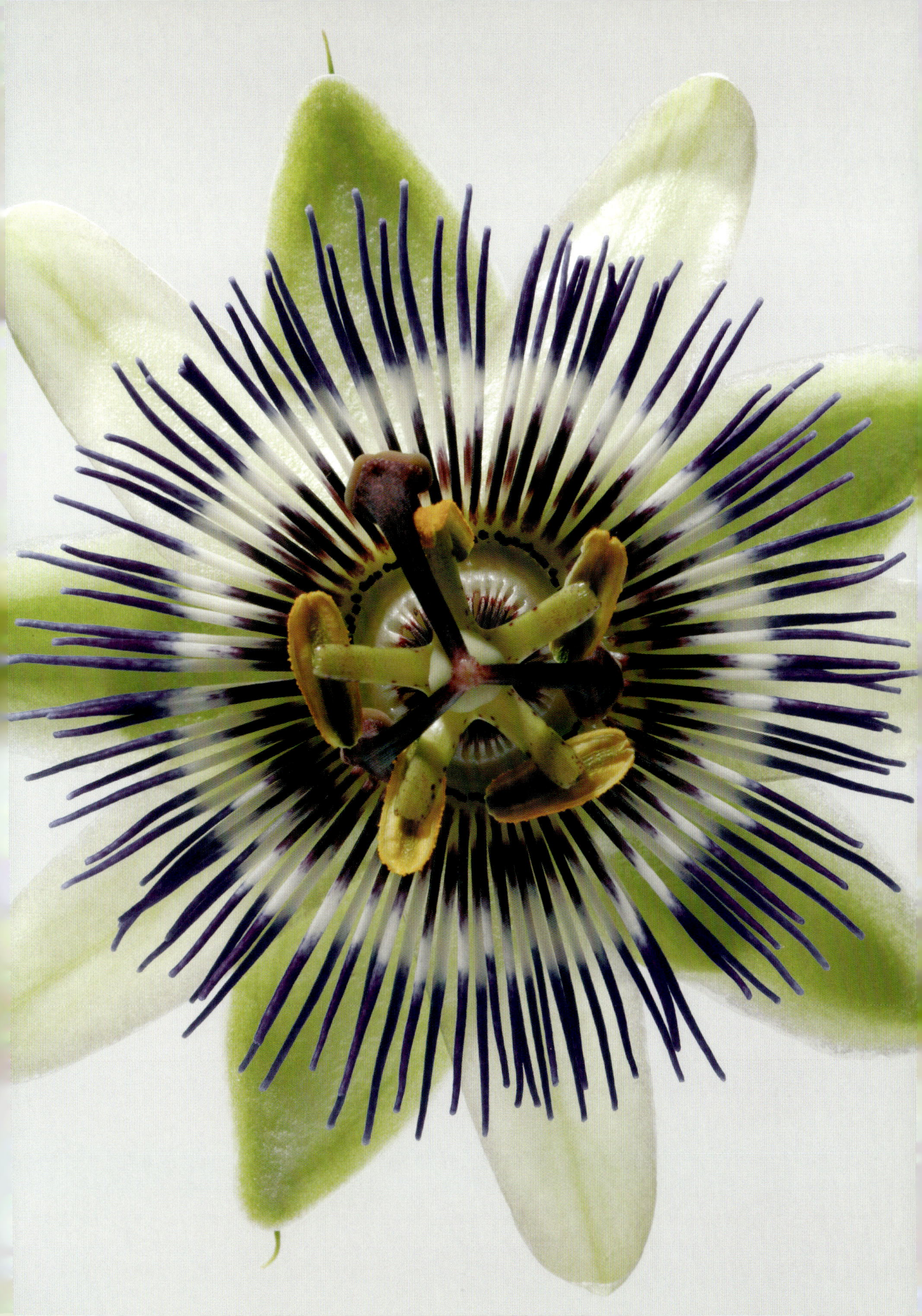

ARCHITEKTUR ALS ABBILD DES UNIVERSUMS

Unsere Wohnbedingungen nehmen ganz entscheidend Einfluss auf unser Wohlbefinden und unsere Gesundheit, auf Kreativität, Erfolg und Wohlstand. Ein Haus oder Gebäude, das im Einklang mit den Naturgesetzen steht, fördert klareres Denken und Intuition, bringt Energie, Vitalität und Lebensfreude. Die Menschen, die es bewohnen, erleben weniger Stress und erfahren die Unterstützung der Natur. Sie sind motivierter und entscheidungskräftiger. Das im Einklang mit den kosmischen Prinzipien stehende Gebäude übt einen heilsamen und integrierenden Einfluss auf Körper und Geist seiner Bewohner aus. Dies zeigten auch wissenschaftliche Untersuchungen.

Wird in einer Stadt jedes Haus im Einklang mit dem Naturgesetz erbaut, dann entsteht durch den hohen Ordnungsgrad eine innige Verbindung zwischen menschlicher Intelligenz und kosmischer Intelligenz, die in dieser Stadt zu einem ungewöhnlich hohen Maß an Harmonie und Unzerstörbarkeit führt. Dieser Schutzschildeffekt vedischer Architektur und Städteplanung wird als *Maharishi-Vastu-Effekt* bezeichnet, in Anlehnung an den so genannten Meissner-Effekt der Quantenphysik, der beschreibt, dass innere Ordnung und Kohärenz störende äußere Einflüsse abwehren. In einer gewöhnlichen Stadt verlaufen die Straßen im Allgemeinen in alle möglichen Richtungen und verursachen dadurch chaotische Orientierungen der Gebäude. Dies führt zu Problemen und Verletzung der Naturgesetze im Leben von Individuen und der gesamten Gesellschaft. Im Vastu-Plan einer idealen Stadt hingegen verlaufen alle Straßen um einen zentralen Platz von Ost nach West und von Nord nach Süd. Dadurch wird automatisch Ordnung, Kohärenz und Unterstützung durch die Naturgesetze sichergestellt. Auf eine ganze Nation angewendet, kann vedische Architektur und Städteplanung somit friedliche und problemfreie Gesellschaften entstehen lassen.

Architektur schafft ein Abbild des Universums, in dem der Mensch lebt. Sthapatya-Veda lehrt, wie der Mensch in die Natur, das Lebensfeld der Erde, den Kosmos und die göttliche Ordnung eingebunden ist und wie er im Einklang mit all diesen Kräften leben und seine Umgebung kreativ gestalten kann. Wenn die Architektur die Kräfte und Energien des Kosmos in harmonischer Weise auf die Erde projiziert, entsteht Wohn- und Lebensraum, der den Menschen ideale Voraussetzungen bietet, glücklich und harmonisch in dieser Welt zu leben.

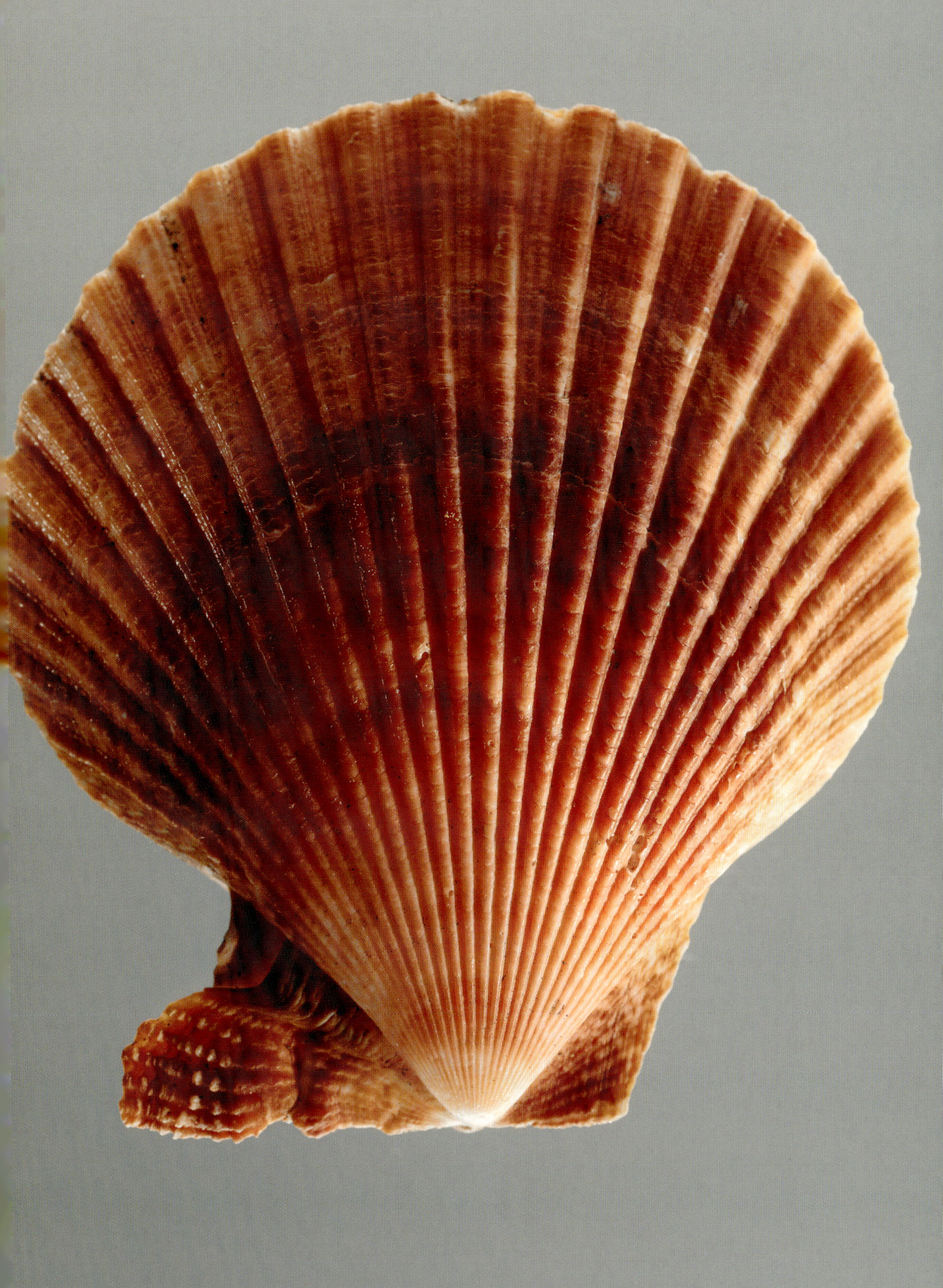

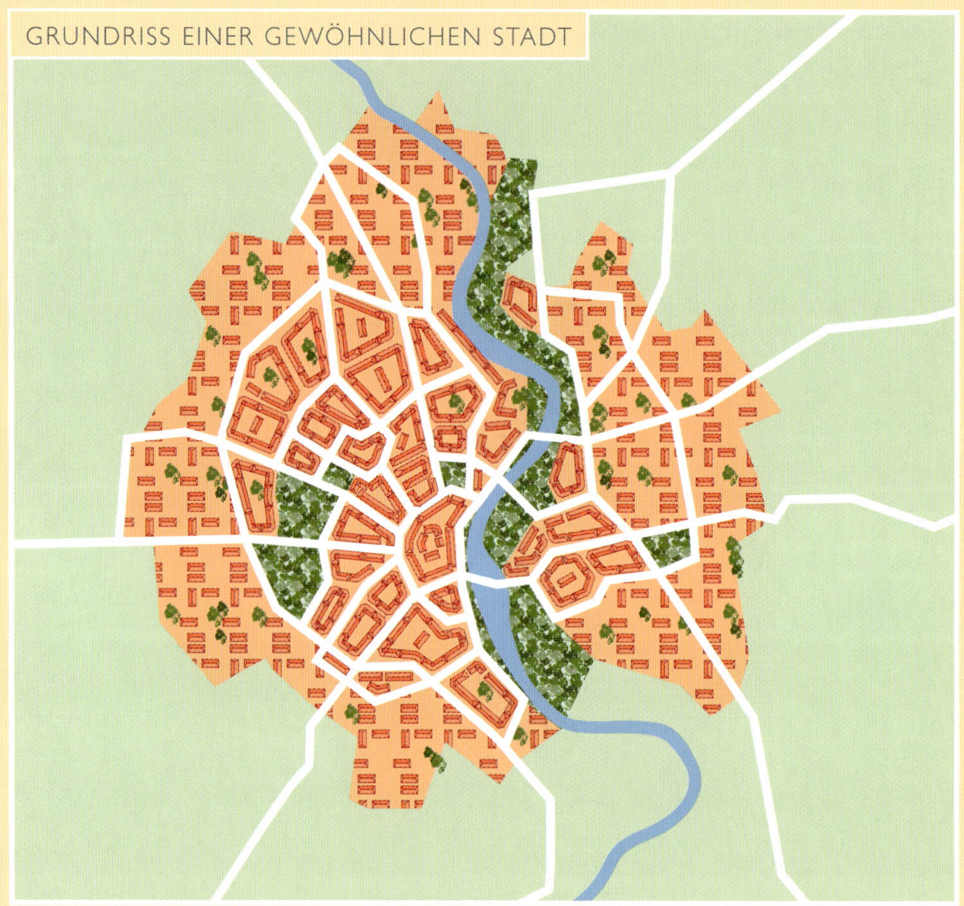

In einer gewöhnlichen Stadt verlaufen die Straßen in allen möglichen Richtungen und verhindern damit eine klare Ausrichtung bzw. Orientierung der Gebäude. Dies führt zu Chaos, Problemen und Verletzung der Naturgesetze im Leben von Mensch und Gesellschaft, sowohl bei den Individuen als auch in der Gesellschaft.

Beispiel aus der Physik: In einem gewöhnlichen elektrischen Leiter bewegen sich Elektronen in ungeordneter Weise und lassen deshalb ein Magnetfeld von außen in diesen eindringen.

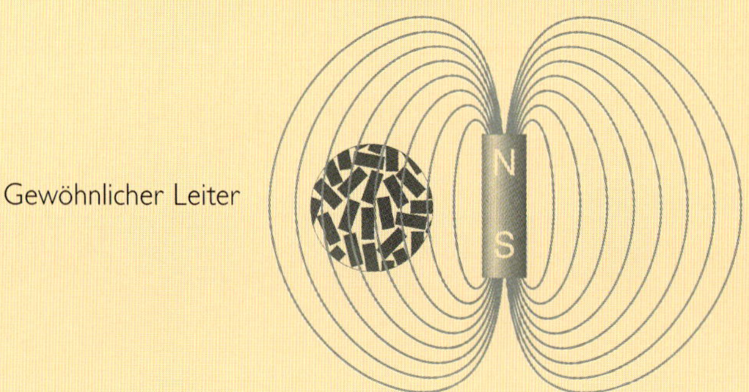

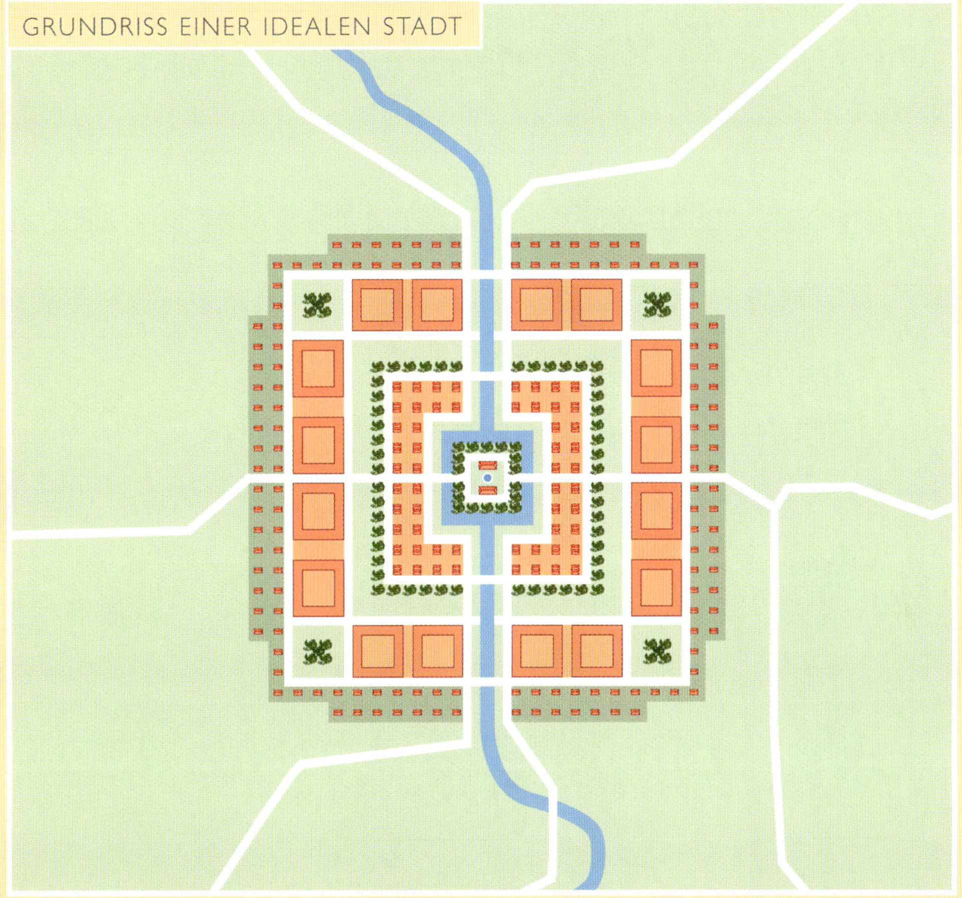

Im Vastu-Plan einer idealen Stadt verlaufen alle Straßen um einen zentralen Platz von Ost nach West und von Nord nach Süd. Dies schafft automatisch Ordnung und Unterstützung durch die Naturgesetze.

Beispiel aus der Physik: In einem Supraleiter verhindert das geordnete Fliesen der Elektronen spontan, daß ein Magnetfeld von außen eindringt.

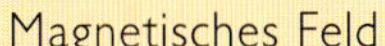

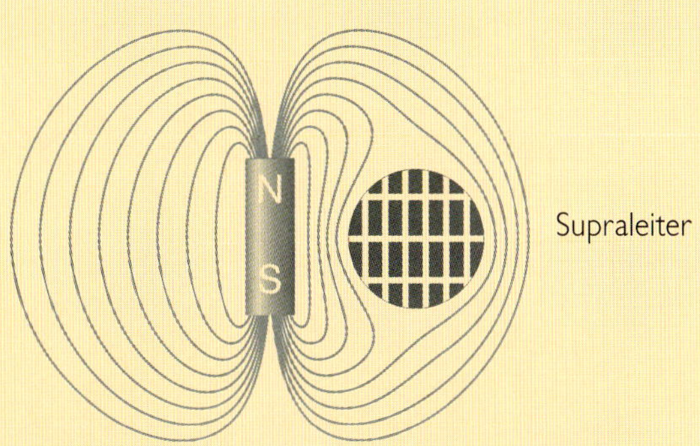

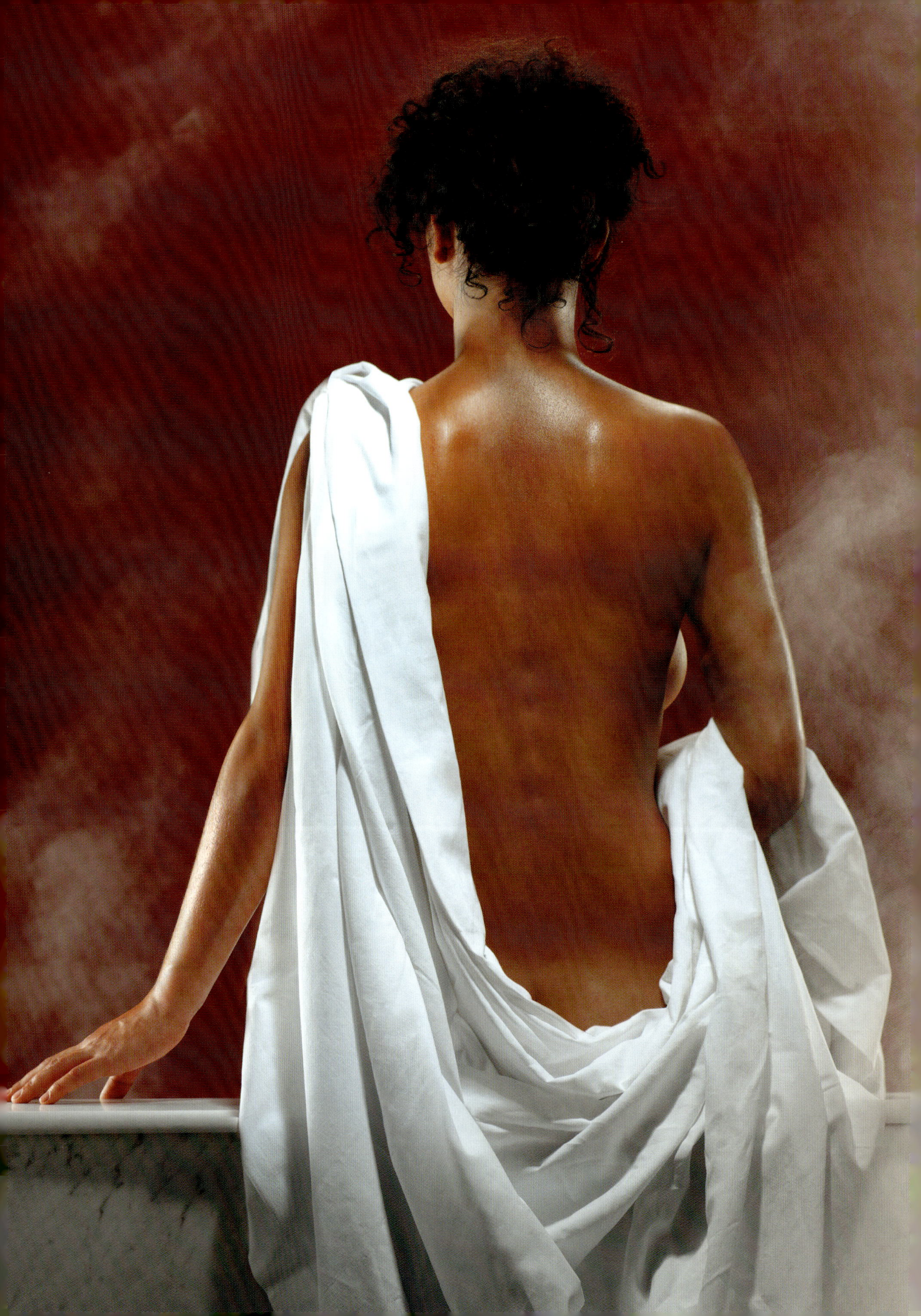

Anti-Aging mit Ayurveda – Das Sieben-Punkte-Programm

»Leben ist ein Feld aller Möglichkeiten.
Was du daraus machst, ist dein Leben.«

(Maharishi Mahesh Yogi)

Wenn es Ihr Wunsch ist, unabhängig von Ihrem Lebensalter einen jugendlichen und frischen Körper und Geist zu besitzen und zu bewahren, dann bietet Ihnen der Maharishi Ayurveda alle Möglichkeiten dazu – ohne Face-Lifting, Frischzellkuren oder Hormontherapie. Denn der Ayurveda ist die Wissenschaft vom langen und gesunden Leben. Diese Heil- und Lebenskunde ist in sich selbst eine vollständige Anti-Aging-Therapie. Sämtliche Maßnahmen zur Gesunderhaltung und zur Vorbeugung und Heilung von Krankheiten dienen dazu und haben als Voraussetzung, die Kraft der Jugend und der Erneuerung im Körper und im Bewusstsein zu nutzen und zu aktivieren. Anti-Aging im Ayurveda heißt *Vaya Sthapan,* »Bewahre dein Alter«, oder im übertragenen Sinn: »Bewahre deine Jugend.« Die gemeinsame physiologische Grundlage aller ayurvedischen Anwendungen zur Erhaltung der Jugend ist – wie könnte es anders sein – wiederum Ojas, die geheimnisvolle Glückssubstanz in Körper und Geist. Ojas ist der eigentliche »Anti-Aging-Stoff« des Körpers. Ojas steht untrennbar in Verbindung mit Agni, der Lebensflamme, und der Symphonie der Doshas, also den wichtigsten Ihnen bereits bekannten Grundlagen der ayurvedischen Medizin.
Mit dem hier vorgestellten Sieben-Punkte-Programm können Sie Ihr Ojas beträchtlich verbessern und spürbar Ihre geistige und körperliche Fitness steigern. Vergessen Sie dabei vor allem nicht: Lebensfreude, inneres Glück, kreatives Denken und Handeln, ein offenes Wesen, die Achtung des Lebens selbst und aller Geschöpfe, eine ethische Lebensauffassung und Visionen einer glücklichen Zukunft sind die besten Quellen für Jugend und Gesundheit.

1. LEBEN MIT DEN RHYTHMEN DER NATUR

Sie können kämpfen und sich verbrauchen, oder Sie segeln im Rückenwind der Natur. Das ist die Wahl, die Sie treffen müssen, wenn der Ratschlag lautet, abends früh zu Bett zu gehen und morgens früh aufzustehen. Der Morgen birgt die Kraft der Jugend, der Abend den Klang des Alters. Wir leben sozusagen in zweifacher Hinsicht im Abendland: geographisch und in Form einer mittlerweile üblichen Lebensweise, bei der man weit in den Abend, bis in die Nacht hineinlebt. Diese Lebensweise fördert das Altern. Wollen Sie jung bleiben, so machen Sie sich den Morgen mit all seiner Lebenskraft und Fülle, seinen Impulsen der Erneuerung und des aufkeimenden Lebens zu Ihrem Verbündeten. Wenn Sie es zeitlich einrichten können, empfiehlt sich ein täglicher Morgenspaziergang, in Ruhe, nicht hetzend im Dauerlauf oder ständig abgelenkt mit dem Hund. Sie sollten um diese ganz besondere Zeit des Tages die Natur mit allen Sinnen erleben und ihre Energien in jede Zelle Ihres Körpers aufnehmen und genießen.
Achten Sie im Ablauf eines Tages auch auf die Zeiten, die Ihr Organismus braucht, um sich zu ernähren und frische Energie zu sammeln: Nehmen Sie Ihre Mahlzeiten möglichst regelmäßig ein, gönnen Sie sich zwischendurch immer wieder Pausen und sorgen Sie für ausreichend Flüssigkeitszufuhr.

2. VITALSTOFFREICHE ERNÄHRUNG

Eine typgerechte, ausgewogene Ernährung nach den ayurvedischen Richtlinien und Empfehlungen (→ S. 54) ist eine entscheidende Grundlage für einen gesunden Körper und Geist. Das Essen sollte schmackhaft gekocht, typgerecht gewürzt und von *sattvischer* Natur sein (→ S. 53). Am besten sind biologisch angebaute Nahrungsmittel, ideal, wenn sie sogar aus vedisch-organischem Landbau kommen. Im Maharishi Ayurveda wurden in den letzten Jahren große Anstrengungen unternommen, auch diesen Zweig der vedischen Wissenschaft neu zu beleben. In den USA, in Südamerika und in Afrika gibt es inzwischen eigene Ländereien, auf denen natürlicher Landbau und Viehzucht betrieben wird. Im Unterschied zur herkömmlichen biologisch-organischen Landwirtschaft, wie sie Biobauern erfolgreich hierzulande betreiben, werden bei der vedisch-organischen Landwirtschaft auch andere Verfahren angewendet, die die Ganzheit der Naturgesetze beleben. Dazu gehört gemäß der *Krishi-Shastra,* der vedischen Schriften über Landwirtschaft, auch die Anwendung von vedischen Klängen, die das Wachstum der Pflanzen fördern und die Qualität der landwirtschaftlichen Produkte noch wesentlich verbessern.

3. REINIGUNG MACHT FIT – PANCHA KARMA

Halten Sie sich an die Empfehlungen des Maharishi Ayurveda zum Wechsel der Tages- und Jahreszeiten (→ S. 126). Wie der Tag beginnt, so begehen Sie ihn. Wie Sie in die verschiedenen Jahreszeiten wechseln, so werden Sie sich fühlen. Vor allem im Frühjahr und Herbst sollten Sie den Gesetzen der Natur Beachtung schenken und sich körperlich und geistig von Ballast und angesammelten Schlacken befreien.

Die wirksamste Reinigungstherapie des Ayurveda ist *Pancha Karma,* was übersetzt »die fünf Handlungen« bedeutet. Entsprechend bestehen Pancha-Karma-Anwendungen aus fünf reinigenden Behandlungszyklen, zu denen jeweils vorbereitende Maßnahmen gehören. Im Anschluss an die Pancha-Karma-Therapie folgt eine Phase der Nachbehandlung, wozu gesunde Ernährung, die Einnahme ayurvedischer Tees oder Arzneien sowie unterstützende Verhaltensmaßnahmen zählen.

ANWENDUNGEN DES PANCHA KARMA

Pancha Karma ist sehr gesetzmäßig und eine eingreifende Therapie, die in die Hand des Fachmanns gehört, da sie großes Know-how und vor allem auch einen hohen Aufwand an Personal, Räumen und Aufmerksamkeit erfordert. Richtiges Pancha Karma, das den Namen verdient und Körper und Geist reinigt und nicht nur verwöhnt – was eine durchaus erwünschte Begleitwirkung der Anwendung ist –, wird immer individuell verordnet und durchgeführt. Dabei werden verschiedene, genau aufeinander abgestimmte Stadien der Therapie durchlaufen. Aufgrund seiner zentralen Bedeutung in der ayurvedischen Medizin wird Pancha Karma auch als das »Herzstück der ayurvedischen Heilkunst« bezeichnet.

VORBEREITUNG

In der vorbereitenden ersten Behandlungsphase des Pancha Karma – *Purvakarma* – wird zunächst mit Hilfe ayurvedischer Heilpflanzen und Gewürze Agni angeregt und der Abbau von Ama eingeleitet: Leichte Kost oder mildes Fasten, verdauungsstärkende Rezepturen, so genannte *Pachanas,* heiße Getränke, Ingwertee und mehr Ruhe als sonst stärken Agni und helfen, vor allem wasserlösliches Ama zu verbrennen. Erst dann kann Ghee oder ein anderes Fett eingenommen werden.

DIE WICHTIGSTEN ÄUSSEREN ANWENDUNGEN DES PANCHA KARMA

Ganzkörper-Synchronmassage – *Abhyanga* –, die nicht kraftvoll, sondern eher sanft ausgeführt wird.

Kräftige Ganzkörper-Tiefenmassage – *Vishesh* –, die ebenfalls synchron und wie beim Abhyanga in Richtung des Haarwachstums, also vom Stamm zur Peripherie, durchgeführt wird.

Ganzkörper-Peelingmassage – *Udvartana* – entgegen der Richtung des Haarwachstums mit einer Mischung aus Gersten- und Kichererbsenmehl, der etwas Sesamöl beigefügt ist.

Trockene Ganzkörper-Synchronmassage – *Garshan* – mit Rohseidenhandschuhen.

Neben den verschiedenen Ölmassagen zählen folgende Ölanwendungen ebenfalls zur externen Snehana-Therapie:

Der **Ölguss auf die Stirn** – *Shirodhara* – beruhigt Vata und das gesamte zentrale Nervensystem. Er bewirkt ein besonderes Erlebnis innerer Ruhe, Harmonie und Gelöstheit.

»Kopfeinlauf« – *Shirobasti.* Dabei wird in eine nach oben geöffnete, an den Seiten gut abgedichtete Kopfhaube mediziniertes, der Dosha-Störung entgegenwirkendes Öl gegossen und für etwa eine halbe Stunde auf dem Kopf belassen. Dieses harmonisierende Ölbad für den Kopf entfaltet tief greifende Wirkungen bei schweren neurologischen Erkrankungen. Unter anderem kann es zur Rehabilitation nach einem Schlaganfall eingesetzt werden.

Augenbehandlung mit Ghee – *Netratarpana* – bei chronischen und akuten Augenerkrankungen wie chronischer Bindehautentzündung, mangelndem Tränenfluss, Kurz- und Weitsichtigkeit.

Lokale Ölanwendungen – *Tarpanas* –, zum Beispiel in den Ohren oder an bestimmten Abschnitten der Wirbelsäule.

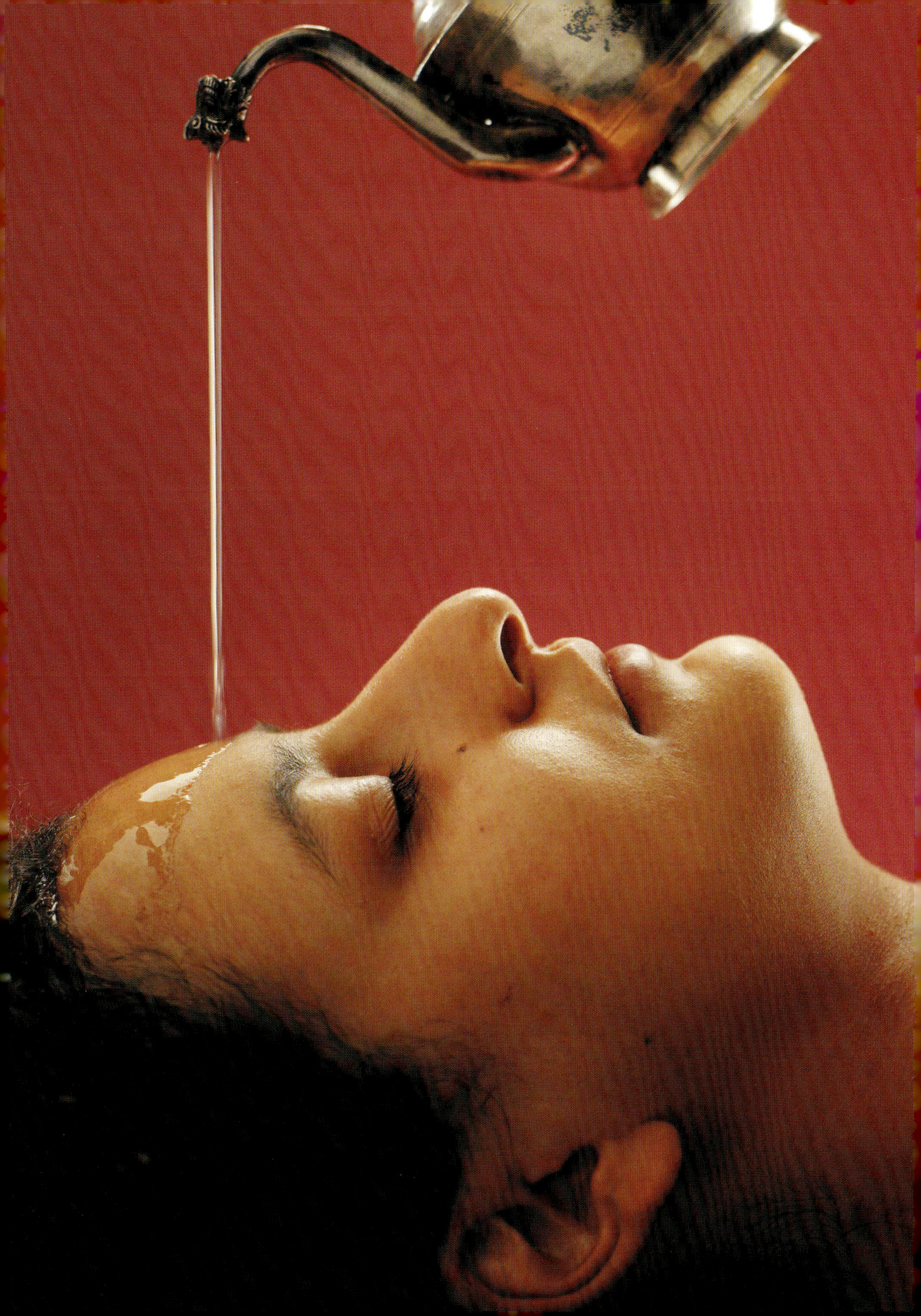

SNEHANA

Um auch die fettlöslichen Toxine im Körper zu binden und auszuscheiden, folgt nun ein ganz wichtiger Teil von Pancha Karma, das *Snehana,* die »innere Ölung« des Körpers. Je nach Konstitutionstyp, Kraft des Verdauungsfeuers und körperlicher Verfassung nimmt der Patient morgens reines oder mediziniertes Butterfett, Ghee, oder – je nach Verordnung – ein anderes öliges Nahrungsmittel, zum Beispiel Sesamöl, ein. Diese öligen Substanzen werden in einem Zeitraum von drei bis sieben Tagen in aufsteigender Dosierung verabreicht. Aus ayurvedischer Sicht dringt das Ghee in die Gewebe und Zellen ein, wo es die fettlöslichen Toxine sowie gestörte Doshas bindet. Diese Phase der inneren Ölung wird beendet, wenn der Körper mit der verabreichten Fettphase »gesättigt« ist, was vom Arzt festzustellen ist.

MOBILISIERUNG

Toxine und überschüssige Doshas müssen nun mobilisiert werden. Deshalb folgen jetzt eine kräftige Ganzkörper-Ölmassage sowie eine Wärmeanwendung, *Svedana,* beispielsweise mit einem Kräuterdampfbad, das die Sekretion der Haut und der Schleimhäute anregt. Erst danach beginnt man mit den verschiedenen Maßnahmen der Hauptkur.

DIE HAUPTKUR – AUSLEITUNGSTHERAPIEN

Nach Charaka umfasst die Hauptkur fünf ausleitende Therapien *(Shodana):*

- 1. *Vamana* (therapeutisches Erbrechen, beseitigt Kapha aus dem Magen; wird in den Maharishi-Ayurveda-Gesundheitszentren nicht durchgeführt, weil es sehr belastend ist und durch andere Maßnahmen wirksam ersetzt werden kann)
- 2. *Virechana* (therapeutisches Abführen)
- 3. *Niruha Basti* (reinigender Darmeinlauf mit Heilkräutern auf Wasserbasis)
- 4. *Anuvasana Basti* (Vata-beruhigender Darmeinlauf mit Pflanzenöl)
- 5. *Nasya* (in sich abgeschlossene Ausleitung über die Nase)

Nach einer anderen Schule, die auf den Texten der Sushruta Samhita gründet, gilt als vierte Maßnahme der Reinigung *Raktamokshana,* ein Aderlass.

ABFÜHREN UND AUSLEITEN

Voraussetzung für *Virechana* – das Abführen und Ausleiten – ist wie geschildert die korrekte Vorbereitung. Kräutertabletten oder Rizinusöl bewirken milden mehrmaligen Stuhlgang. Anschließend gilt es das Verdauungsfeuer wieder langsam aufzubauen und zu stärken, denn es ist nach dem *Snehana* mit Ghee und dem Abführen geschwächt. Durch Reissuppe mit Gewürzen (→ S. 136) für einen bis drei Tage und warme Getränke kommt es zu einer Normalisierung.

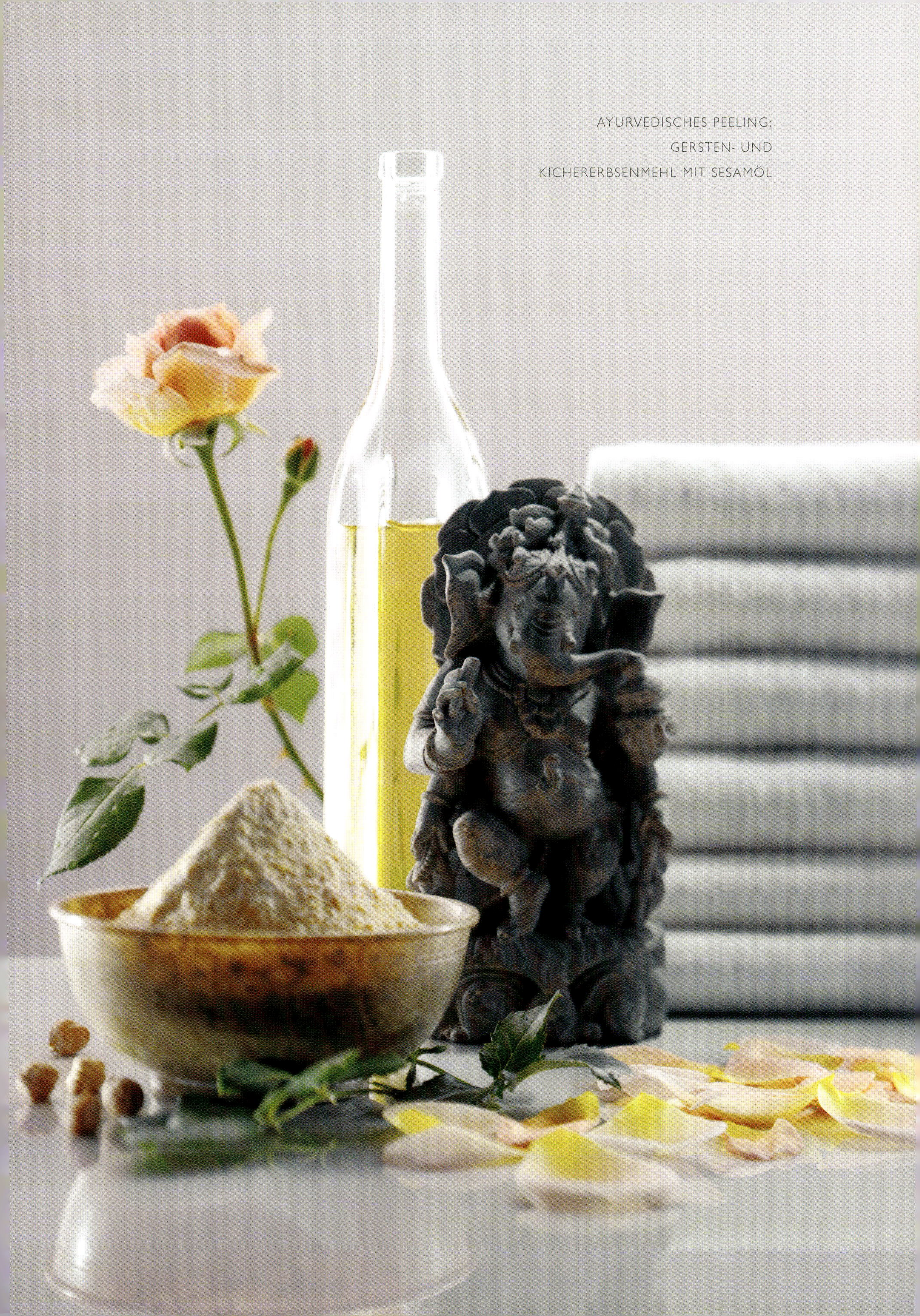

AYURVEDISCHES PEELING:
GERSTEN- UND
KICHERERBSENMEHL MIT SESAMÖL

MEDIZINISCHE EINLÄUFE

Die Reinigung des Dickdarms, dem Hauptsitz von Vata, stellt die dritte und vierte Hauptmaßnahme im Programm von Pancha Karma dar. Die *Basti*-Therapie besteht aus medizinischen Einläufen, die überschüssiges Vata aus dem Darm ausleiten. Da das Vata-Prinzip als König der Doshas gilt, der die anderen Doshas regiert, ist seine Regulierung von besonderer Wichtigkeit. Es gibt eine Fülle unterschiedlicher medizinischer Einläufe, die sich jedoch in zwei Hauptgruppen unterteilen lassen: Einläufe auf Wasserbasis aus einem Heilpflanzensud, die reinigen und Vata-ausleitende Funktion haben *(Niruha Basti)*, sowie ölige Einläufe, die Vata-beruhigende Funktion haben *(Anuvasana Basti)*. Sie werden im Wechsel verabreicht.

NASYA – DIE KOPF-NASEN-BEHANDLUNG

Die fünfte Therapie des Pancha Karma (nach dem System von Charaka) ist die so genannte *Nasya*-Behandlung. Diese aufwendige Anwendung besteht aus einer komplexen Abfolge fein aufeinander abgestimmter Ölmassagen von Kopf, Nacken und Schultern. Auf diese Massagen folgen ein Kräuter-Kopfdampfbad, das Einbringen von speziellen Kräuterölen in den Nasen-Rachen-Raum, feuchtwarme Kompressen und Rachenspülungen. Während der Behandlung wird Schleim durch den Rachen ausgeschieden, bei erfolgreicher Therapie ist ein Gefühl der Klarheit und Leichtigkeit die Folge. Nasya-Anwendungen bewähren sich vor allem bei Hals-, Nasen- und Ohrenerkrankungen, beispielsweise chronischen Nasennebenhöhlenentzündungen, aber auch bei Migräne, Kopfschmerzen und Verspannungen im Schulter- und Nackenbereich.

ABHYANGAS UND SVEDANAS

Die beschriebenen Hauptbehandlungen des Pancha Karma werden unterstützt und ergänzt durch die sehr angenehmen Massagen, Wärme- und Öltherapien. Sie haben den Ayurveda im Westen berühmt gemacht, sind sie doch zum Inbegriff von Wellness und Luxustherapie geworden. Allein für sich, außerhalb des Pancha Karma angewendet, erweisen sie sich zwar ebenfalls als äußerst wohltuend und angenehm. Der anhaltende regenerierende und vor allem reinigende und heilende Effekt des Pancha Karma stellt sich aber nur durch die abgestimmte Gesamtheit aller Maßnahmen ein.

DIE NACHBEHANDLUNG

Die Nachbehandlung am Ende des Pancha Karma ist so wichtig wie die Vorbereitung! Der Organismus ist noch labil und befindet sich im Neuaufbau, nachdem die gestörten Doshas ausgeleitet und Toxine entfernt wurden. Die Ernährung muss behutsam aufgebaut werden. Kräuterpräparate und Verhaltensmaßnahmen unterstützen den Regenerationsprozess. Die volle Wirkung der Pancha-Karma-Therapie entfaltet sich vor allem in der Zeit danach. Viele Patienten berichten von neu gewonnener Vitalität, Gesundheit und Lebensfreude. Das Körperempfinden hat sich meist spürbar verbessert, der Patient nimmt wieder wahr, welche

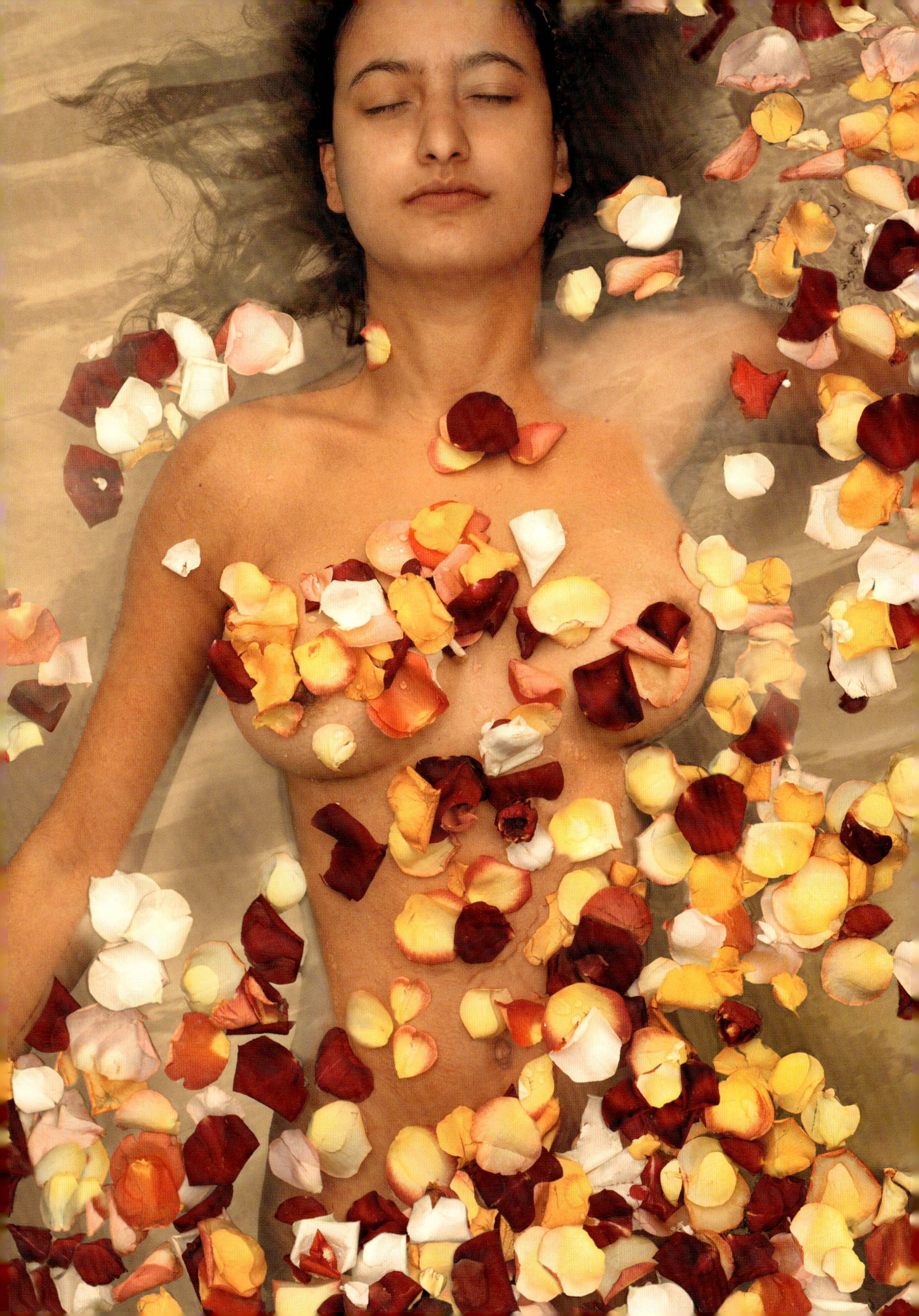

Nahrungsmittel er gut oder schlecht verträgt. Die Entlastung des Körpers von verschlackenden und krank machenden Faktoren geht deutlich auch mit einer verjüngenden Wirkung einher und stellt die Basis für eine natürlichere, harmonischere Lebensweise dar.

4. EIN ABHYANGA ZU HAUSE

»Wer sich regelmäßig mit Sesamöl massiert, dessen Körper ist geschützt, selbst gegen die Einflüsse von Verletzungen oder anstrengender Arbeit. Sein Körper wird weich, stark und anziehend. Durch regelmäßige Ölmassage wird dem Alterungsprozess entgegengewirkt. Die Ganzkörperölung beseitigt schlechten Geruch, Schweregefühl und Dumpfheit sowie Schmutz und Unwohlsein nach Schwitzen.« (Charaka, Sutrasthana V, 90-93)

Wer sie schon einmal genüsslich, in Ruhe und mit Aufmerksamkeit angewendet hat, will sie nicht mehr missen: Abhyanga, die ayurvedische Ölmassage. Selbstmassagen sind ein wichtiger Bestandteil der ayurvedischen Morgenroutine (→ S. 127) und wirken erfrischend und verjüngend. Regelmäßige Ganzkörpermassagen mit warmem Öl regen den Kreislauf an, beruhigen das Nervensystem und kräftigen die Muskulatur. Auch die inneren Organe werden über ihre Reflexzonen in der Haut ausgeglichen. Stoffwechsel sowie Reinigungs- und Ausscheidungsfunktion der Haut werden angeregt, die Haut wird gepflegt, geschmeidig und elastisch gehalten.

DAS RICHTIGE ÖL

Dosha	Massageöle	Aromaöle
Vata	Sesam-, Mandel-, Aprikosen-, Jojobaöl; Vata-Massage-Öl	Rose, Jasmin, Lavendel, Flieder, Ylang Ylang, Vata-Aromaöl
Pitta	Kokos-, Sonnenblumenöl, Ghee; Pitta-Massage-Öl	Rose, Sandelholz, Lavendel, Minze, Basilikum, Pitta-Aromaöl
Kapha	Sesam-, Maisöl; Kapha-Massageöl	Salbei, Eukalyptus, Bergamotte, Myrrhe, Kapha-Aromaöl

Häufig wird im Ayurveda Sesamöl verwendet. Es dringt gut in die Haut ein, reinigt und pflegt, wirkt erwärmend und beruhigt Vata. Da es jedoch Pitta erhöht, wird es bei Pitta-Störungen oder von ausgeprägten Pitta-Typen nicht vertragen.

Die speziell abgestimmten Dosha-Öle enthalten zusätzlich regulierende und pflegende Heilkräuter. Die Basisöle können Sie auch mit Aromaölen versetzen. Erwärmen Sie die für die Massage benötigte Menge hochwertigen Sesamöls oder eines je nach Konstitutionstyp geeigneten Öls im Wasserbad auf Körpertemperatur.

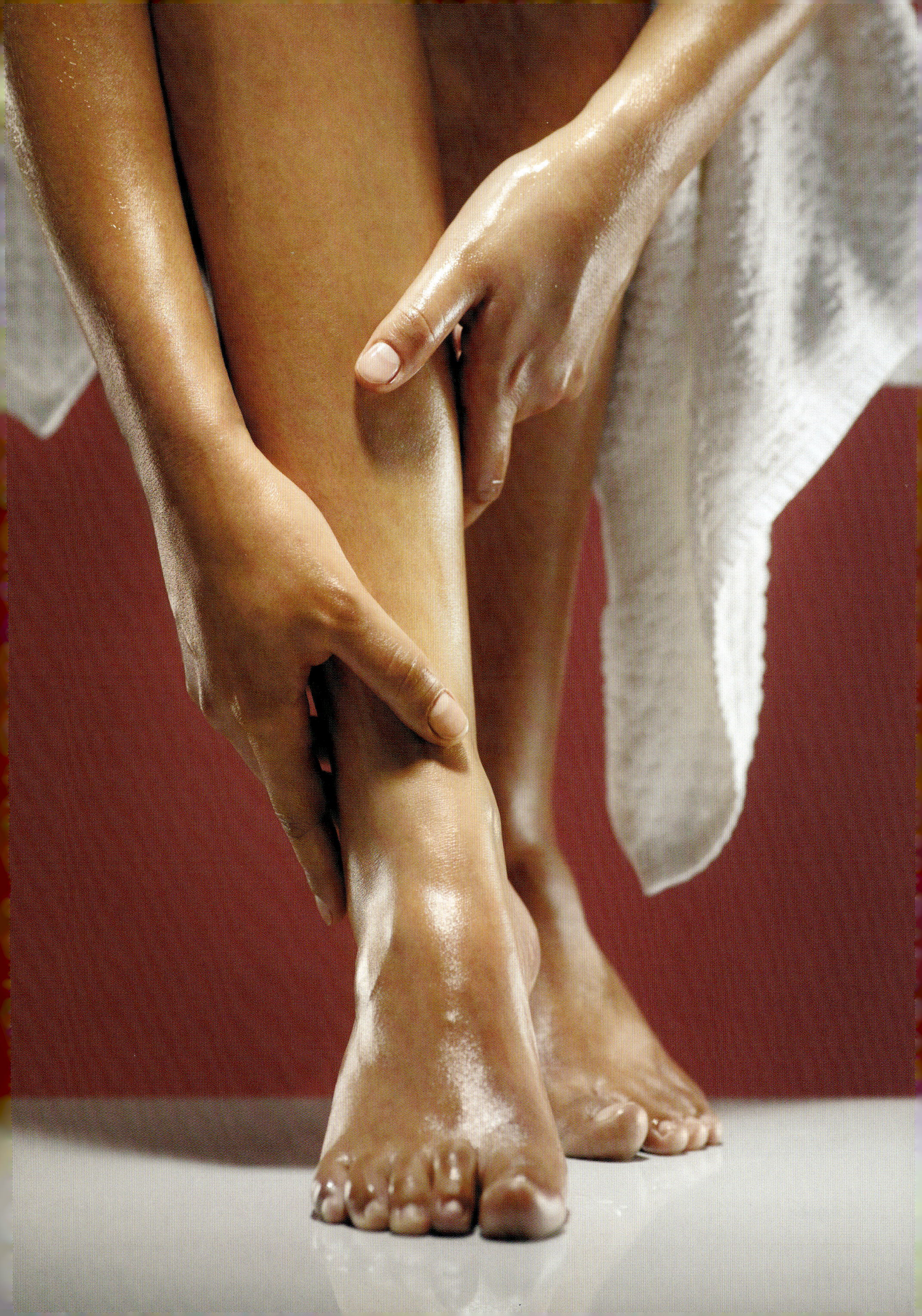

»GEREIFTES« SESAMÖL

Für ayurvedische Massagen wird hochwertiges Sesamöl vor der Anwendung »gereift«, das bedeutet, es wird einmal kurz auf etwa 110 Grad erhitzt. Dadurch wird es dünnflüssiger und zieht leichter in die Haut ein. Dieses »Reifen« können Sie zu Hause problemlos selbst durchführen. Erwärmen Sie dazu das Öl in einem Topf langsam bei kleiner Flamme. Achten Sie darauf, dass es nicht zu heiß wird. Am besten verwenden Sie ein Küchenthermometer oder geben zu Anfang zwei bis drei Tropfen Wasser hinzu. Bei etwa 100 Grad zerplatzt die Wasserphase des Öls mit eindeutigen Knackgeräuschen. Stellen Sie pro Reifung immer etwas mehr Öl her und bewahren Sie es in einer kleinen Plastikflasche auf. Zur Massage entnehmen Sie die benötigte Menge und erwärmen diese auf Körpertemperatur.

GANZKÖRPER-SELBSTMASSAGE: SO WIRD'S GEMACHT

- Setzen Sie sich im Badezimmer, das angenehm warm sein sollte, auf einen Hocker oder bei Fußbodenheizung auf ein Handtuch auf den Boden. Verwenden Sie immer nur so viel Öl, dass der Kontakt mit der Haut glatt und sanft ist.
- Massieren Sie mit streichenden und kreisenden Bewegungen, der Druck Ihrer Hand sollte dabei fest, aber angenehm sein. Körperpartien wie Ober- und Unterarme, Ober- und Unterschenkel sowie den Rücken behandeln Sie mit großen Längsstrichen. Die Gelenke massieren Sie dagegen mit kreisenden Bewegungen.
- Beginnen Sie mit der Kopfhaut und massieren Sie etwa einen Esslöffel Öl mit den Handflächen in kleinen, kreisenden Bewegungen auf dem Schädel ein.
- Dann folgen die Ohren, die Sie mit den Fingern sanft auf- und abwärts massieren. Besonders die Ohrrückseiten sind empfänglich für die Beruhigung von Vata.
- Im Gesicht beginnen Sie mit flachen, quer verlaufenden Strichen an der Stirn und gehen dann zu behutsamen, kreisenden Bewegungen an den Schläfen und den Wangen über. Am Kinn streichen Sie wie an der Stirn wieder quer. Anschließend massieren Sie mit den Mittelfingern seitlich entlang der Nase sanft auf und ab.
- Jetzt folgen Nacken und Hals. Am Nacken massieren Sie von der Schulter weg auf und ab, am Hals streichen Sie nur sanft, mit beiden Händen abwechselnd, mehrmals von unten nach oben.
- Die Arme massieren Sie kräftig – mit Kreisen die Schultern, Ellbogen und Handgelenke, Ober- und Unterarme dagegen mit ausholenden Auf- und Abbewegungen. Die Behandlung beginnt an der Schulter und endet an den Fingern, die Sie einzeln mit der Hand umfassen und behutsam zu den Fingernägeln hin ausstreichen.
- Der Oberkörper wird sanft massiert: seitlich am Brustkorb sowie über der Brust (bei Frauen um die Brüste herum) mehr kreisend und über dem Brustbein behutsam und ruhig auf und ab streichend.
- Jetzt folgt der Bauch, über den Sie mit der flachen Hand sanft und langsam im Uhrzeigersinn kreisend streichen.

- Massieren Sie danach Rücken und Gesäß mit den Handflächen auf und ab.
- Die Beine werden ebenso kräftig wie die Arme massiert – an Knien und Knöcheln kreisend und an den Ober- und Unterschenkeln auf und ab, immer von oben nach unten, wie bei den Armen.
- Den Füßen schenken Sie zum Abschluss Ihre ganze Aufmerksamkeit. Kreisen Sie an den Knöcheln mit beiden Händen und kneten Sie dann mit der flachen Hand die Ferse, als würden Sie sie zur Fußsohle hin »auspressen«. Entlang der Achillessehne streichen Sie auf und ab, dann reiben Sie den Fußrücken mit schnellen, kräftigen Bewegungen. Die Zehen und Zehenzwischenräume massieren Sie mit den Fingern und beenden die Behandlung des Fußes mit der gleichzeitigen Massage von Fußsohlen und Fußrücken.
- Massieren Sie fünf bis zehn Minuten täglich. Das Öl zieht nach einigen Minuten in die Haut ein. Nach der Massage zehn Minuten warten und erst dann ein warmes Bad oder eine warme Dusche nehmen. Tupfen Sie Ihre Haut danach nur vorsichtig mit dem Handtuch trocken, so bleibt den ganzen Tag über ein feiner Schutzfilm auf Ihrer Haut.
- Bei Zeitmangel können Sie auch Teilmassagen mit Sesamöl von Gesicht, Ohren, Händen und Füßen machen. Auch diese haben eine ganzheitliche und anhaltende Wirkung.

Bitte beachten Sie: Frauen sollten während der ersten drei Tage ihrer Menstruation keine Ölmassage durchführen. Bei fetter Haut, Übergewicht und trägem Stoffwechsel sollten Sie sich seltener einölen und stattdessen Garshan-Massagen, mit Handschuhen aus Bourrette-Seide, durchführen (→ S. 160).

5. RASAYANAS – DIE AYURVEDISCHEN VERJÜNGUNGSELIXIERE

»Was Nektar für die Götter und Ambrosia für die Schlangen, das war die Rasayana-Therapie für die großen Weisen in alten Zeiten. Jene Personen, die sich einer Rasayana-Behandlung unterzogen, lebten Tausende von Jahren unberührt von Alter, Schwäche, Krankheit oder Tod.«
(Charaka, Chikitsasthanam, I, 78-80)

In den alten vedischen Zeiten galt die Rasayana-Therapie als Verjüngungskur par excellence. Wer sich regelmäßig einer solchen Verjüngungstherapie unterzieht, so heißt es, »der gewinnt nicht nur ein langes Leben, sondern auch ein gutes Gedächtnis, Intelligenz, Freiheit von Krankheiten, jugendliches Alter, eine starke Ausstrahlung und Stimme, optimale Stärke des Körpers und der Sinnesorgane, erfolgreiche Sprache, Respekt und Brillanz«.

Zur Rasayana-Therapie gehörten ursprünglich eine genau einzuhaltende Lebensweise, Meditation, Yoga, Verhaltensregeln und Ernährung auf der Grundlage von Milch oder Früchten und Kräutern. Vor allem die beiden Myrobalanen-Früchte Amalaki und Haritaki genießen in den alten Texten höchste Verehrung. Sie sind heute wie damals ein wichtiger Bestandteil vieler Rasayanas: der Heilpflanzenzubereitungen zur Gesunderhaltung und Verjüngung des Organismus.

Das Sanskrit-Wort *Rasayana* setzt sich aus zwei Wurzeln zusammen: *Rasa* ist das erste Körpergewebe, das erste Dhatu, das nach ayurvedischem Verständnis aus dem Nahrungsbrei nach der Verdauung entsteht. *Ayana* bedeutet »richtige Bewegung«. Mit Rasayana wird somit die richtige Bewegung des Rasa als nährender Fluss der Nahrung überall im Körper bezeichnet.

POSITIVE WIRKUNGEN AUF KÖRPER UND GEIST

Oberstes Ziel der Rasayanas ist, die Qualität von Ojas (→ S. 20) zu verbessern, dem Bindeglied zwischen Bewusstsein und Materie, und so auch die Verbindung zwischen Körper und Geist zu stärken. Da Ojas durch die Transformation der Nahrung durch alle sieben Dhatus hindurch entsteht, ist es Aufgabe der Rasayanas, diese Umwandlungsprozesse optimal zu unterstützen. Durch gutes Ojas wird der gesamte Organismus gekräftigt, entsprechend dienen die Rasayanas der Regeneration jeder Zelle im Körper. Rasayanas balancieren grundsätzlich alle drei Doshas gleichermaßen. Sie fördern die Widerstandskraft des Körpers, vor allem auch nach akuten Erkrankungen, und wirken Alterungsprozessen entgegen. Somit haben Rasayanas umfassende positive Auswirkungen auf Körper und Geist. Sie dienen in erster Linie dem Erhalt der Jugendlichkeit und der Vermeidung des Alterungsprozesses, stärken die Selbstheilungskräfte im Organismus und erhöhen die körperliche Stabilität und Ausdauer. Auch die Funktion der Sinnesorgane, Motorik, Verdauung und Stoffwechsel werden verbessert. Auf geistiger Ebene fördern Rasayanas Wachheit und Frische, ein gutes Gedächtnis, schnelle Auffassungsgabe und erhöhte Kreativität.

AMRIT KALASH

Eines der bekanntesten Rasayanas, auch hierzulande, ist *Amrit Kalash.* Es wurde umfangreich wissenschaftlich untersucht und gilt als eines der wirksamsten »Radikalfänger«, den Wissenschaftler bisher getestet haben. Freie Radikale, die im Zuge unserer modernen Lebensweise, vermehrt auch durch Sonnenbestrahlung, die Einwirkung von Nikotin, Umweltgiften, chemischen Pharmaka und Stress im Körper gebildet werden, spielen bei der Entstehung zahlreicher akuter und chronischer Erkrankungen eine grundlegende Rolle.

Täglich ein bis zwei Teelöffel Amrit-Kalash-Kräutermus oder morgens und abends ein bis zwei Kräutertabletten schenken Ihnen neue Energien und halten den Strom von Ojas, der körpereigenen Anti-Aging-Substanz, in Fluss.

Hinweis: Rasayanas besitzen keinerlei schädliche Nebenwirkungen, sie haben den Charakter von Nahrungsergänzungen und wirken unspezifisch nährend und stärkend. Manche Rasayanas enthalten allerdings Zucker und sind deshalb für Diabetiker nicht geeignet.

6. BEWEGUNG UND LEICHTER SPORT

»Von körperlichen Übungen bekommt man Leichtigkeit, Leistungskraft, Festigkeit und Durchhaltekraft. Unreinheiten werden ausgeschieden, und die Verdauung wird angeregt.«
(Charaka Samhita)

Körperliche Bewegung ist ein wichtiger Baustein eines gesunden Lebens und beugt Altern und Krankheit vor. Aus ayurvedischer Sicht sollte gesunder Sport typgerecht sein und in erster Linie Spaß machen. Das Maharishi Ayurveda Sport- und Trainingsprogramm fußt auf drei Maximen:

- Sport und Training sollen Freude bereiten und ein Höchstmaß an Wohlbefinden schaffen, sowohl während als auch nach der Ausübung. Richtig durchgeführter Sport dient dazu, Körper und Geist zu stärken und Stress abzubauen und nicht Überanstrengung, Erschöpfung und Verletzungen entstehen zu lassen.
- Sportart, Trainingsprogramm und Trainingszeiten werden dem ayurvedischen Konstitutionstyp individuell angepasst.
- Jeder Mensch ist von Geburt an mit einer inneren Intelligenz ausgestattet, die ihn lenkt und führt. Der ayurvedische Sportler nützt diese Intelligenz, indem er während des Sports auf seinen Körper hört und sich von ihm leiten lässt.

SPORTARTEN FÜR DEN VATA-TYP

Tanzen, Ballett, Tischtennis, Radfahren, Trampolinspringen, leichte Bergwanderungen, Schwimmen im warmen Wasser, Yoga

Körperqualitäten: schnell, leicht, beweglich

Trainingsintensität: leicht

Beste Trainingszeit: früher Vormittag

SPORTARTEN FÜR DEN PITTA-TYP

Bergklettern, Wildwasserrafting, Triathlon, Kickboxen, Tennis, Fallschirmspringen, Drachenfliegen, Handball, Fußball, Volleyball

Körperqualitäten: athletisch, impulsiv, energetisch

Trainingsintensität: mittel

Beste Trainingszeit: früher Vormittag, abends

SPORTARTEN FÜR DEN KAPHA-TYP

Kraftsport, Bodybuilding, Gewichtheben, Rudern, Schwimmen, Radfahren, Bowling, Kugelstoßen

Körperqualitäten: schwer, ausdauernd, kraftvoll

Trainingsintensität: hoch

Beste Trainingszeit: nachmittags

Üben Sie möglichst regelmäßig. Täglich einige Minuten angenehme Bewegung und Sport sind besser als einmal pro Woche Gruppenturnen bis zur Erschöpfung. Die richtige Dosis beträgt 50 Prozent Ihrer Leistungsfähigkeit, also halbe Kraft. Die Kondition wird so täglich besser, ohne dass es zu einer Übersäuerung im Gewebe, sprich Muskelkater und Stress kommt. Auch Ihr Atem gibt Ihnen Anhalt: Solange Sie ruhig durch die Nase atmen können, trainieren Sie richtig.

YOGA UND SURYA NAMASKAR

Yoga-Asanas und Surya Namaskar, der »Sonnengruß«, halten Gelenke, Muskeln und Gewebe geschmeidig, flexibel und schaffen einen ausgewogenen, schön geformten Körper. Sie aktivieren die Hormondrüsen, steigern die Durchblutung der inneren Organe und des Gehirns, stärken die Marmas (→ S. 96) und die Bewusstheit für den Körper. Auch hier gilt wieder: regelmäßig üben. Einige Minuten des vorgestellten Asanas-Programms (→ S. 98) lassen sich bequem in den Tagesablauf einfügen. Der »Sonnengruß« (→ S. 105) kann fast überall durchgeführt werden und erfordert nicht einmal besondere Kleidung.

7. ENTSPANNUNG UND MEDITATION

Ohne Entspannung, ohne eine Möglichkeit, immer wieder zu sich selbst zu finden, wird ein gesundes und glückliches Leben auf Dauer nicht gelingen. Leben ist zweiphasig: Ruhe und Aktivität, Tag und Nacht, Winter und Sommer, Stille und Ekstase sind die Gegensätze, die es kennzeichnen. Heute – in einer Zeit, in der »Action pur« die Welt zu regieren scheint – sind mehr denn je Methoden gefragt, die den Zugang zur Stille des eigenen Seins erlauben. Meditation ist daher eines der wichtigsten Mittel zur Regeneration und zur Erhaltung der Kräfte der Jugend. Im Maharishi Ayurveda wird die Transzendentale Meditation (TM) empfohlen, da sie einerseits aus der vedischen Tradition stammt, andererseits wissenschaftlich am besten von allen Entspannungsmethoden untersucht ist. Und vor allem auch, weil sie leicht erlernbar und wirksam ist.

Wissenschaftliche Studien zeigen, dass das tägliche Eintauchen in die tiefe Stille der Meditation bemerkenswerte Auswirkungen auf das biologische Alter hat. Das biologische Alter ist ein von Gerontologen festgelegtes Maß, die biologische Leistungsfähigkeit und Verfassung eines Menschen unabhängig von seinem wahren Lebensalter zu bestimmen. Dafür werden verschiedene Parameter untersucht: Blutdruck, Sehkraft, Körperflexibilität, Blutwerte, Reaktionsgeschwindigkeit usw. Bei regelmäßiger TM-Ausübung kommt es zu einer biologischen Verjüngung, indem Funktionen von Körper und Geist – wie die durchgeführten Untersuchungen zeigen – denen von vergleichsweise um Jahre jüngeren Menschen entsprechen. Die tiefe Ruhe und Entspannung in der Meditation wird als entscheidender Grund für die biologische Verjüngung gesehen. Stressfaktoren, die zum vorzeitigen Altern führen, werden dadurch abgebaut.

ALTERN IST AUCH EINE FRAGE DES BEWUSSTSEINS

Altwerden und Altern sind zweierlei. Im täglichen Sprachgebrauch und im Empfinden vieler Menschen werden diese beiden Begriffe jedoch synonym gebraucht und gleichzeitig mit dem Auftreten von Beschwerden, Gebrechen und Krankheiten verbunden. Aus ayurvedischer Sicht hat das eine nicht unmittelbar mit dem anderen zu tun. Krank wird, wer gegen Naturgesetze verstößt, nicht weil er lebt und mit den Jahren Zeit vergeht. Ein langes und dabei gesundes Leben gilt im Ayurveda als das Normale. Wenn Menschen dennoch altern, hat das zahlreiche und bekannte Gründe: Stress, ungesunde Lebensweise und Ernährung, Kummer, Sorgen, Überforderung, genetische Faktoren, Krankheiten, Medikamente und vieles mehr.

Nach ayurvedischer Betrachtungsweise sind diese Ursachen zwar real, aber dennoch letztlich die Folge eines tiefer liegenden Grundes. Er heißt *pragya aparadh,* »Fehler des Intellekts«. Kranksein, Altern, Abweichen von den Naturgesetzen sind die Folge falscher Entscheidungen, die auf falschen Auffassungen beruhen. Wenn der Geist nicht mehr im eigenen Selbst gegründet ist, nicht mehr in Kontakt zur Quelle des Lebens selbst steht, dann bilden sich Fehler und falsche Verhaltensweisen. In der Charaka Samhita wird diese fatale Problematik unzweideutig formuliert: *»Wenn das Ewige als vergänglich angesehen wird, das Schädliche als nützlich und umgekehrt, ist das ein Zeichen für den Zusammenbruch des Intellekts. Der gesunde Intellekt sieht die Dinge so, wie sie sind.«*

Altern ist also primär auch eine Frage des Bewusstseins. Wir altern, weil wir uns nach dem gleichen fehlerhaften Muster reproduzieren. Unser Denken, Fühlen und Verhalten ist von den *samskaras* geprägt, den Erfahrungen des Lebens, die einen unverarbeiteten und unbewältigten Eindruck in unserem Bewusstsein hinterlassen haben und uns konditionieren. Konkret bedeutet dies: Die Inhalte unseres Bewusstseins, das heißt unsere Gedanken, Wahrnehmungen, Überzeugungen – also all das, was wir denken –, bestimmen unsere materielle Welt, sie beeinflussen auch unsere körperliche Verfassung. Jedes Gefühl, jeder Gedanke geht als Erinnerung in jede Körperzelle ein. Somit erhält jede Zelle eine Kopie unserer gesamten gespeicherten Bewusstseinsinhalte und »funktioniert« deshalb wie ihre Vorgängerzelle, obwohl sich die Zellen unseres gesamten Organismus in unglaublicher Geschwindigkeit und in jeder Sekunde unseres Daseins erneuern. Wir erschaffen unseren Körper, der seinem eigentlichen Wesen nach aus Energie und Information besteht, also selbst, indem unsere Gedanken, Gefühle und Vorstellungen die biochemischen Reaktionen erzeugen, die das Leben in jeder Zelle aufrechterhalten. Eine alternde Zelle ist das Endprodukt eines Bewusstseins, das sich nicht erneuert.

Seien Sie also bereit, die Dinge neu zu sehen. Legen Sie starre Auffassungen zur Seite. Die Korrektur der Irrtümer des Verstandes ist das Hauptanliegen der Lebenslehre des Ayurveda und seiner Therapien. Leben Sie eine Vision des Glücks, der Freude und der Jugend im Geiste. Denn Glück ist die Ursache für jeglichen Erfolg im Leben – auch von Jugend und Gesundheit.

REGISTER

DANKSAGUNG

Dieses Buch stand von Anfang an unter dem Einfluss eines günstigen Sterns, es hatte das, was man in der vedischen Philosophie die »Unterstützung der Natur« bezeichnet. So hatte ich das Glück, mit einem erfahrenen und kreativen Team zu arbeiten, das sich nicht nur in die Werte des Ayurveda einfühlen konnte, sondern seine Qualitäten, jeder auf seine Weise, mit zum Ausdruck brachte. Ihnen allen spreche ich meinen herzlichen Dank aus: Sigrid Bleuel, Chefredakteurin beim Goldmann-Verlag, die mich zu diesem Buch inspirierte und es mit all ihrer Erfahrung begleitete und unterstützte. Michaela Himmel für den inspirierenden Gedankenaustausch und ihre kreative Mitarbeit am Manuskript. Helge Stüssel, die für das Buch außergewöhnliche Motive und Bilder geschaffen hat, die den spirituellen Klang des Ayurveda auch außerhalb des indischen Kulturkreises ausdrücken. Thomas Dreher für seine Geduld und seine Erfahrung bei der Umsetzung der Abbildungen und Grafiken. Meinem Sthapatya Veda Architekten, Christian Schweizer, dafür, dass ich auf sein Wissen und seine Veröffentlichungen zur Vedischen Baukunst zurückgreifen konnte. Kai Figdor für seine Fotos von Edelsteinen, die er zur Verfügung stellte. Und schließlich und besonders Regine Wachsmuth, Expertin für Vedische Astrologie, die wesentlich am Kapitel über »Jyotish, die Vedische Astrologie« mitgewirkt hat. Ich empfehle uneingeschränkt ihre Kurse und Konsultationen. Dank gilt auch dem indischen Restaurant SANGEET, das die Rezepte im Kapitel »Ernährung im Ayurveda« gekocht hat.

ADRESSEN

Auskunft über Ärzte, Gesundheitszentren, Kliniken und Ausbildungsmöglichkeiten im Ayurveda:

Deutsche Gesellschaft
für Ayurveda
Am Robert Kampe Sprudel
56130 Bad Ems
Tel.: 0 26 03 - 93 65 39
E-mail:
info@ayurveda-gesellschaft.de
www.ayurveda.de

Bezugsquellen für ayurvedische Produkte:

Deutschland

MTC
Postfach 1126
41845 Wassenberg
Tel.: 0 18 05 - 10 81 09
www.ayurveda.nl

Österreich

Maharishi Ayurveda
Gesundheitszentrum
Bahnhofstr. 19
A-4910 Ried
Tel.: 00 43 - 77 52 - 8 81 10
www.ayurvedaarzt.at

Schweiz

Ayur-Veda AG
Waldhaus
CH - 6377 Seelisberg
Tel.: 00 41 - 41 - 8 20 55 44
www.veda.ch

Beratungen und Kurse zur Vedischen Astrologie:

Jyotish-Expertin
Regine Wachsmuth
Homburgerstr. 26
14197 Berlin
Tel.: 0 30 - 8 59 38 83
www.jyotishkurse.de

Jyotish Shastri Siebelt Meyer
Postfach 1001
38401 Wolfsburg
Tel.: 0 53 61 - 65 51 72
www.vedischeastrologie.de

Vedische Architektur:

Dipl.Ing. Christian Schweizer
D-70191 Stuttgart
Löwentorstr. 39
Tel.: 07 11 - 85 58 59
E-mail:
Schweizer-architekt@arcormail.de

Edelsteine in der vedischen Astrologie:

Kai Figdor
Dexbacherstr. 9a
35117 Münchhausen
Tel.: 0 64 52 - 9 11 02 90
www.jyotish-gems.com

IMPRESSUM

Umwelthinweis: Dieses Buch und der Schutzumschlag wurden auf chlorfrei gebleichtem Papier gedruckt.
Die Einschrumpffolie (zum Schutz vor Verschmutzung) ist aus umweltfreundlicher und recyclingfähiger PE-Folie.

1. Auflage

Textbegleitung: Michaela Himmel • **Textredaktion:** Annette Baldszuhn • **Bildredaktion:** Elisabeth Franz
Gestaltung: Thomas Dreher, dreher@gestaltungswelten.de • **Fotokonzeption und Styling:** Helge Stüssel, studio.stuessel@web.de
Fotografie: Dirk Tacke, www.atelier-tacke.de • **Umschlagfoto:** Dirk Tacke
Umschlaggestaltung: Thomas Dreher, München • **Herstellung:** Ina Hochbach
Reproduktion: Lorenz & Zeller, Inning am Ammersee • **Druck und Bindung:** Mohn Media GmbH, Gütersloh

Printed in Germany • ISBN 3-442-39078-8 • www.goldmann-verlag.de

समदोषः समाग्निश्च समधातुमल

samadoṣaḥ samāgniś ca samadhātum

प्रसन्नात्मेन्द्रियमनाः स्वस्थ इत्यि

prasannātmendriyamanāḥ svastha it

Der Mensch, dessen Doshas im

dessen Agni gut, dessen Dhatus und Malas

und dessen Seele, Sinne und Geist

Klarheit und Frieden verweilen, wird